现代中医新思维丛书

脾 瘅 新 论

——代谢综合征的中医认识及治疗

主 编 仝小林

中国中医药出版社
·北京·

图书在版编目（CIP）数据

脾瘅新论：代谢综合征的中医认识及治疗／仝小林主编.—北京：中国中医药
出版社，2018.12（2025.5重印）
（现代中医新思维丛书）
ISBN 978－7－5132－5390－1

Ⅰ．①脾…　Ⅱ．①仝…　Ⅲ．①代谢病—综合征—中医
治疗学　Ⅳ．①R259.89

中国版本图书馆 CIP 数据核字（2018）第 273097 号

中国中医药出版社出版

北京经济技术开发区科创十三街31号院二区8号楼
邮政编码　100176
传真　010-64405721
保定市西城胶印有限公司印刷
各地新华书店经销

开本 787×1092　1/16　印张 16.25　字数 372 千字
2018 年 12 月第 1 版　2025 年 5 月第 5 次印刷
书号　ISBN 978－7－5132－5390－1

定价　68.00 元
网址　www.cptcm.com

服务热线　010－64405510
购书热线　010－89535836
维权打假　010－64405753

微信服务号　zgzyycbs
微商城网址　https://kdt.im/LIdUGr
官方微博　http://e.weibo.com/cptcm
天猫旗舰店网址　https://zgzyycbs.tmall.com

《脾瘅新论——代谢综合征的中医认识及治疗》
编委会

前　言

中医对于人类的未来是非常重要的。

中医药最具原创思维，虽然古老但不落后，代表了未来医学的发展方向；中医药面临巨大需求，大健康产业蓬勃发展，中医药创新、创业大有可为，不仅有利于服务健康，也将推动产业结构调整。

然而要学好中医，却并非易事！

目前举世公认的中医临床水平下降，其症结就在于中医西化严重，一些中医"乐此不疲地学习西医"，丢掉了中医思维，变成了会用西药而不会辨证用中药的挂牌中医。这种现象不容忽视，在临床上真正运用好中医思维进行预防、诊治疾病的上工不多。为什么会出现这种现象呢？关键在于人们对中医学所经历的思维道路较为生疏。

要学好中医，最为关键的一点是什么呢？我认为是掌握和运用好中医思维！中医不只是搭搭脉、扎扎针，也不是西医的替代、补充，中医在治疗各种疾病以及"治未病"三阶段（未病先防、既病防变、瘥后防复）方面都有一套完整的思想体系和诊疗方案。了解和体味古代中医在创造中医学过程中所表现的思维方式和方法，了解中西科学分道而行的思维因素，能使人们更有效地学习中医，同时也架起了一座通向中国传统文化、通向中医学的桥梁。

那么，什么是中医思维呢？一般而言，中医思维，体现在辨证施治、审证求因、整体观以及恒动观等方面。"医者，意也。"下面通过一个案例来帮助读者从中体会中医思维。在生活中和临床上，经常遇到缺钙的人，虽然长期补钙，但只要一停药，腿就抽筋，原因何在？其实，治疗缺钙，最主要的不是补钙，而是减少"钙流失"，因为我们每天的食物中都含有钙，只要不存在"钙流失"或者流失较少，人体就不会缺钙。人体的钙流失是由谁负责的呢？根据中医理论："肾主骨，肾主封藏。"肾亏了，封藏不够了，患者骨中的钙就会流失掉，补肾就是增强封藏能力，就是阻止或减少钙流失，只有这样人体才能不缺钙。也许有人会问，缺钙了为什么会腿抽筋？其实这个问题可以转换一下，那就是："肾虚了，为什么腿会抽筋？"在《黄帝内经》的病机十九条中有一条："诸痉项强，皆属于湿。"也就是说，腿抽筋，腿部肌肉痉挛，是因为湿邪引起的，湿邪停留于小腿部，所以才会出现小腿肌肉痉挛。而这湿邪又是如何形成的呢？肾虚之后，对水液的代谢出现了障碍，水湿停留所致。明白了这些，也就明白了补肾治疗腿抽筋的真正意义。临床经常采用温补肾阳、舒筋活络、祛风除湿的中药，如淫羊藿、伸筋草之类治疗此类疾病，取得好的疗效，这就是中医思维。这种思维与西医"头痛医头，脚痛医脚"的思维显然不同，中医思维在此更显示出优势。

然而，现实是，中医学作为传统医学，人们在学习它的过程中存在一些障碍，使得人们难以形成学习传统科学的知识氛围，难以体会传统思维的规律，难以理解中医学的知识内涵。

对学习者来说，反差着实太大，具体表现在，要在现代科学文化环境中学习和继承距今两千多年的中医学，学习内容与知识基础和文化环境形成了多维反差：在科学发达的今天，学习两千多年前的传统科学所形成的时代反差；已掌握的现代科学知识与古老医学知识形态所形成的反差；已熟悉的现代科学与陌生的古代科学所形成的知识环境的反差；已习惯的现代思维与从未体验过的传统思维形成的思维模式的反差。由上述反差构成学习中医学的障碍，从而影响学习效率。

"工欲善其事，必先利其器。"中医学作为中国传统医学知识和智慧的结晶，中医思维方法则是其智慧之器。研究中医思维方法，无论是对掌握、理解中医学理论知识，提升中医理论水平，还是提高临床分析问题、解决问题的能力，以及正确认识中医学与现代科学的关系，有效利用现代科学技术开展中医学的科学研究，促进中医学术的健康发展，都具有十分重要的意义。

有鉴于此，作为一名资深岐黄出版人，以及曾经的中医药大学教师和临床医生，多年来，我一直想出版一套关于中医思维的专业书籍。几年前适逢田胜利博士拿来"伏邪内伤临床路径"的书稿，针对书稿，彼此相谈甚欢，我看了书稿后，建议将书名改为《现代中医新思维——伏邪内伤临床路径》，这是一本理论与实践皆备的创新性中医专业书籍，值得中医内科临床医生阅读。这本书不一定能解决当前内科疾病的所有问题，然而肯定会对中医临床治疗方法有所裨益，有助于中医临床医生拓展辨治疾病的视野。作者结合现代疾病谱发病特征，依据《黄帝内经》伏邪内伤理论，在临床长期实践基础上，原创性地提出"现代内科疾病伏邪内伤特征、演变规律及诊治原则"的中医新思维。这本书出版后，获得读者好评，并获得华东地区科技图书二等奖。

之后接到江西中医药大学刘红宁教授的电话，说他们团队正构思着准备撰写一本《伤食论》的中医专著，由此启发我，可将此类图书做成一个系列——"现代中医新思维丛书"。今年田胜利博士和何春梅博士撰写了《伏病论》一书，此书为单行本《现代中医新思维——伏邪内伤临床路径》的升级版，内容更系统、完善，具丰富的中医原创思维，成为"现代中医新思维丛书"的第一分册。我希冀有更多的中医界的专业人士对中医思维进行积极探索，以提升中医临床疗效，开拓中医临证思路，继承、发展、创新中国传统医学中的科学内涵和中医思维，让中医独特的预防、治疗、康复"三位一体"的方法更加规范有效。

我在积极寻找着这样的一批中医人，他/她会是你吗？欢迎加入撰写"现代中医新思维丛书"行列！

谨以此套丛书向现代"中医思维"致敬！

单宝枝

2015 年 2 月 8 日

说明：继《伏病论》后，出版了"现代中医新思维丛书"的第二分册——《癌状态论》（李忠教授主编，王沛主审），《脾瘅新论——代谢综合征的中医认识及治疗》为本丛书的第三分册。

单宝枝

2018 年 6 月 18 日

自　序

改革开放30年后，我们迎来并经历了中国历史上从未有过的时代——代谢病时代。肥胖、糖尿病、代谢性高血压病、血脂异常、高尿酸血症（甚或痛风）、脂肪肝，已经成为当今的流行病、时代病。由这些高危因素导致的心脑血管疾病，更是成为慢性病第一大死因。一时间，几乎家家有过食之病，户户有代谢之灾，不但严重危害中华民族的健康，而且也成为国家乃至整个社会不堪重负的公共卫生问题。直到今天，代谢病的洪峰非但没有过去，而且似乎仍在持续攀高。

面对全社会的代谢病，我们中医该做些什么？能做些什么呢？

纵观古今，在不同的时代背景下，针对当时特定的时代病，中医均发展了相应的理论诊治体系，并为防治这些疾病做出了重要贡献，故而中医辨治体系百花齐放，诸如六经辨证、卫气营血辨证、三焦辨证等。每一次时代的更迭，都推动了中医的创新和发展。当今全民盛行的代谢病，其本质是过食肥甘所致的脾胃病，这是古人所没有经历过的。诸多疾病，或"起于中焦，及于上下"，或四旁久病，归于中焦。何也？土为中央，灌溉四旁。中央健则四旁通，中央病则殃及四旁。所谓"大气一转，其气乃散"。反之，中土之外，脏腑经络、四肢百骸，皆为四旁。四旁有病，亦少有不波及中央者也。故凡治病，调脾胃为第一大法。

金元时期的李东垣曾写下不朽著作《脾胃论》，被后世奉为脾胃病治疗经典之作。然东垣所处时代，曾遇饥荒流行，平民百姓到处流亡。"遭壬辰之变，五六十日之间，为饮食劳倦所伤而殁者，将百万人"，所以，那是一个脾胃亏虚的时代，故而"百病皆由脾胃衰而生也"，是因虚致病。而我们今天所处的时代，是一个脾胃壅盛的时代，所伤脾胃的病因、病机、病证、治法、处方、用药以及预后，都有非常大的差异。因此，重新认识现代脾胃病，对于整个代谢综合征的防控，都具有很大的现实意义。

实际上，在两千多年前，古人对于肥胖病、富贵病就有了相关认识。脾瘅，出自《素问·奇病论》"此肥美之所发也，此人必数食甘美而多肥也，肥者令人内热，甘者令人中满，故其气上溢，转为消渴"。和脾瘅相关的论述，另见《素问·通评虚实论》："凡治消瘅、仆击、偏枯、痿厥、气满发逆，甘肥贵人则高梁之疾也。"这两段论述为我们勾画出了这样一种疾病：它的发展过程大致分为三个阶段：膏粱厚味导致肥胖，肥胖导致脾瘅（多种营养代谢物质过剩，"其气上溢"），脾瘅最终演变为消渴、仆击、偏枯、痿厥等。不难发现，这个疾病的发展过程，与代谢综合征由肥胖到代谢综合征到心脑血管病等并发症的发展过程何其相似乃尔！可惜，《黄帝内经》以降，对于脾瘅之论述不多，多只关注消渴。这与中国古代把肥胖看作是富贵、权利的象征，而很少把它看作疾病有一定关系。

　　脾瘅新论，一是在继承《内经》脾瘅论述的基础上，将脾瘅前的肥胖和脾瘅后的络病(包括大血管的脉络和微血管的络脉)联系起来，展示了脾瘅的全貌，有利于各级预防。二是将脾瘅和代谢综合征进行了对接，首次用中医的理论指导代谢综合征这个现代新兴疾病的治疗，尤其是总结归纳了不同类型代谢综合征所产生的机制及相对应的治法和方药。我们团队早在20世纪90年代初就开始关注代谢综合征的中医药研究，可以说是国内最早的研究代谢综合征的中医团队，也是第一个在代谢综合征方面获得国家科技进步奖的团队。三是对脾瘅的发展过程进行了归纳，分成郁、热、虚、损四大阶段，对每一个阶段的主要证型以及对应的方药都做了详细论述，并附有验案以便参考。四是所用方剂多为经方，通过对代谢综合征进行分期、分证，将经方重新排列组合，扩展了经方的应用范围。书中所列效方、对药等，是我几十年治疗代谢性疾病的经验，虽一鳞半爪，或可启迪后学。

　　在本书即将出版之际，我要特别感谢我的博士生导师——国医大师周仲瑛教授，我的硕士生导师——国医大师李济仁教授，和我的大学老师陈玉峰教授、内科学老师——国医大师任继学教授，是他们给了我为医和治学的境界。同时，我要特别感谢为本书撰序的沈剑刚教授、许运明教授，感谢他们对本书提出的宝贵意见。我还要感谢我的学生逄冰、刘文科、林轶群、杨映映在整理书稿中付出的努力和心血，感谢郑玉娇、邵建柱、刘彦汶、赵学敏、苟筱雯、李青伟、田卫卫和我的团队在整理医案和修改书稿时所付出的精力，感谢中国中医药出版社在本书出版过程中付出的艰辛和汗水。

仝小林

2018 年 6 月于知行斋

沈 序

代谢综合征已成为危害人类健康的重要疾病。代谢综合征是指人体蛋白质、脂肪、碳水化合物等物质发生代谢紊乱的病理状态，是一组复杂的代谢紊乱症候群，包括肥胖、高血糖、高血压、血脂异常、高黏血症、高尿酸血症、高脂肪肝发生率和高胰岛素血症，这些代谢紊乱是心脑血管病变以及糖尿病的共同病理基础。西医学对代谢综合征的病因尚未明确，目前认为是多基因和多种环境相互作用的结果，与遗传、神经-内分泌-免疫异常等有密切关系。本病受多种环境因素的影响，如不合理膳食结构、应激与精神压力、运动量少等，导致糖脂代谢紊乱和胰岛素抵抗，形成代谢综合征。

虽然中医学无"糖尿病"和"代谢综合征"的名称，但是早在两千年前的《黄帝内经》"脾瘅"之论述与"代谢综合征"类似，脾瘅是过食肥甘，以口中发甜为主症的疾病，往往能发展为消渴病。《素问·奇病论》："有病口甘者……此五气之溢也，名曰脾瘅。夫五味入口，藏于胃，脾为之行其精气，津液在脾，故令人口甘也。"对其病机，《素问·奇病论》认为："此肥美之所发也，此人必数食甘美而多肥也，肥者令人内热，甘者令人中满，故其气上溢，转为消渴。"《圣济总录》云："夫食入于阴，长气于阳，肥甘之过，令人内热而中满，则阳气盛矣，故单阳为瘅也。其证口甘，久而弗治，转为消渴，以热气上溢故也。"《素问·奇病论》认为："治之以兰，除陈气也。"兰草即今之佩兰，味辛平，气芳香，能化湿辟浊醒脾，《神农本草经》认为兰草"味辛、平，主利水道，杀蛊毒，辟不祥"。虽然如此，后世医家大多关注消渴病证，而对有关脾瘅证治的研究和论述甚少，更遑论将脾瘅与当代疾病代谢综合征的关系进行深入阐明。

仝小林教授是当代中医大家，学贯中西，在糖尿病和代谢综合征的研究和治疗上有极深造诣。仝教授发皇古义，融会新知，对脾瘅的历史源流、脾瘅与肥胖、脾瘅与糖尿病及代谢综合征各种临床类型的关系进行了深入研究，扩展了中医药学对代谢综合征的认识并综合历代医家对脾瘅的论述，参考西医学对代谢综合征的最新认识进展，编著《脾瘅新论——代谢综合征的中医认识及治疗》，按照"肥胖—脾瘅—络脉病/脉络病"的发展过程，对接于代谢综合征临床特征，提出"郁、热、虚、损"四个发展阶段，针对有关病理机制，创造性提出"态靶因果"的治疗思想。因此，《脾瘅新论——代谢综合征的中医认识及治疗》不仅光大了传统中医学脾瘅学说，而且为代谢综合征的治疗提出了新的方向。本书理论结合实践，针对有关理论，提供了大量临床实证案例，用以加深读者对脾瘅学说在代谢综合征治疗的理解与应用。

纪曰:"望龙光,知古剑;觇宝气,辨明珠。"值此大数据信息化时代,如何在有限的时间内选读好书以提高临证水平极为重要,本书积仝小林教授30年临证之大成,是一本难得的好书,可启迪后学,弘扬中医药。值此书付梓之时,仝兄特邀我作序,本人才疏学浅,受仝兄之托,诚惶诚恐,然而这也是一个很好的学习机会,展卷细读,此书对许多困惑已久的理论和实践问题有系统论述和释疑,使之豁然开朗,故推荐此书予各位读者,若能参悟此中奥妙,应之临床,其善莫大焉。

沈剑刚

2018 年 6 月 23 日于香江

许 序

脾瘅，始载于《黄帝内经》。从先秦两汉及至当代，这一疾病一直以诸多相同和若干不同的表现形式不断演变着，现在正日益严重地危害着人们的健康。揭示其发病和传变的内在规律，弄清它在新时代的特点与本质，控制和逆转其发展变化，是临床的迫切要求。

我国著名中医内分泌专家仝小林教授，不负时代使命，积几十年临床经验，从理论与实际相统一、"知行合一"的高度，孜孜不倦地对其进行了深入细致的研究，今将主要成果著成《脾瘅新论——代谢综合征的中医认识及治疗》一书出版，以飨读者。

《脾瘅新论》，新在何处？我以为，至少有以下之新。

1. 脾瘅概念赋新义 仝教授在书中对脾瘅的历史沿革进行了系统梳理，结合现代临床实际，将其内涵和外延进行了合理的拓展与延伸，大胆地赋予了脾瘅概念以"代谢综合征"之新义。

2. 脾瘅病理立新论 仝教授对脾瘅的病因病理提出了"膏脂""血浊"等病理因素新概念，提炼了"三段四期"的病理演变规律，将脾瘅分为"前""中""后"三大阶段，概括为"郁、热、虚、损"四期经过，并对各核心病机进行了全面而富有新意的理论概括。

3. 脾瘅辨证创新路 仝教授不仅对脾瘅的各种"显症"进行了详尽的分析，为其治疗奠定了坚实的基础，还创造性地对脾瘅早期无明显症状的"隐症"提出了运用胰岛素及血糖、血脂、血压、血尿酸等客观检查指标进行微观辨证这一新思路。

4. 脾瘅治疗谱新章 对脾瘅的各种复杂证候，仝教授从中西医认识的交汇点着手，进行了系统性中医治疗学总结和开拓，为脾瘅增添了大量前人所未备的新治法与方药。比如，对代谢综合征微血管和大血管并发症之糖尿病视网膜病变、糖尿病肾病、糖尿病足及外周血管神经病变、冠心病、急性脑血管病等，创立了诸如减肥、降糖、降脂、降压、软化血管、逆转胰岛素抵抗等治法和若干"靶方""靶药"，诚可谓篇篇锦绣，字字珠玑。

关于中医的临床研究，是始终不越雷池半步，视人类历史生态环境和社会心理诸因素变化而不顾，总是今如古云，死搬照抄前人的东西，抑或虚无主义，将无数前人终其一生、皓首穷经、披肝沥胆、呕心沥血所创造的宝贵财富全都丢弃一边，统统斥之为"美丽的胡说"。这，不仅是思维方法的问题，更是中医继承与发展的方向问题。

不负时代使命，遵循客观规律，在充分继承传统的基础上，广泛吸取时代各种科学文明成果，有机地形成属于中医体系的新认识、新技术和新方法，使中医既保持传统特色，又体现时代水平，在这方面，《脾瘅新论——代谢综合征的中医认识及治疗》以专病为突破口，交出了一份优异的答卷。这是一部遵古而不泥古,创新而不猎新,具有深厚传承性和强烈开创性的中医专病著作。它的问世,标志着当代中医人对脾瘅的研究攀上了一个历史的新高峰。同时,它为中医学界提供了一个继承和创新的范例,将给在中医现代化跋涉途中的中医同仁以很好的借鉴与启迪。

许运明

2018 年 6 月 18 日

编写说明

　　《脾瘅新论——代谢综合征的中医认识及治疗》按照"肥胖—脾瘅—络脉病/脉络病"的疾病发展过程,将《黄帝内经》中所论述的脾瘅与现代疾病代谢综合征进行了对接。本书以论述脾瘅阶段为主,兼顾到脾瘅前期(肥胖)和脾瘅后期(络脉病/脉络病)。在这三个分期中,疾病遵循"郁、热、虚、损"四个发展阶段,其中,"郁"的阶段主要指脾瘅前期,"虚"的阶段的一部分以及"损"的阶段主要指脾瘅后期,而脾瘅囊括了"热"的阶段和"虚"的阶段的一部分,这三个分期和四个发展阶段可以反映出疾病的发展"态"势。本书在三个分期、四个发展阶段下,均列出了临床常见的证候、治法与经典名方(见"脾瘅总论"部分),这些方剂多为"态"方。

　　本书秉承仝小林教授临床治疗疾病"态靶结合"的思想,故在阐述代谢综合征各个组分疾病的治疗时,多采用仝小林教授临证使用的经验方与药对,即"靶方"与"靶药"。这些"靶方"与"靶药"是在继承前人经验的基础上,经过数十年的临床验证所得,是临床治疗疾病的宝贵经验。本书第十二章集中展示了这些方药,其中有些方药已标明临床使用剂量;有些"靶方"为多个方剂的组合,不好标明剂量,则在药对和病例中展示这些"靶药"的临床常用剂量,希望对各位读者有所帮助。

　　由于时间紧迫,加之水平有限,书中难免会有不妥、不足之处,敬请读者在使用过程中提出宝贵意见,以便再版时修订提高。

编　者

目 录

第一章 脾瘅总论

一、概述

(一)脾瘅的概念

脾瘅,源自《黄帝内经》。《素问·奇病论》:"帝曰:有病口甘者,病名为何? 何以得之? 岐伯曰:此五气之溢也,名曰脾瘅。夫五味入口,藏于胃,脾为之行其精气,津液在脾,故令人口甘也。此肥美之所发也,此人必数食甘美而多肥也,肥者令人内热,甘者令人中满,故其气上溢,转为消渴。治之以兰,除陈气也。"指出脾瘅的病因病机是嗜食肥甘厚味,导致中焦气机壅滞,脾滞日久,郁而生热。另外,结合《素问·通评虚实论》"凡治消瘅、仆击、偏枯、痿厥、气满发逆,甘肥贵人则高粱之疾也"的论述,可知脾瘅之后可以转为消渴,亦可以发生一系列与心脑血管相关的病变。其治疗大法为"治之以兰,除陈气也",这句话历代医家多有相关表述,如《张氏医通·口》提出"治之以兰,除陈气也,兰香饮子……服三黄汤加兰叶、白芍、生地黄"。纵观前后,或用芳香,或用酸苦甘寒,究其核心,均为祛除体内郁积陈腐之浊气,清化湿热,使脾胃升降气机的功能得以恢复[1-2]。

(二)脾瘅与代谢综合征

20 世纪 80 年代初,医学界发现肥胖与糖、脂代谢异常所导致的心脑血管病、糖尿病、胆石症、脂肪肝、痛风、多囊卵巢综合征、不孕症等疾病常常先后或同时出现在同一个体或同一家族中,但原因不明。1988 年 Reaven 将其称为"X 综合征"(X-syndrome)。胰岛素抵抗是"X 综合征"的发生基础,所以又将其称为"胰岛素抵抗综合征"。胰岛素抵抗是指外周靶组织对内/外源性胰岛素的敏感性和反应性降低,它是 2 型糖尿病发生的始动因素,也是导致其他代谢性疾病的基础。鉴于该综合征与多种代谢相关疾病关系密切,1997 年 Zimmet 等将其命名为"代谢综合征"。2005 年,IDF 正式颁布第一个代谢综合征(metabolic syndrome,MS)的全球统一定义[3-4],即在遗传因素与环境因素等共同作用下,以腹型肥胖、高血糖、高血压、血脂异常为主要特征,以胰岛素抵抗为共同病理基础,以多种代谢性疾病合并出现为临床特点的一组临床综合征。代谢综合征不仅增加发生 2 型糖尿病的风险,也促进动脉粥样硬化性心脑血管疾病的发生。代谢综合征的诊断标准为[4]:具备以下 3 项或更多:① 腹型肥胖：腹围男性≥90 cm，女性≥85 cm。② 高血糖：FPG≥6.1 mmol/L，以及（或）2 h PG≥7.8 mmol/L，以及（或）已确诊为糖尿病并治疗者。③ 高血压：BP≥130/85 mmHg 及（或）已确认为高血压并治疗者。④ 空腹 TG≥1.7 mmol/L。⑤ 空腹 HDL－C<1.04 mmol/L。

肥胖是代谢综合征的重要基础，中心性肥胖通过影响胰岛素的敏感性参与代谢综合征的形成和发展。代谢综合征的前期（早期）以超重、肥胖为特征，继而出现一系列代谢性疾病，如高血压、高尿酸血症等，最终结局是出现多种并发症，如心脑血管病变、视网膜病变、神经病变、肾功能衰竭等。其中以心脑血管病变为主，如冠心病、脑梗死等，即肥胖发展的三部曲为肥胖—代谢综合征—心脑血管疾病。

中医文献中无代谢综合征病名，传统中医对代谢综合征的认识从理论到实践都很匮乏，有认为其可归属于"消渴""眩晕""湿证""血瘀"等病证范畴，但这些病症（证）虽与代谢综合征相关，但难以据此辨证施治，靶向不明。另外，代谢综合征所包含的疾病绝大多数临床表现不明显，如高血压、高脂血症等，而早期糖尿病也有超过 50%～80% 的患者无任何临床症状，所以在多数情况下，临床无证可辨。结合《素问·奇病论》和《素问·通评虚实论》的论述及西医学对代谢综合征的研究，可推论脾瘅的形成和发展过程与代谢综合征基本一致[5]。① 病因的一致性：体重超重、腹型肥胖是代谢综合征最初表现或发病的源头[6]；脾瘅的病因与代谢综合征相同，亦是饮食不节，过食膏粱厚味导致身体肥胖，在此基础上发病。② 病机的一致性：脾瘅的病机为"数食甘美而多肥"导致的"中满内热"；而代谢综合征的发病基础是热量进出不平衡，体内热量过剩而导致的胰岛素抵抗。③ 转归的一致性：脾瘅多由饮食不节而"肥"，中满内热而致脾瘅，日久转为消渴以及胸痹、中风、偏枯等；而患有代谢综合征的患者发生 2 型糖尿病和冠心病的风险会明显升高，还可引起脂代谢紊乱、高血压、脂肪肝、痛风等疾病，进一步发展会导致一系列严重的微血管和大血管并发症。④ 临床表现的一致性：脾瘅"多肥"而又"数食甘美"，结果除"转为消渴"外，也会引起眩晕、历节风、胸痹、卒中等其他的代谢性紊乱疾病，所以脾瘅的临床表现为肥胖同时合并高血糖、高血压及高血脂；代谢综合征是以中心性肥胖为主，也可合并糖、脂代谢紊乱及高血压，两者有了肥胖的共同基础和表现。⑤ 治疗原则的一致性：脾瘅的治则为"治之以兰"，《本草纲目》谓其能"除胸中痰癖，治消渴，消痈肿"，"李东垣治消渴生津饮用兰叶，盖本于此"，即本于兰叶除痰癖的功效[7]。《本草经疏》亦谓："胃主纳水谷，胃气郁滞，则水谷不以时化而为痰癖，兰草辛平能散结滞，芬芳能除秽恶，则上来诸证自痊，大都开胃除恶，清肺消痰，散郁结滞圣药也[8]。"从郁、热、痰、瘀入手治疗代谢综合征所涉及的肥胖、糖尿病、高血压、血脂异常等病症，已成主流[9-10]。该理论明确了肥胖是代谢综合征复杂症候群的共同源头，从根本上为防治代谢综合征提供了理论依据，即从肥胖入手、早期干预多代谢紊乱，有助于预防 2 型糖尿病、脂代谢紊乱、高尿酸血症等多代谢性疾病的发生，体现了中医"治未病"思想的精髓。

（三）中医之"脾"与胰（腺）的关系

中医学的"脾"根据古籍记载，其大体上是西医学中脾和胰的叠加[11]。从解剖方面来看，《素问·太阴阳明论》记载"脾与胃以膜相连"[12]，王宏翰在《医学原始》中则描绘得更为细致，"居胃上，并胃包络及胃脘相连，贯膈与心肺相通，隔膜相缀也"，"结叠于小肠之上"[13]。从以上论述可以看出,中医之"脾"与西医学所描述的胰在解剖位置上非常接近。有文献依据《脾胃论》中提及的"脾长一尺掩太仓",按金制换算一尺约为 30.72 cm,认为古代之"脾"与现代胰、脾总长接近[14]。王冰在《补注黄帝内经素问》里提到"脾,形象马蹄[15]",《类经图翼》认为脾"形如刀镰"[16],《医纲总枢》中则描述脾"形如犬舌,状如鸡冠"[17]。上述"马蹄"之形与西医学之脾近似,而"刀镰"与"犬舌"的描述则与胰腺极为相似。王清任在《医林改错》中描绘的脾图与现代解剖学所示胰腺形态近似,并提及"脾中间有一管,体相玲珑,易于出水,故名珑管[18]",其所谓珑管即相当于今之胰管。

从功能上来讲,脾主运化,为后天之本、气血生化之源,脾胃是人体气机升降的枢纽。《素问·经脉别论》曰:"饮入于胃,游溢精气,上输于脾,脾气散精,上归于肺,通调水道,下输膀胱,水精四布,五经并行。"这是对食饮从进入体内到转化为能量的代谢过程中,脾胃在其中所产生作用的基本认识。"中焦受气取汁",脾气健运,将饮食水谷转化为谷精和水精,并靠脾气散精的作用输送至心肺,通过肺朝百脉,布散到四肢百骸,以濡养全身的脏器及肌肤,为全身提供物质能量,故李中梓强调"五脏之精悉运于脾"(《证治汇补·消渴》)。

近代医家张山雷认为,散膏相当于今之胰腺,且其功能与脾相合,其在《难经汇注笺正·四十二难》直云:"谓有散膏半斤,则脾不中虚,膏何可贮? 今西国学者,谓胃后有甜肉一条……所生之汁,如口中津水,则古所谓散膏半斤,盖即指此。古之所谓脾者,固并此甜肉而言……亦所以助消化者,正与古人脾司运化之义符合[19]。"现代著名中医学家任继学认为,"散膏乃由先天之精化生而成,其体有多种肌核组成,内通经络血脉,为津、精之通道,外通玄府,以行气液,故人体内外之水精,其升降出入皆由'散膏'行之[20]"。此为近代医家对散膏功能较为详备的论述,从中我们可得出"脾"之运化、转输、散精功能皆有赖于散膏。

从西医学的角度来看,中医之脾维系着人体的物质代谢,包括对糖类、脂类、蛋白类、维生素和各种微量元素等其他物质的输布,涉及各组织、器官以至细胞的能量代谢、结构更新和功能运作,故可认为物质代谢紊乱可能是脾失健运、痰浊内生的表现方式[21]。食物中糖类、脂肪、蛋白质及各种微量元素等营养物质,须经过由胰腺外分泌的胰淀粉酶、胰脂肪酶、胰蛋白酶的化学消化后,才能被机体吸收利用,由此可见,脾主运化和升清的作用正是胰腺外分泌功能的体现;胰腺内分泌产物胰岛素则将水谷精微物质的重要成分葡萄糖运送至靶器官肝脏或外周肌肉、脂肪等组织,进而分解成糖类,释放能量,并把多余的糖转化成糖原、脂肪、蛋白质等加以储存,这又与中医中脾的"散精,化生气血津液,营养脏腑,灌溉周身"的功能比较接近。此外,胰腺分泌的胰液具有强大的消化作用,亦与"脾助胃消磨水谷"的功能相似[22]。吴深涛[23]发现中医学中脾主运化功能的下降和西医中胰岛 B 细胞的分泌功能、胰岛素生化效应低下等有密切关联。可见,中医之脾参与消化的过程,主要体现在物质能量的代谢和转化过程。柴可夫[24]等通过对内分泌器官胰和中医脾脏的对照研究,从解剖位置、病名症状、生理、病因病机等方面揭示其内在相关性,说明胰的功能可纳于"脾"之"转输""散精"功能范畴之中,两者关系密切,相互依赖。

(四)代谢综合征与肝脏的关系

脾瘅的形成和发展过程与代谢综合征基本一致。代谢综合征的病理基础是腹型肥胖和糖脂代谢紊乱,胰岛素抵抗是其中心环节,有学者亦将非酒精性脂肪肝作为胰岛素抵抗的早期标志[25]。从西医学的角度来看,肝脏是糖原合成、脂肪合成和胆固醇代谢的中枢器官,调节肝脏相关激素和脂肪因子水平,在维持机体糖脂代谢平衡中起着重要作用。肝脏能合成、分泌各种载脂蛋白及上述各种酶,直接参与血脂、脂蛋白的转运和代谢,肝脏功能异常可致脂质代谢紊乱。研究证实,肝脏中胰岛素(insulin,INS)能够刺激肝脏摄取葡萄糖和游离脂肪酸;在 INS 的刺激下,葡萄糖转运体 4(glucose transporter 4,GLUT4)可由细胞内转运至细胞膜,协助葡萄糖快速进入组织细胞。脂联素(adiponectin,ADPN)和瘦素(leptin,LEP)均由脂肪细胞分泌,是十分重要的脂肪因子,可作用于肝脏等靶器官,参与糖脂代谢的调节。ADPN 作为一种胰岛素增敏因子,可通过增强游离脂肪酸氧化,提高肝脏的胰岛素敏感性,调节脂代谢;LEP 在肝脏中可发挥调节脂代谢的作用,还可直接作用于其在胰岛 B 细胞上的受体,调节 INS 在靶组织的敏感性[26]。中医方面认为肝为刚脏,体阴而用阳,其主疏泄,畅气机,助精血津液之运行输布、脾胃之气升降畅达及舒畅情志,正如《血证论·脏腑病机论》曰:"木之性主于疏泄,食气入胃,全赖肝木之气以疏泄之,而水谷乃化。"人的气血的运行,饮食的消化、吸收,糟粕的排泄,津液的宣发、输布,都需要通过肝的疏泄功能来调理,而代谢综合征导致的肥胖、高血压、糖尿病、高脂血症等的症状表现与肝失疏泄所引起的症状有相似之处。因此,不管从西医学还是从中医学角度,均表明代谢综合征的发生与肝有着密切的联系。

(五)脾瘅与其他脏腑的关系

脾瘅发生后,会形成一种中焦壅滞、内热滋生的状态。在这种状态下,中焦不畅,气机升降受阻,水湿不能及时转运。胃不能顺降,大小肠蠕动转运功能减弱,糟粕浊毒不能及时排除。在中焦这种氤氲状态之下,周边脏腑通过膜原经络亦会感染湿热毒邪。肠胃、肝胆首当其冲,表现出一系列或湿或热的临床症状。诸如肠胃受纳转运机能下降,湿热搏结,表现出大便黏腻腐臭。肝胆性喜调达,其受抑制而疏泄功能减退,表现为痞满口苦等症状。脾瘅发展的过程中,湿热浊毒首先阻碍气机,影响到肠胃、肝胆。在发展的过程中伤阴耗气,到后期阴阳两伤,则会导致全身多脏腑、多功能受损。

二、脾瘅的形成

脾瘅的形成有内因与外因之分,外者嗜食肥甘厚味,过食而少动;内者脾肾气弱,运化不利。外因积久,亦会致使内因启动,从而形成本虚标实的疾病状态。为进一步明晰病因,从以下几点分别阐释。

(一)过食肥甘厚味,脾气郁遏

《临证指南医案》言:"脾瘅症,《经》言因数食甘肥所致,盖甘性缓,肥性腻,使脾气郁遏,致有口干内热中满之患。故云治之以兰,除陈气也。陈气者,即甘肥酿成陈腐之气也。"《素问·奇病论》亦言:"此人必数食甘美而多肥也。"说明脾瘅形成的外因主要是由于长期饮食肥甘、醇酒厚味,超过了脾的运化功能,"味过于甘,脾气不濡,胃气乃厚"(《素问·生气通天论》），精微不归正化或者精微相对过剩，导致脾胃气机郁遏，运化失常，脾不升清，精微物质不能布散周身，反生痰浊；胃不降浊，浊阴留着体内。食滞中焦，清浊不分，痰湿内停，郁而化热，形成脾瘅。

（二）过度安逸，久坐少动

脾主四肢、肌肉，人体活动的减少必然影响脾的健运。《素问·宣明五气》曰"久卧伤气"，此意指过度安逸，缺乏锻炼，则脾虚不运，气血不畅，而至气虚体胖。《吕氏春秋·尽数》曰："形不动则精不流，精不流则气郁。"脾不能为胃行其津液，脾不散精，水谷精微不归正化则酿成水湿痰浊，中焦壅滞，郁而化热，进而可发为脾瘅。

（三）情志失调

肝为刚脏，以疏为健，精神紧张或喜怒不节，或猝然暴怒等导致肝气郁滞，肝郁致使中焦气机不畅，此为"木郁土壅"之理。中焦不畅则精微不能转输，积聚体内，壅阻经络血脉[27]。《临证指南医案·三消》中云："心境愁郁，内火自燃，乃消渴大病。"西医学研究认为，精神紧张、情绪激动、心理压力以及突发性精神创伤等，可引起生长激素、胰高血糖素、肾上腺素、肾上腺皮质激素等拮抗胰岛素的激素分泌增高，而使血糖升高，易患糖耐量异常。[28]

（四）脾虚内热

《素问·调经论》云："阴虚生内热奈何？岐伯曰：有所劳倦，形气衰少，谷气不盛，上焦不行，下脘不通，胃气热，热气熏胸中，故内热。"此处阴虚是指脾虚，因为脾为"阴中之至阴"（《素问·金匮真言论》），故此处称脾虚为阴虚，"内热"为脾虚不运，食滞胃脘，郁而生热，上熏胸中的现象。脾瘅形成的内因可能与脾虚生内热、遗传因素或劳倦过度（包括精神与脑力过劳）有关，劳者气耗，思虑过度，损伤脾气，脾胃升清降浊功能失常，导致清阳不升，浊阴不降，谷气留而不行，郁久热生，即形成脾瘅。《临证指南医案》将脾瘅病机概括为"中虚伏热"，即无形气伤，中焦困不转运，热邪蕴结所致[29]。

（五）体质虚弱

中医认为"肥人多虚"，"虚"即代谢功能低下。许多人中年以后开始发胖，而从食量来看，远远小于年轻时，为何发胖？《素问·阴阳应象大论》谓："年四十，而阴气自半也，起居衰矣。年五十，体重，耳目不聪明矣。"李中梓亦认为："脾土虚弱，清者难升，浊者难降，留中滞膈，瘀而成痰。"可见，人过四十，体质由盛转衰，脾气逐渐衰弱，运化功能减退，代谢减缓，虽正常饮食亦代谢不掉，而生湿浊痰。《杂病源流犀烛》言"人之肥者气必虚"，《丹溪心法》谓"肥白人多痰"，此之谓也。

（六）禀赋不足

大多数脾瘅患者具有先天禀赋不足的特点，先天之本肾气不足，后逐渐累积致使后天之本脾气亦弱，之后影响他脏，最后致使五脏柔弱，这样的患者也易于从脾瘅转变为消渴（糖尿病),甚至影响其他脏器,导致多种并发症。此观点与西医学对 2 型糖尿病的遗传易感性的认识不谋而合。

三、 脾瘅的病机病证特点

(一)中满内热是脾瘅的核心病机

我们把代谢综合征及相关的症候群看作一个整体,从病因入手找寻其核心病机。脾瘅的病因为"肥美之所发",病机为"肥者令人内热,甘者令人中满"。盖肥者腻,甘者滞,长期过食肥甘或食量过大,胃纳太过,脾运不及,谷食壅滞中焦,形成中满;土壅则木郁,影响肝之疏泄,木不疏土,加剧中满,致积久化火,形成内热,波及脏腑则表现为肝热、胃热、肺热、肠热,或肝胃郁热、胃肠热盛等,从而发为脾瘅[1-2,30]。

(二)脾瘅分为郁、热、虚、损四个阶段

纵观代谢综合征的发展演变,可以用"郁、热、虚、损"四个阶段来概括其从未病到已病、从潜证到显证的整个过程,因郁而热,热耗而虚,由虚及损,形成代谢综合征发生、发展的主线[31-33]。

1. 郁

此阶段相当于脾瘅的前期,如不加控制可发展为代谢综合征。此阶段多伴有肥胖。导致郁的原因主要有三方面:一是饮食,二是运动,三是情志。生理情况下,脾主运化水谷精微,濡养脏腑经络;肝主疏泄,调畅气机,助精血津液运行输布、脾胃之气升降畅达及情志舒畅,两脏功能协调运行,保障机体代谢功能的正常。若饮食不节或过食肥甘,可壅滞中焦之气,有碍脾胃升降,"脾不散精",则本该濡养全身的精微物质不得散布,聚而化浊,酗酒更可助生湿热;久坐少动使气血运行缓慢,脉络瘀滞;情志不舒、所思不遂则导致肝气郁结,从而形成以肝脾郁滞为核心的病机。若肝脾郁滞则精微不能运化,郁而生脂(痰瘀)、生湿(水停)、生热(胃热、肝热);若素体脾虚或肝脾郁滞日久导致脾失健运,则又可助生痰湿。所以,在"郁"的阶段,以食郁为核心,在饮食过量,脾胃不能正常运化的基础上最终导致了食、气、血、火、痰、湿六郁,相互夹杂,协同发病。

2. 热

此阶段相当于脾瘅的早、中期。此阶段由郁发展而来,热证的表现最为突出,究其病机不外胃热、肠热、肝热、心火等,饮食不节生胃热,情志不遂生肝热,吸烟过度生肺热,大便秘结生肠热。胃热者,消谷善饥、气盛则溲数;肝热者,口苦咽干、胸胁胀满;肠热者,大便黏臭;肺热者,口干口渴、喜冷饮;心火者,口舌生疮、心烦失眠、小便黄赤等。热与痰结则为痰热,热与湿结则为湿热,热与血结则为血热。此期虽可耗气伤阴,有气阴不足的表现,但绝非矛盾的主要方面,所以治疗上从"气由热损,津由热耗"出发,以大力清热为法,少佐养阴生津,热清则气阴自复。

3. 虚

此阶段相当于脾瘅的中、后期,病机较为复杂。前一阶段热还未尽,又耗气伤阴,气阴两

伤为始,进而阴损及阳,阴阳两虚。这一阶段虽以各种不足为其矛盾主要方面,表现为脾虚胃滞、脾虚痰阻、气阴两虚、脾肾阳虚等多种证型,但多虚实夹杂,可夹热、夹痰、夹湿、夹瘀等。

4. 损

此阶段相当于脾瘅的后期。或因虚极而脏腑受损,或因久病入络,使全身脉络损伤,脉络瘀滞。这一阶段的根本在于络损(微血管病变)、脉损(大血管病变),以此为基础导致脏腑的损伤。瘀和虚成为病机的主要方面,瘀血内阻使脏腑功能失调,正气益虚体内各种代谢失衡,从而变证百出。如瘀阻心脉,则出现胸痹、心痛、心悸、怔忡等心系病证;瘀阻脑窍,则可见中风偏瘫、眩晕、口僻甚至昏迷等脑系病证;肾络瘀阻,肾气受损,开阖不利,则出现水肿、尿浊、腰痛等肾系病证;气血亏虚,眼络瘀阻,则出现视物模糊、斑点、硬性渗出、黄斑水肿。随着病情发展,致瘀因素越来越多,瘀血越来越重。因此,只有在消除各种致瘀因素的基础上(或益气,或养血,或滋阴,或温阳,或清热,或理气,或化瘀),加用活血通络之品是行之有效的办法。

四、 脾瘅的病理特征和主要病理产物

(一)脾瘅与膏脂和血浊的形成密切相关

膏脂来源于饮食,生理状态下为维持人体正常生命活动所必需。如《灵枢·五癃津液别》:"五谷之津液,和合而为膏者,内渗入于骨空,补益脑髓而下流于阴股。"《素问·经脉别论》:"食气入胃,散精于肝,淫气于筋。食气入胃,浊气归心,淫精于脉。脉气流经,经气归于肺,肺朝百脉,输精于皮毛。毛脉合精,行气于府。府精神明,留于四脏,气归于权衡。"然而,若饮食营养过剩,不能完全被运化输布。此时,膏为体脂,即多余之脂肪。膏脂可阻滞气机,留滞脏腑,日久则可化毒而伤阴、伤津。膏脂充溢,聚于腹部,形成腹型肥胖;堆积于脏腑,则形成脂肪肝、脂肪肠等[34-35]。

血浊首见于《灵枢·逆顺肥瘦》:"刺壮士真骨,坚肉缓节监监然此人重则气涩血浊。"张志聪注:"其人重浊,则气涩血浊。"此处"血浊"有血液浑而不清之义。血浊是指血液受体内外各种致病因素影响,失去其清纯状态,或丧失其循行规律,影响其生理功能,因而扰乱脏腑气机的病理现象[36-37]。生理情况下,血液是禀清纯之气而生,其化生之关键脏腑乃是脾胃,与营气、津液息息相关。如过食肥甘,脾胃功能受损,食滞中焦而成中满;脾土壅滞,日久则化热,而成脾瘅,故营气不清,清化为浊,所泌津液,注于脉中,化为血浊。因此,中满内热是这一阶段血浊的核心病机。血浊作为一种全新的中医病理学概念,是血的运行与功能异常的高度概括。许多现代疾病,诸如心脑血管病、糖尿病、肥胖症、高脂血症、痛风等,均具有血浊证的特征,即糖浊、脂浊、尿酸浊、蛋白浊等,聚集血脉,随血脉循行,形成血糖异常、血脂异常、血流变异常、高尿酸血症等。中土壅滞,影响肝木疏泄,易致土壅木郁,形成血压异常。血浊概念的提出成功地连接了中医病理学与西医疾病学,是中医现代化的重要体现。

(二)血浊导致痰、湿、瘀、毒等病理产物的产生

血浊将导致痰、瘀、毒等病理产物的产生,使之相兼为病,加重病情。血浊日久可以阻滞

津液的正常循行,使津液输布代谢障碍,水液不化,聚而成湿,停而为痰;痰邪又可加重浊邪的沉积,并可酿生浊邪,加重血浊。《灵枢·阴阳清浊》曰:"浊者其气涩。"血浊可致气涩,气涩则血涩,血涩则血瘀。血瘀亦可加重浊邪沉积,瘀滞过久又可酿生浊邪,加重血浊。血浊致病和缓,常伤人体之正气于无形。血浊日久,可化生毒邪;毒邪又可加重血浊。血浊、痰、瘀、毒四者常相兼为病,相互增益,致使疾病复杂,交织杂糅,缠绵难愈[1,38]。

五、 脾瘅的临床表现

脾瘅患者早期常常无明显的临床表现,传统中医通过望、闻、问、切四诊的方法和医家个人经验会导致无"症"可辨,理化检查为最主要的"隐症",如血糖升高、胰岛素指标的升高、血脂升高、血压升高、血尿酸升高、血液流变学指标异常等[39]。

古代文献关于脾瘅症状的论述中,口中甜腻是脾瘅的常见症状。其产生机制为过食肥甘厚味,超过了脾的运化功能,导致脾胃气机郁遏,蕴而化热。脾在味为甘,故口有甘味。此即"脾热内渗,津液在脾,胃谷化余,精气随溢,口通脾气,故口甘,津液在脾,是脾之湿"(《重广补注黄帝内经素问》)之谓。如叶天士《温热论》记载:"有舌上白苔黏腻,吐出浊厚涎沫者,其口必甜,此为脾瘅。"另外,肥胖、腹满、大便黏等也是脾瘅常见的临床症状。临床上脾瘅的诊查要点需从西医代谢综合征的实际情况出发,考虑患者家族史、腹型肥胖、个人习惯(饮食口味、饮酒、运动情况)、生化指标等因素,不必拘泥于古代文献关于脾瘅症状的论述。

六、 脾瘅的分期和辨证

(一)脾瘅的分期

《素问·奇病论》:"此五气之溢也,名曰脾瘅。夫五味入口,藏于胃,脾为之行其精气,津液在脾,故令人口甘也。此肥美之所发也,此人必数食甘美而多肥也,肥者令人内热,甘者令人中满,故其气上溢,转为消渴。"清晰地描述了由肥胖到脾瘅、由脾瘅至消渴的演变过程。除演变为消渴外,"其气上溢",还可引起血脂异常、代谢性高血压、高尿酸血症和痛风、脂肪肝等疾病。结合《素问·通评虚实论》的论述"凡治消瘅、仆击、偏枯、痿厥、气满发逆,甘肥贵人则高梁之疾也",脾瘅进一步发展会导致一系列严重的大血管、微血管并发症。两段互参,即完整地阐述了脾瘅发展的全过程:在遗传背景下,长期过食肥甘和少动,生膏生脂,引发肥胖,肥胖是脾瘅的基石;肥胖而中满,中焦壅滞,郁而为热,发展为脾瘅;继而"其气上溢",血糖、血脂、血压、尿酸等指标升高。在这种状态下,一部分为合并有血糖升高的代谢综合征,后转为以"三多一少"为表现的消渴,最终发展成络损——微血管病变,或脉损——大血管病变,例如心、脑、下肢等部;另一部分为不合并血糖升高的代谢综合征,多发展为脉损——大血管病变。因此,我们可以把脾瘅分为"脾瘅前期(肥胖)、脾瘅期(代谢综合征)、脾瘅后期(糖尿病并发症、心血管疾病、中风)"。

(二)脾瘅的辨证分型

脾瘅的发展演变是一个动态过程,大致分为郁、热、虚、损四个阶段。不同阶段病机及证候表现不同,如热的阶段主要表现为胃肠实热证、痰热互结证、肝胃郁热证等,虚的阶段主要表现为"泻心汤"证、脾虚内热证等,损的阶段主要表现为脾胃虚寒证等。不同阶段治疗原则亦有差别,如热的阶段以清热为主,虚的阶段补虚兼清热,损的阶段以补益为主。因此,对脾瘅的论治应把握其全貌,明确其发展阶段,根据疾病的自身发展规律分阶段辨证论治。

1. 郁的阶段

(1) **中土(脾胃)壅滞证** 症状:腹型肥胖,脘腹胀满,嗳气,矢气频频,苔白厚,脉滑。方药:厚朴三物汤。胸闷脘痞、痰涎量多者加半夏、陈皮、橘红,腹胀甚、大便秘结者加槟榔、黑丑、白丑、莱菔子。辨证要点:腹型肥胖,脘腹胀满。

(2) **肝郁气滞证** 症状:情绪抑郁,喜太息,胁肋胀满,脉弦。方药:四逆散。纳呆加焦山楂、神曲、麦芽,抑郁易怒加牡丹皮、赤芍,眠差加炒酸枣仁、五味子。辨证要点:情绪抑郁。

(3) **脾虚痰湿证** 症状:形体肥胖,腹部增大,或见倦怠乏力,纳呆便溏,口淡无味或黏腻,舌质淡有齿痕,苔薄白或腻,脉濡缓。方药:六君子汤(《医学正传》)加减。脾气亏虚加山药、黄精,口渴将党参易为西洋参。辨证要点:形体肥胖,倦怠乏力。

(4) **六郁互结证** 症状:胸膈痞闷,胁腹胀痛或刺痛,吞酸嘈杂,嗳气呕恶,饮食不化等。方药:越鞠丸。肝郁偏重见胁肋胀痛加青皮、川楝子,血瘀则重用川芎。辨证要点:胸膈满闷,脘腹胀痛。

2. 热的阶段

(1) **胃肠实热证** 症状:口干苦或臭,渴喜冷饮,肚腹胀大,大便秘结,舌质红,苔黄厚腻。方药:大黄黄连泻心汤。胃渴甚加石斛、麦冬,大便如羊粪蛋加生地黄、火麻仁,若血糖高加知母、天花粉,血压高加夏枯草、钩藤,血脂高加红曲、蚕沙等。辨证要点:口或干或渴或苦,便秘。

(2) **痰热互结证** 症状:形体肥胖,腹部胀大,胸闷脘痞,口干口渴,喜冷饮,饮水量多,心烦口苦,大便干结,小便色黄,舌质红,舌体胖,苔黄腻,脉弦滑。方药:小陷胸汤加减。辨证要点:形体肥胖,腹部肥大,胸闷脘痞。

(3) **肝胃郁热证** 症状:胸胁胀闷,面色红赤,形体偏胖,心烦易怒,口干口苦,脉弦数。方药:大柴胡汤。舌苔厚腻加化橘红、陈皮、茯苓,兼舌苔黄腻、脘痞加五谷虫、红曲、生山楂,兼舌暗、舌底脉络瘀加水蛭粉、桃仁。辨证要点:面色红赤,心烦易怒,口干口苦。

(4) **肠道湿热证** 症状:脘腹痞满,大便黏腻不爽或臭秽难闻,小便色黄,口干不渴,或有口臭,舌红,舌体胖大,或边有齿痕,苔黄腻,脉滑数。方药:葛根芩连汤加减。苔厚腐腻去炙甘草加苍术,纳食不香、脘腹胀闷、四肢沉重加苍术、藿香、佩兰、炒薏苡仁,湿热下注、肢体酸重加秦皮、威灵仙、防己,湿热伤阴加天花粉、生牡蛎。辨证要点:大便黏腻不爽,苔黄腻。

(5) **肺胃热盛证** 症状:口大渴,喜冷饮,汗出多,脉洪大。方药:白虎汤加减或桑白皮汤合玉女煎加减。心烦加黄连,大便干结加大黄,乏力、汗出多加西洋参、乌梅、桑叶。辨证要点:口大渴,脉洪大。

(6) **肝火上炎证** 症状:头晕胀痛,面红目赤,甚者其面如醉,口干,口苦,便秘溲黄,心烦易怒,舌红苔黄。方药:龙胆泻肝汤。如肝火上炎较重应合用夏枯草、黄芩,如需清热疏风则应加入天麻、钩藤、罗布麻来清热疏风。辨证要点:头晕胀痛,脉弦数。

(7) **食滞痰阻证**　症状:腹胀或痛,按之胀痛更甚,便秘,纳呆,舌苔腻,脉弦滑等。方药:谷曲山术汤。如患者痰湿较重则加苍术、清半夏,如患者肥胖加莱菔子、决明子等,大便秘结则加何首乌、火麻仁等。辨证要点:血脂指标升高,舌苔厚腻。

(8) **湿热下注证**　症状:身重疲乏,下肢沉重,手足汗出黏腻,阴痒,小便不畅,舌红,苔黄腻,脉滑数。方药:四妙散加减。如患者尿酸值升高则加威灵仙、秦皮等药,如患者关节疼痛则加络石藤、忍冬藤等药。辨证要点:下肢沉重乏力,尿酸指标升高。

(9) **湿热相搏,外受风邪证**　症状:遍身肢节烦痛,或肩背沉重,或脚气肿痛,脚膝生疮,舌苔白腻微黄,脉弦数。方药:当归拈痛汤。若脚膝肿甚可加防己、木瓜以祛湿消肿,若身痛甚者可加姜黄、川芎以活血通络止痛。辨证要点:肢节沉重肿痛,舌苔白腻微黄,脉数。

(10) **湿热痰瘀,痹阻经络证**　症状:四肢关节疼痛,游走不定,屈伸不利,或损伤日久,筋膜粘连。方药:上中下通用痛风方。痛在上肢加姜黄,下肢加牛膝,腰部加杜仲,痛甚加制乳香、制没药等。辨证要点:四肢百节走痛。

(11) **肝胆湿热证**　症状:一身面目俱黄,黄色鲜明,发热,无汗或但头汗出,口渴欲饮,恶心呕吐,腹微满,小便短赤,大便不爽或秘结,舌红苔黄腻,脉沉数或滑数有力。方药:茵陈蒿汤。如肝功异常加五味子、虎杖,如合并肥胖、血脂升高加红曲、何首乌。辨证要点:黄疸,肥胖,肝功能、腹部 B 超异常。

3. 虚的阶段

(1) **脾虚气滞,中焦痞结证**　症状:心下痞满,呕恶纳呆,水谷不消,便溏,或肠鸣下利,干呕呃逆,舌淡胖苔腻,舌下络瘀,脉弦滑无力。方药:半夏泻心汤。腹泻甚易干姜为生姜,呕吐加紫苏叶、紫苏梗、旋覆花等,便秘加槟榔、枳实、大黄,若患者痞满腹胀严重可加用枳术汤。辨证要点:胃脘痞塞不痛,便秘,纳差。

(2) **阳虚于外,热结于胃证**　症状:心下痞满,按之柔软不痛,恶寒汗出,时而心烦不宁,四肢冷,便秘,溲赤,舌质淡,苔薄黄,脉沉细。方药:附子泻心汤。辨证要点:心下痞满,恶寒汗出,脉沉。

(3) **脾虚风痰上扰证**　症状:眩晕,头痛,胸膈痞闷,恶心呕吐,肢困,便溏,舌苔白腻,脉弦滑。方药:半夏白术天麻汤。如风痰甚加僵蚕、胆南星。辨证要点:眩晕,头痛,胸闷,舌苔白腻,脉弦滑。

(4) **肝肾阴虚,肝阳上亢证**　症状:眩晕,头痛,兼见耳鸣耳聋,失眠健忘,腰膝酸软,头重脚轻,口燥咽干,两目干涩,或见手足心热,颧红盗汗,舌红少苔。方药:镇肝熄风汤。中风后遗有半身不遂、口眼㖞斜等不能复原者,可加丹参、地龙等活血通络。辨证要点:眩晕,腰膝酸软。

(5) **阳气不化,水湿内停证**　症状:腰酸,肢凉,下肢肿重,舌体胖大,脉洪大而沉。方药:五苓散。若脉沉滑尺弱者,下肢水肿严重,贫血貌等,则合用真武汤。辨证要点:怕冷,水肿,乏力,舌淡,有齿痕,脉沉弱。

（6）**脾虚胃热，寒热错杂证** 症状：消瘦，口干，神疲乏力，胃脘不适，眠差，面黄，便稀，淡红舌，薄白苔，脉沉细。方药：干姜黄芩黄连人参汤。若患者热象较为明显，则改人参为西洋参。辨证要点：神疲乏力，体瘦，面黄，便稀。

（7）**阴虚火旺证** 症状：五心烦热，急躁易怒，口干口渴，时时汗出，少寐多梦，小便短赤，大便干，舌红赤，少苔，脉虚细数。方药：知柏地黄丸加减。失眠甚加夜交藤、炒酸枣仁，火热重加黄连、乌梅，大便秘结加玄参、当归。辨证要点：潮热，盗汗，脉虚细数。

（8）**上热下寒证** 症状：心烦口苦，胃脘灼热，或呕吐，下利，手足及下肢冷甚，舌红，苔根部腐腻，舌下络脉瘀闭。方药：乌梅丸加减。下寒甚重用肉桂，上热明显重用黄连、黄芩，虚象显著加重党参并加黄芪，瘀血内阻加水蛭粉、桃仁、生大黄。辨证要点：胃脘灼热，下肢冷。

4. 损的阶段

（1）**脾胃虚寒证** 症状：脘腹冷痛，呕逆泄泻，形寒肢冷，面色㿠白，腰膝酸软，舌质淡胖，苔白滑，脉沉细无力。方药：附子理中汤。虚甚可重用人参，胃气上逆、呕吐可加生姜、半夏、砂仁。辨证要点：脘腹绵绵作痛，呕吐，便溏，畏寒肢冷。

（2）**肾阳亏虚证** 症状：腰膝酸软无力，小便频数，夜尿增多，甚至饮一溲一，畏寒肢凉，精神不振，阳痿，下肢浮肿，甚则全身皆肿，舌淡胖，苔白，脉沉细无力。方药：金匮肾气丸。偏肾阳虚选右归饮（《景岳全书》）加减，偏肾阴虚选左归饮（《景岳全书》）加减。辨证要点：五心烦热，腰膝酸冷。

（3）**络脉瘀阻证** 症状：双目干涩，视物昏花、模糊，皮肤干燥瘙痒或肌肤甲错，四肢乏力，肢体刺痛、麻木，少腹硬满，小便自利，伴有泡沫、夜尿多，面色晦暗，舌暗红或有瘀斑，舌下络脉瘀滞，或有串珠样改变，苔薄白。方药：抵当汤。若患者气血虚弱则加用当归补血汤，若瘀血较重则加用土鳖虫、三七粉等。辨证要点：舌底瘀或舌底闭，肌肤甲错。

（4）**脾胃虚弱，郁热内生证** 症状：乏力懒言，纳差，便溏不调，畏寒，皮肤灼热，以四肢灼热或手足心热为主，通常自觉热甚，触之皮肤则皮温升高不甚，舌淡红、胖大，苔薄黄，脉弦细。方药：升阳益胃汤。辨证要点：皮肤灼热，食少纳呆，神疲乏力。

（5）**脾虚气陷证** 症状：四肢无力，困倦少食，饮食乏味，不耐劳累，动则气短，气虚下陷，气虚发热，久泻脱肛，脏器脱垂，舌淡，脉弱。方药：补中益气汤。若兼腹中痛者加白芍以柔肝止痛，兼气滞者加木香、枳壳以理气解郁。辨证要点：神疲乏力，中虚气陷诸证。

（6）**中风之气虚血瘀证** 症状：半身不遂，口眼㖞斜，语言謇涩，口角流涎，小便频数或遗尿不禁，舌暗淡，苔白，脉缓。方药：补阳还五汤。语言不利者加石菖蒲、郁金、远志等以化痰开窍，口眼㖞斜者可合用牵正散以化痰通络，痰多者加制半夏、天竹黄以化痰。辨证要点：中风日久，肢体行动不利。

（7）**气虚血瘀证** 症状：手足麻木，如有蚁行，肢末时痛，多呈刺痛，下肢为主，入夜痛甚；气短乏力，神疲倦怠，面色㿠白，自汗畏风，易于感冒，舌质淡暗，或有瘀点，苔薄白，脉细涩或沉细。方药：黄芪桂枝五物汤。上肢痛加防风、羌活，下肢痛加独活、牛膝，腰疼重加杜仲、川断等。辨证要点：手足疼、麻、木、凉。

（8）**痰瘀互阻证**　症状：胸闷痛如窒，痛引肩背，心下痞满，倦怠乏力，肢体重着，形体肥胖，痰多，舌体胖大或边有齿痕，舌质淡或暗淡，苔厚腻或黄腻，脉滑。方药：仝氏冠心痰瘀汤。若痰浊郁而化热者用黄连温胆汤加郁金，若痰热口苦加黄连，大便干结者加桃仁、大黄，若胸部刺痛、舌紫暗者加郁金、川芎、丹参，若眩晕、肢体麻木者加天麻、竹茹。辨证要点：胸闷、心痛，形体肥胖，舌有瘀点、瘀斑。

现将各阶段证型、处方归纳如下（表1-1）。

表 1-1　各阶段证型一览表

阶　段	证　型		方　药
郁		脾胃壅滞证	厚朴三物汤
		肝郁气滞证	四逆散证
		脾虚痰湿证	六君子汤
		六郁互结证	越鞠丸
热	肥胖2型糖尿病	胃肠实热证	大黄黄连泻心汤
		痰热互结证	小陷胸汤
		肝胃郁热证	大柴胡汤
		肠道湿热证	葛根芩连汤
		肺胃热盛证	白虎汤
	高血压	肝火上炎证	龙胆泻肝汤
	高脂血症	食滞痰阻证	谷曲山术汤
	高尿酸血症	湿热下注证	四妙散
		湿热相搏，外受风邪证	当归拈痛汤
		湿热痰瘀，痹阻经络证	上中下通用痛风汤
	脂肪肝	肝胆湿热证	茵陈蒿汤
虚		脾虚气滞，中焦痞结证	半夏泻心汤
		阳虚于外，热结于胃证	附子泻心汤
	高血压	脾虚风痰上扰证	半夏白术天麻汤
	高血压	肝肾阴虚，肝阳上亢证	镇肝熄风汤
	高血压	阳气不化，水湿内停证	五苓散
	糖尿病	脾虚胃热，寒热错杂证	干姜黄芩黄连人参汤
	脾瘅转消渴	阴虚火旺证	知柏地黄丸
	脾瘅转消渴	上热下寒证	乌梅丸
损		脾胃虚寒证	附子理中汤
		肾阳亏虚证	金匮肾气丸
		络脉瘀阻证	抵当汤
		脾胃虚弱，郁热内生证	升阳益胃汤
		脾虚气陷证	补中益气汤
	糖尿病合并脑血管病	中风之气虚血瘀证	补阳还五汤
	糖尿病周围神经病变	气虚血瘀证	黄芪桂枝五物汤
	糖尿病合并冠心病	血瘀痰瘀互阻证	仝氏冠心痰瘀汤

七、脾瘅发展的"三部曲"[1, 38]

(一)脾瘅的基石——肥胖

脾瘅由肥胖发展而来。《灵枢·卫气失常》将肥胖分为三类,即膏者、脂肪者、肉者。"人有肥、有膏、有肉……䐃肉坚,皮满者,肥;䐃肉不坚,皮缓者,膏;皮肉不相离者,肉。""膏者,多气而皮纵缓,故能纵腹垂腴。肉者,身体容大。脂者,其身收小。"腹型肥胖者应属中医学中的膏人,以腹腔内脂肪增多为主,其危害最大。脾主运化水谷,过食肥甘则脾胃功能受损,食滞中焦而成中满,中满主要体现为气化障碍,不运不化的病理状态。脾土壅滞,日久则化热,导致中满内热。肥胖亦分虚实,李东垣《脾胃论》说:"脾胃俱旺,能食而肥;脾胃俱虚,少食而肥。"肉人病性多属实,而膏人、脂人多属虚或虚实夹杂,"年四十,而阴气自半",各种代谢开始减缓,其并发症也越来越多。肥胖是糖尿病、血脂紊乱、脂肪肝、高血压、痛风、心脑血管疾病等的共同根源,是诸多疾病的"共同土壤"[40]。

(二)脾瘅的主要证候演变

脾瘅由肥胖而来,又发展为消渴、仆击、偏枯、痿厥、气满发逆等,相当于"肥胖—代谢综合征—心脑血管疾病"三部曲中代谢综合征这一阶段[38]。肥胖的病机主要偏于"中满",膏阻气机,壅滞脏腑。中满日久郁而化热,则进入脾瘅阶段。中满内热是脾瘅的核心病机,经过一系列病机转变,转变成糖尿病、血脂异常、代谢性高血压等疾病。

1. 肝胃郁热——肥胖2型糖尿病

内热积于中焦,累及于肝,肝胃郁热则发肥胖2型糖尿病,以中满内热为核心病机,以腹型肥胖为特点。此阶段内热尚未伤津化燥,故表现为一派壮火内炽之象。《经》曰"热能消谷",胃火炽盛,则多食易饥;肝脉连肺,气火上炎,木火刑金,消灼肺之津液,故口渴多饮;脾土相对较弱,运化水液不及,水津直趋膀胱,或肺津相对亏少,通调水道不利,水液径走膀胱而见多尿。正如《金匮要略》所言:"趺阳脉浮而数,浮即为气,数即为消谷而大坚,气盛则溲数,溲数即坚,坚数相搏,即为消渴。"肝胃郁热日久,内热化燥伤津,以致阴虚燥热,转为消渴;同时,湿、浊、痰、瘀等病理产物流注于经络,使气血津液运行不畅,日久成毒,损伤脏腑经络,出现糖尿病肾病、糖尿病视网膜病变、皮肤病变等络脉并发症。

2. 肝胆火盛——代谢性高血压病

内热上扰肝胆,肝胆火盛则发眩晕。《素问·宝命全形论》云"土得木而达",若脾土壅滞,中焦升降失常,则肝胆之气升发受阻而郁,所谓"土壅木郁"。气郁则化火,加之中焦内热上蒸肝胆,肝胆火盛,灼伤肝阴,肝阴相对不足,则阴不制阳,肝阳失潜,致肝阳上亢,肝风内眩,风阳升动,上扰清空,发为眩晕,类似于现代的高血压病。

3. 浊入血脉、膏聚脏腑——血脂异常、脂肪肝

脾胃为气血生化之源,血液主要成分来源于水谷精微,正所谓"中焦受气取汁,变化而赤,是谓血""中焦亦并胃中,出上焦之后,此所受气者,泌糟粕,蒸津液,化其精微,上注于肺脉,乃化而为血"。《素问·阴阳应象大论》言:"清阳出上窍,浊阴出下窍;清阳发腠理,浊阴

走五脏;清阳实四肢,浊阴归六腑。"脾胃功能受损,清阳不升、浊阴不降、清浊难分,病理产物(浊)不能从正常途径排出体外,一部分随血的化生进入血脉,另一部分与内热搏结转化为膏,积聚于脏腑,如肝、心包、肠等,引起血脂异常、脂肪肝等疾病。

4. 湿热下注——高尿酸血症、痛风

过食肥甘厚味,影响脾胃功能,脾胃健运失司,日久则清阳不升、浊阴不降,水谷精微失于输布,停留中焦,滋生湿浊。湿浊又影响气机的升降,导致气化和推动能力下降,加剧湿邪的产生。湿邪从阳化热,形成湿热之邪,日久酿生湿热浊毒,重浊黏滞,易流注于下[41]。湿热阻滞经络,流注关节,气血运行不畅,不通则痛。明代张景岳《景岳全书·脚气》中认为:本病"外是阴寒水湿,今湿邪袭人皮肉筋脉;内由平素肥甘过度,湿壅下焦;寒与湿邪相结郁而化热,停留肌肤……病变部位红肿潮热,久则骨蚀"。本病表现为肢体关节肿胀,局部红肿热痛、屈伸不利,或沉重酸痛,痛有定处,与嘌呤代谢紊乱引起的痛风表现类似[42]。

5. 痰瘀阻脉——冠心病

脾胃乃后天之本,运化水谷精微。《素问·经脉别论》云"食气入胃,浊气归心,淫精于脉",说明水谷精微滋养于心脉,既可助阳化气而有利,又可生阴化浊而有害。即饮食不节,损伤脾胃,导致脾失健运,聚湿生痰,胸阳不振,心脉痹阻,发为胸痹[43]。另外,血瘀、痰凝、湿浊等病理产物蕴结成毒,毒损心络,日久亦可导致冠心病的发生。

(三) 脾瘅的病理转归

脾瘅进一步发展,膏、脂、痰、湿、瘀等蓄积日久,化而成毒,损伤脏腑经络,导致功能障碍,出现复杂的并发症,其中以大血管病变和微血管病变为主。

1. 瘀毒损络——络脉并发症

以糖尿病为主导的脾瘅后期大、小血管都出现病变,如心脑血管疾病、糖尿病肾病、糖尿病视网膜病变等,其中又以微血管并发症为常见。病程日久,阴虚燥热灼伤阴液,湿、浊、痰、瘀、毒等病理产物闭阻脉络,气血运行不畅,蓄积成毒,损伤脏腑,主要表现为眼部和肾脏络脉的病变。如肝肾精血,不能上濡双目,加之瘀血阻滞,损伤眼部络脉,以致视瞻昏渺,甚则目盲,类似于糖尿病视网膜病变。《景岳全书·肿胀》云:"凡水肿等症,乃肺、脾、肾三脏相干之病。盖水为至阴,故其本在肾;水化于气,故其标在肺;水唯畏土,故其制在脾。今肺虚则气不化精而化水,脾虚则土不制水而反克,肾虚则水无所主而妄行。"脾瘅后期,脾肾两虚,脾不运化水湿,肾之主水无权,只阖不开,二阴闭塞,加之肾络瘀阻,血不利则为水,水湿泛滥,发为水肿,类似于糖尿病肾病。

2. 痰瘀积脉——脉络并发症

结合《素问·通评虚实论》"凡治消瘅、仆击、偏枯、痿厥、气满发逆,甘肥贵人则高粱之疾也",可知脾瘅后期易引起大血管并发症(心脑血管疾病)。以高血压、血脂代谢异常为主导的脾瘅后期则以大血管损害为主。如病理产物壅滞、气滞、血瘀,均能使血行不畅,经脉壅滞,致胸阳痹阻,气机不畅,心脉挛急或闭塞不通,发为胸痹、心痛、心悸、怔忡等。轻者胸闷如窒,呼吸不畅;重者突发胸痛,疼痛剧烈,面色苍白,大汗淋漓,四肢不温(类似于冠心病、心肌梗死)。痰生热,热生风,风阳夹痰上冲犯脑,蒙蔽清窍,发为中风,可见突然昏仆、不省人

事、半身不遂、口舌歪斜、言语不利等(类似脑梗死、脑出血)。而导致诸多脉络(大血管)并发症的关键环节是痰瘀积脉。积,蓄积、沉积之意。脾瘅者,膏、脂、痰、浊、瘀等壅聚体内,与热互结,日久则胶着痼结,沉积血脉,阻塞脉络,因见各种变证。

3. 其他

以肥胖、脂肪肝为主导的脾瘅后期可出现肝硬化,以高尿酸血症和痛风为主导的脾瘅后期可以出现高尿酸性肾病等。再加上脾瘅患者中胆囊炎、胆结石、关节炎等疾病的发病率较正常人群也明显升高,使得病情更加复杂多变。另外,湿热湿毒下注,损伤经脉筋骨,可致脱疽;血脉失养,经络不和,可见肢体麻木;阴虚燥热,瘀阻络脉,易感热毒而发痈疽;脾胃损伤太过,气血生化不足,内不能调和于五脏,外不能输布于营卫、濡养经脉,由虚至损,遂成虚劳。

八、 脾瘅的治疗原则

在《素问·奇病论》的基础上,我们根据"态靶因果"的思想确立了脾瘅的治疗方略。首先,针对脾瘅的核心病机,也就是脾瘅核心之"态",以开郁清热启脾为治疗原则。治疗当以大剂量消导,以消中满;重用苦寒,以清内热为主。若伴湿、浊、痰、瘀等病理产物,在清热的同时可灵活运用清降、清化、清利、清补等法对证治疗。同时,应该在处方中加入靶方、靶药,加入对代谢综合征的客观指标、病理改变有明确治疗作用、对患者的主症有明显改善作用的方药,从而增加治疗的精准性。如黄连、知母、苦瓜、天花粉具有确切的降血糖作用,红曲、五谷虫、绞股蓝具有降脂作用,天麻、钩藤、夏枯草可以降压等。另外,肥胖、脾瘅、大/微血管并发症三者间是动态的演进过程,脾瘅为三部曲的过渡阶段,所以治疗应"瞻前""顾后"。"瞻前"是指提早预防其并发症的发生,脾瘅发展为消渴、历节风、胸痹、卒中等,治疗时要防其传变,及早应用活血通络药物,如鸡血藤、夜交藤、桃仁、三七、水蛭、地龙等药物。"顾后"指的是应该消除脾瘅的基石——肥胖,总以消膏降浊为原则,如病性属实,应配以消导、通腑泄浊之法,如病性属虚实夹杂,应注重健脾助运。

(一)肥胖阶段——补气开郁消膏

肥胖阶段,"中满"为主要病机,以食郁为主,患者可无明显不适,仅有体胖、多食、易疲劳等症状,尚属"未病"阶段。治疗时当以节制饮食为先,以补气开郁消膏为原则,主方为小陷胸汤加减,加用黄芪、党参、生山楂、红曲、五谷虫等补气消导的药物,有明显的降脂效果[40]。

(二)脾瘅阶段——以清为主

1. 清热法——肥胖2型糖尿病

无论土壅木郁或木郁土壅,中满日久化生内热是肥胖2型糖尿病发病的关键,也是脾瘅日久转为消渴的枢机,因此清热法是治疗肥胖2型糖尿病的基本治法。表现为形体肥胖、面色红、舌苔黄腻、脉弦滑等的肥胖2型糖尿病患者,常用辛开苦降之法,即辛味与苦味药配伍,以消痞除满、理气泻热。辛味药取其宣透气机、发散祛湿、理气和胃之用,苦味药取其泻热和胃、开通气机、消痞除满之用。辛以芳香化浊,透表祛湿;苦以清热燥湿,通导降浊。两者调升降,畅气机,宣透之中寓通泄,通泄之中寓宣透,相辅相成。若肝胃郁热,症见多食、口干多饮、口苦口臭、急躁易怒、小便黄赤、大便干结等,治以开郁清热为主,方用大柴胡汤加减。柴胡疏肝解郁,配合芍药,一收一散;黄芩清肝热;大黄、枳实通腑泄胃热;半夏化痰。诸药共用,辛开苦降、调畅气机、清热泻火。若瘀热互结,症见舌底脉络瘀滞等,治以清热化瘀为主,方用加味三黄汤(生大黄、黄芩、黄连、水蛭、赤芍)加减。黄芩、黄连、大黄分别清肝、胃、肠热;水蛭、地龙活血化瘀通络;赤芍凉血活血,大黄又可活血解毒。若痰热较著,可加用二陈汤、小陷胸汤、三子养亲汤等以清热化痰。若中满内热波及肠胃,则致胃肠实热,中焦热结。内热腑实,最易伤阴,故应"急下存阴",泻热通腑,代表方剂如大黄黄连泻心汤等。

2. 清降法——高血压病

脉弦而滑数为土壅木郁型高血压患者的主脉。此型高血压多见于实胖患者,因多食膏粱厚味,脾胃不能运化,聚而成痰,导致中焦壅滞,形成土壅。气机郁滞,肝气不疏,肝气横逆克脾土,则导致土壅木郁,肝气郁滞,上逆扰神则眩晕。患者临床见头晕目眩、耳鸣、多食易饥、口臭口黏、大便黏腻、心烦易怒,同时伴有血压高于正常值等症。治疗当清肝降浊,选用大柴胡汤加减。王肯堂《证治准绳·杂病·眩晕》言:"因实热而动者,治其热;因邪搏而动者,治其邪;因厥逆上者,下治所厥之邪。"当脾瘅演变为高血压病时,还可以天麻钩藤饮加减(天麻、钩藤、怀牛膝、地龙等)清热平肝,引火下行,还可用生龙骨、生牡蛎等镇肝息风之品,达清降之目的。

3. 清化法——高脂血症、脂肪肝

由于先天禀赋、过食肥甘厚味或情志失调,损及肠胃,中焦运化失职,膏脂过剩,积而日久,导致土壅,脾胃不得运化则反过来影响肝气的疏泄,进而产生"木郁",肝郁不舒则痰、湿、瘀或毒等阻于肝脏不得排泄,阻塞血脉,血液运行不畅则出现血瘀。痰、浊、瘀聚于肝脏,肝络受损,造成脂肪肝、肝纤维化等变证。治疗总以行气开郁、消膏转浊为主。以大柴胡汤、四逆散、小陷胸汤、越鞠丸、栀子柏皮汤、茵陈蒿汤等为基本方,而生山楂、红曲、五谷虫、炒麦芽、化橘红、佛手、红花、土茯苓、萆薢、秦皮为消膏转浊的常用药。而对于浊的治疗,其治法包括两个主要途径:转浊和化浊。转浊即切断中满内热化生为浊的路径,从根本上阻止浊的生成;化浊即促进浊邪的转化和分解,加速代谢,以减少浊在体内的积聚,降低血液黏稠度。又痰热宜清热化痰,以小陷胸汤加减,在清热化痰的基础上加用生山楂、红曲、五谷虫等药物降脂;痰湿宜燥湿化痰,选用陈皮、半夏、橘红;湿热宜清热化湿,选用茵陈、栀子、苍术、薏苡仁、川楝子、虎杖、香橼;寒湿宜温阳化湿,选用附子、干姜、肉桂;气虚痰阻宜益气健脾化痰,选用白术、茯苓、猪苓。

4. 清利法——痛风

患者早期过食肥甘,肥甘停滞而生中满,食郁、痰郁、湿郁、气郁和热郁为中满转变为内热的基础,中满初起多为实证,在中满的基础上化热,形成内热,机体运化代谢失常,使尿酸积于体内为浊,故中满内热浊停为基本病机。中满内热进一步发展,导致患者脾虚失于运化,水湿内停,郁而化热,湿热内蕴,下注经络,气血凝滞,则进入痛风期,表现为全身小关节红肿剧痛、屈伸不利、反复发作、关节畸形,并可以形成"痛风石"。治宜清热利湿,方用上中下通用痛风方,或加减三仁汤、三石汤及当归拈痛汤等,促进湿热浊邪排泄。《景岳全书》云:

"湿热之为病者,必见内热之证、滑数之脉,方可治以清凉,宜二妙散及加味二妙丸、当归拈痛汤之类主之[44]。"

(三) 调理脾胃

1. 调脾诸法

脾胃位于中焦,在人身起承上启下之功,"升降之枢纽,全在脾土之运用,土旺则阳升阴降,营卫周流,百骸康泰矣"。患者数食甘美,形成中满内热的病理状态,必生脾胃壅滞之气,进而化浊生瘀。一般肥胖、脾瘅的早期多表现为脾滞的病理状态,中后期多为脾虚的病理状态,是脾从"相对虚"到"绝对虚"的过程。脾"相对虚"是指当水谷精微壅滞中焦时,脾"代偿性"进行活动,得以充分运化水谷精微,但实际上已经动力不足的情况;而当脾"绝对虚"时,脾已经"失代偿"性运化,脾气不足以运化水谷精微和津液。

调脾法根据药物不同具体分为启脾、醒脾、泻脾、运脾、健脾、和脾、补脾、温脾等方法。《素问·奇病论》中提到"治之以兰,除陈气也",即旨运用芳香理脾之药祛除体内郁积陈腐之浊气,清化湿热,使脾胃升降气机功能得以恢复,水谷精微得以布散。王冰注"兰草味辛热平,利水道,辟不祥,言兰除陈久甘肥不化之气者,以辛能发散故也",此即"醒脾"法。"泻脾"法指通过清降升散来达到清泻疏解脾胃郁热伏火目的,适用于脾胃实热证的治疗方法。泻法可配以下法,目的在于开脾经邪热下泻之通路,导邪外出;或配以利法,目的在于应用淡渗利湿之法,导脾经邪热从小便而出;或配以汗法,目的在于发散脾经之郁热伏火。治脾诸法之中,运脾是最紧要的环节,是嫁接于治脾诸法的推动器。"运脾"一词最早见于张隐庵的《本草崇原》,"凡欲补脾,则用白术;凡欲运脾,则用苍术",后世据它逐渐形成运脾之法。"脾健不在补贵在运","运"有行、转、旋、动之义,是一种动态的治疗方法。运脾之法有补中寓消、消中有补、补不碍滞、消不伤正之意,运脾可开郁,使脾的运化功能达到正常[45]。当机体存在食郁、气郁时,运脾法最宜使用。"健脾"则兼合补脾及运脾之意,如脾气或脾阳虚弱,推动无力,久则痰湿内生,化浊内瘀,此时治疗应在益气健脾的基础上注重理脾消滞、化湿化浊,同时健脾升清。"和脾"法主要指调和脾胃、调和肝脾两个方面,调和脾胃最具有代表性的治法为辛开苦降法,因"苦寒能清热除湿,辛通能开气泄浊"。此法主要用于胃强脾弱,脾胃升降功能失常之患者。金代医家刘完素认为"今消渴者,脾胃极虚,益宜温补,若服寒药,耗损脾胃,本气虚之,而难治也。"脾胃论家李东垣提出"养脾则津液自生,参苓白术散是也"。当脾"绝对虚"时,即脾气或脾阳虚弱,推动无力时,应采用补脾的治法,如人参、黄芪、山药、党参之品,另外通常合并益胃生津之品,如石斛、麦冬、沙参之类。

我们将调脾药物进行了诸多总结,如健脾药物常使用云茯苓、白术,运脾药物常使用陈皮、厚朴,醒脾药物常使用佩兰、苍术,补脾药物常使用人参、黄芪。平胃散中的药物,苍术性温,可燥湿健脾,祛风散寒;厚朴、陈皮辛香理气,可使脾运得复。滞而化热,可加泻脾之药,如泻黄散[又名泻脾散,藿香叶、山栀子、石膏、甘草、防风(《小儿药证直诀》)]。

2. 辛开苦降,燮理中焦

脾瘅发病时脾胃气机升降功能失常,气机郁滞,湿热之邪蕴结于中焦。辛则升清,苦则降浊,辛开苦降可调畅中焦之气,宣畅三焦气机,解除脾气郁遏,恢复脾之健运功能,清除中焦湿热蕴结,因此辛开苦降法是一种顺应脾胃生理特性,通过调节气机升降而恢复脾胃功能的一种治法。代表方剂如泻心汤类方,包括半夏泻心汤、生姜泻心汤、干姜黄连黄芩人参汤、栀子干姜汤等[46-47]。

(1)**寒热清温并用,化湿泻热**　长期饮食不节导致脾胃功能失调,表现为脾虚胃强,脾虚生湿,胃强生热,脾虚而胃热。《灵枢·师传》有"寒温中适"的治疗原则,认为调理脾胃以苦泄、辛补、甘缓为法度。辛开苦降法,温脾清胃,两相结合,补虚泻实,阴阳并调,温而不耗胃阴,寒而不伤脾阳,互制互济,体现了阴阳学说的对立统一观。"太阴湿土,得阳始运,阳明燥土,得阴自安",辛则运脾化湿,消痞散结,苦则清胃中郁火,辛开苦降泄郁火、化瘀滞,并可针对因脾虚胃热引起的气郁、湿浊、痰浊、瘀血。辛开苦降能调畅中焦之气,"大气一转,其气乃散",使脾精得散,脾热得清。

(2)**升清降浊,斡旋气机,解郁化滞**　叶天士《临证指南医案》曰"脾宜升则健,胃宜降则和",是对脾胃升降关系的概括。若脾气不升,胃气不降,胃肠不得通畅,则致寒热不和,升降失司而发病。辛开苦降原则可用于治疗中焦脾胃升降失常,气机阻滞者。辛则升清,苦则降浊,辛开苦降调畅中焦之气,宣泄三焦气机,使气机升降正常。

3. 通腑泻浊法

脾胃为代谢之本,脾瘅患者存在多代谢紊乱,其根本原因,还是代谢产物堆积,故治疗法则应为通腑泻浊,使多代谢紊乱"整体瓦解"。胃肠功能紊乱,大肠失于传导之功,郁阻于内,肠腑瘀滞,腑气不通更甚。腑实瘀滞,急应通腑活血,肠胃通则气血活,代表方剂如桃仁承气汤,大黄为通腑活血之要药[48]。

(四)从肝启动

西医研究认为肝脏是糖脂代谢的重要器官,也是胰岛素抵抗的主要成因。我们将这一认识应用于中医辨证体系中,认为在代谢综合征中糖尿病合并脂代谢紊乱或脂肪肝是极为常见的一类疾病,辨证当以肝胃为中心,从"土壅木郁"出发,治疗当从肝启动,通过调达肝气,开启中焦脾胃枢纽,可使升降有序,运化正常。糖尿病肝胃郁热证,常使用大柴胡汤以开郁清热;脂肪性肝炎合并血脂异常者,用茵陈蒿汤以清热利湿退黄;肝源性糖尿病合并血脂异常、肝硬化、胆汁郁滞者,用大黄䗪虫丸以活血消癥;肝阳上亢之代谢性高血压,用镇肝熄风汤以平肝泻热、滋阴潜阳,此为辨病之手法[49-50]。

(五)并发症阶段——活血化瘀通络

脾瘅并发症阶段以大血管和微血管病变为主,瘀阻脉络、脉络受损是多种并发症的共同病理基础。因多脏腑受损,功能障碍,致变证百出,正虚往往兼有痰毒、湿毒、瘀毒等标实之邪,当根据标本虚实之轻重缓急,或先祛邪,中病即止,或标本同治,扶正祛邪兼顾,均当以活血化瘀通络为基本治则。

通络可采用以下药物:第一,辛香之品。此类药物辛香者宜,横贯穿透,能宣散壅塞,还兼备引经之效,可引诸药到达病所,故非此无以入络。代表药物有桂枝、薤白等,代表方剂包括治疗胸痹的瓜蒌薤白半夏汤等。第二,藤类药物。《本草便读》云"凡藤类之属,皆可通经入络",有理气活血、散结通络之效,常用鸡血藤、夜交藤、络石藤等。第三,虫类药物。虫类药有剔邪搜络之功,吴鞠通言:"以食血之虫,飞者走络中气血,走者走络中血分,可谓无微不入,无坚不破。"故水蛭、地龙、全蝎、蜈蚣、僵蚕、土鳖虫等药物在活血通络时常用。

纵观中医发展史,历代医家对脾瘅的病因病机、证候演变及整体辨治规律缺乏系统全面的认识。脾瘅除进展为消渴(2型糖尿病)外,还可引起高血压、血脂异常、脂肪肝、痛风等疾病,若进一步发展会导致一系列引发严重后果的微血管和大血管病变。可见,脾瘅的整个病程与西医代谢综合征极为相似。

目前,西医尽管认识到胰岛素抵抗是代谢综合征的重要病因,然而对代谢综合征的治疗也只能针对其单独发生的症候群(治标),缺少整体治疗方案和早期干预措施;而中医对脾瘅认识片面,治疗仅以改善症状为主。因此,从脾瘅角度认识代谢综合征,不仅恰当,而且十分必要。中医脾瘅理论明确了肥胖是代谢综合征复杂症候群的共同源头,为从源头上治疗代谢综合征提供了理论依据,即从肥胖入手、早期干预(治本)代谢综合征,有助于预防糖尿病等疾病及并发症的发生,突出"治未病"思想,提高中医药疗效,彰显中医特色。

九、案例赏析

1. 小陷胸汤加减治疗代谢综合征(肥胖,2型糖尿病,血脂异常,高血压)痰热互结证

韩某,男,41岁,2007年7月23日初诊。患者2年前体检时发现血糖高,无明显异常症状,现血压偏高、汗多、乏力,舌质红苔黄,脉沉滑。曾口服药物消渴丸、六味地黄丸,未服用西药降糖,未系统诊治。平素喜吃肥肉,每日饮酒250 g,吸烟20支。家族史:母亲患糖尿病。身高167 cm,体重91 kg,BMI 32.63 kg/m²。糖化血红蛋白(HbA1c)9.7%,胆固醇(CHO)8.77 mmol/L,三酰甘油(TG)1.86 mmol/L,高密度脂蛋白(HDL－C)1.09 mmol/L,低密度脂蛋白(LDL－C)3.25 mmol/L,血压(BP)150/90 mmHg。

西医诊断:肥胖,2型糖尿病,血脂异常,高血压。

中医诊断:脾瘅。

中医辨证:痰热互结,膏浊内蕴证。

治法:消膏转浊,辛开苦降。

处方:小陷胸汤加减。

瓜蒌仁30 g	清半夏9 g	黄　连30 g	干　姜6 g
黄　芩30 g	红　参6 g^(另煎)	知　母30 g	炒酸枣仁45 g
生山楂45 g	红　曲9 g		

28剂,水煎服,日1剂,分2次服。

2007年8月24日二诊:患者遵医嘱服上方28剂后乏力明显好转,减轻90%。刻下症:眠差易醒,足心热,二便调。HbA1c 5.8%,CHO 4.75 mmol/L,TG 1.35 mmol/L,HDL－C 1.15 mmol/L,LDL－C 2.98 mmol/L,BP 130/70 mmHg。上方减红参,加钩藤30 g(后下)、夏枯草30 g、地龙30 g、怀牛膝30 g。水煎服,日1剂,分2次服。上方15剂后患者血压、血糖皆降至正常,嘱其将二诊用药研成粉末,每次9 g,每日3次,冲服。随访至2008年12月,

未有任何不适感。该病案用药前后指标对比如下(表1-2)。

表1-2 病案1用药前后指标对比

指　　标	治疗前	治疗后
HbA1c(%)	9.7	5.8
CHO(mmol/L)	8.77	4.75
TG(mmol/L)	1.86	1.35
HDL-C(mmol/L)	1.09	1.15
LDL-C(mmol/L)	3.25	2.98
SBP(mmHg)	150	130
DBP(mmHg)	90	70

　　按：患者诊断为肥胖、糖尿病、脂肪肝、高脂血症、高血压等,皆为不良生活方式所致。患者平素喜好饮酒吸烟,长期食用膏粱厚味使中焦气机壅滞,膏脂痰浊堆积充溢则生肥胖,膏浊入血则见血脂增高,蓄积肝脏则成脂肪肝,痰浊郁则化热而成痰热互结之证。初诊药用黄连苦寒泻热,瓜蒌仁清化痰热,清半夏、干姜、黄芩、黄连辛开苦降,恢复中焦大气运转,红参、知母生津益阴,炒酸枣仁安神,生山楂、红曲消膏降脂化浊。二诊时各项化验指标均明显下降,糖化血红蛋白、三酰甘油、胆固醇降低,降糖调脂功效显著,乏力症状好转90%左右,故减红参,加钩藤、夏枯草加强降压力度。三诊时患者血压、血糖降为正常,故以丸药缓调。

2. 大柴胡汤治疗代谢综合征（2型糖尿病,高血压,痛风）肝胃郁热证

　　患者,男,75岁,2008年12月24日初诊。患者在10余年前因高血压于医院就诊,查血糖升高,空腹血糖(FBG)8 mmol/L,餐后2小时血糖(2 h PG)11 mmol/L,诊断为2型糖尿病。现服用阿卡波糖50 mg,日3次;格列齐特缓释片30 mg,日3次。FBG控制在5.8~7.1 mmol/L,2 h PG控制在7~9 mmol/L。既往史：高血压病10余年,血压控制不稳定;痛风4年;白内障5年;血脂代谢紊乱。患者平素服用厄贝沙坦氢氯噻嗪、苯磺酸氨氯地平、富马酸比索洛尔、阿司匹林等药物。刻下症：乏力,口干,下肢浮肿、左侧发沉尤甚,急躁易怒,生气时易手颤,睡眠不佳,时有眼底充血,二便调,脉偏沉滑。血压140/70 mmHg,身高165 cm,体重77.5 kg,BMI 28.47 kg/m^2。

　　西医诊断：肥胖,2型糖尿病,高血压,痛风,血脂异常。

　　中医诊断：脾瘅。

　　中医辨证：肝胃郁热证。

　　处方：大柴胡汤加减。

柴　胡 15 g	黄　芩 45 g	黄　连 30 g	知　母 30 g
枳　实 15 g	炒白术 30 g	酒大黄 6 g$^{(单包)}$	水蛭粉 3 g$^{(分冲)}$
生姜 5 大片			

28剂,水煎服,日1剂,分2次服。

　　二诊时,患者症状缓解,血糖、血压控制理想,医嘱可去掉降糖西药,以中药降糖为主。

按：患者患肥胖、高血压日久，肝阳上亢而见急躁易怒。《临证指南医案·三消》说："心境愁郁，内火自燃，乃消症大病。"郁怒伤肝，肝气郁结，以致郁久化热，火热内燔，消灼肺胃阴津而发为消渴。热伤胃中阴液、精津，出现口干；肝主疏泄，脾胃主运化水湿，两脏受损，水液代谢障碍，运化无权，发为水肿；总之是一派肝胃郁热伤阴之象。大柴胡汤集辛开苦降、开郁清胃、苦酸制甜为一体。辛则温脾化湿，苦则清胃中郁火，辛苦合用则泻郁火、化瘀滞。根据辨证选择大柴胡汤以泻肝胃郁热，柴胡清肝郁，配以黄芩、黄连泻肝热，枳实、大黄清胃郁、肠热。酌用生姜兼顾和胃，既顾护后天之本，又无败胃之虞。方中加入枳术丸健脾行滞消满；另加入水蛭粉，与酒大黄合用，为抵当汤之义，在糖尿病及代谢综合征的早期治疗中当"糖络并治"及在治疗过程中"全程通络"，以预防和治疗糖尿病并发症，其中酒大黄、水蛭粉、三七、丹参等都是很好的通络药物。

3. 大黄黄连泻心汤治疗代谢综合征（高血压，血脂异常，2 型糖尿病，脂肪肝）胃肠实热证

患者，男，42 岁，2009 年 12 月 7 日初诊。患者 2002 年因"易疲倦，乏力"入院检查，诊为 2 型糖尿病，曾服二甲双胍。既往史：高血脂 7 年余，重度脂肪肝 7 年余，高血压 7 年余。刻下症：口干口渴，饮水多，尿多，纳食多，全身乏力，右肩、右上肢麻木，易饥心慌，眠安，大便正常，每日 2~3 次，夜尿 1~2 次，舌质暗红，苔薄黄，脉沉小滑略数。身高 173 cm，体重 100 kg，BMI 33.41 kg/m^2，BP 145/105 mmHg。HbA1c 8.4%，TG 2.49 mmol/L。现服用马来酸罗格列酮 4 mg，日 1 次；拜阿司匹林 100 mg，日 1 次。

西医诊断：肥胖，高血压，高脂血症，2 型糖尿病，脂肪肝。

中医诊断：脾瘅。

中医辨证：胃肠实热证。

处方：大黄黄连泻心汤加减。

酒制大黄 15 g$^{(单包)}$	黄 连 30 g	化橘红 30 g	决明子 30 g
山 楂 30 g	红 曲 9 g	藏红花 2 g$^{(分冲)}$	三 七 15 g

56 剂，水煎服，日 1 剂，分 2 次服。后以此方为基础方每日调服整服用。

2010 年 2 月 25 日二诊：口干口渴减轻，纳食减少，体重减至 97 kg，HbA1c 7.4%，TG 1.90 mmol/L，BP 140/90 mmHg。

该病案用药前后指标对比如下（表 1-3）。

表 1-3 病案 3 用药前后指标对比

指 标	治疗前	治疗后
体重（kg）	100	97
BMI（kg/m^2）	33.41	32.41
HbA1c（%）	8.4	7.4
TG（mmol/L）	2.49	1.9
SBP（mmHg）	145	140
DBP（mmHg）	105	90

按：患者以"易疲倦，乏力"为主诉就诊，伴随有口干口渴、纳食增多等胃肠实热证的表现。患者长期过食肥甘和少动，"肥者令人内热，甘者令人中满，故其气上逆，转为消渴"，生膏生脂，引发肥胖；肥胖生中满，中满生内热，脾失健运，导致枢机不利、大气不转，进而化热、化湿、化痰、化浊。肝胆火盛则发眩晕；胃肠热盛则生消渴；浊入血脉则血脂异常；膏聚脏腑则生脂肪肝等。患者胃肠实热，予大黄黄连泻心汤清胃降浊。酒制大黄15 g（单包），根据因人施量的原则，患者大便次数多于3次或者水样便时，则自行减酒制大黄量。化橘红燥湿、利气、消痰；决明子清热润肠通便、消膏减脂；山楂、红曲消浊调脂；藏红花、三七活血通脉，消癥积而治疗重度脂肪肝，其中藏红花"主心气忧郁，又治惊悸"，具有舒经活络化瘀、散瘀开结之功；三七活血化瘀定痛，现代药理研究其具有保护肝脏的作用。全方针对土壅之胃肠实热证，以清胃降浊为基本治法，兼顾消膏转浊、清热通腑，以大黄黄连泻心汤为基本方，以降糖为首要目的，兼顾降脂、减肥、护肝。

4.半夏泻心汤加减治疗代谢综合征（2型糖尿病，脂肪肝，血脂异常，高血压）中焦壅滞证

刘某，女，56岁，2008年2月14日初诊。患者血糖升高8年，2000年因口中不适至当地医院就诊，查FBG 8.7 mmol/L，先后服用消渴丸、二甲双胍、格列齐特等。现口服消渴丸6粒，日3次；二甲双胍500 mg，日3次；格列齐特30 mg，日2次。既往高血压史20年，血压最高达210/140 mmHg，服硝苯地平2片，日3次；复方降压片2片，日3次；血压控制可，135/85 mmHg。症见：口干易饥，自觉口中异味，胃脘不适，不能进食生冷硬物，自觉有气上逆，纳呆，不欲食，时有入睡困难，舌暗淡，舌底滞，苔白，脉沉。2008年1月25日查HbA1c 10.2%，FBG 14.92 mmol/L，TG 4.59 mmol/L，CHO 5.98 mmol/L；1月29日查随机血糖（PBG）20.33 mmol/L，交感神经测定示周围神经病变，腹部B超示中度脂肪肝。身高155 cm，体重68 kg，BMI 28.3 kg/cm²。

西医诊断：糖尿病，脂肪肝，高脂血症，高血压。

中医诊断：脾瘅。

中医辨证：中焦壅滞，膏浊积聚证。

治法：辛开苦降，消膏降浊。

处方：半夏泻心汤加减。

| 清半夏15 g | 黄　连30 g | 黄　芩45 g | 生　姜30 g |
| 生山楂30 g | 红　曲9 g | 鸡血藤30 g | 夜交藤30 g |

14剂，水煎服，日1剂，分2次服。

2008年3月3日二诊：患者饥饿感减轻约40%，但仍畏食生冷，且进食后不易消化，自觉口中异味减轻50%，眠差，醒后不易入睡，偶有劳累后手指麻木。2008年3月1日查FBG 7.62 mmol/L，PBG 12.3 mmol/L，TG 1.76 mmol/L，CHO 4.42 mmol/L。上方加枳实12 g、炒白术30 g、炒酸枣仁30 g。

2008年4月14日三诊：患者因家中有事，自上次复诊至今，仅服药7剂，近期血糖偏高，FBG 10~13 mmol/L，PBG 14~18 mmol/L。自觉消化功能好转，口中异味较上次减轻，舌暗，苔厚，舌底滞，脉沉略弦。2008年4月8日查FBG 13.75 mmol/L，PBG 20.68 mmol/L。

　　另立新方:龙胆15 g,苦参15 g,苦瓜30 g,黄连30 g,葛根30 g,怀牛膝30 g,生大黄6 g,红曲6 g,生姜5片。

　　2008年6月2日四诊:患者服药45剂,饥饿感及口中异味较初诊减轻70%,消化功能较初诊好转60%。2008年5月30日查HbA1c 7.0%,FBG 7.4 mmol/L,PBG 9.6 mmol/L。另立新方:清半夏9 g,黄连15 g,黄芩15 g,干姜9 g,炙甘草9 g,党参15 g,葛根30 g,肉桂30 g。

　　该病案用药前后指标对比如下(表1-4、图1-1)。

表1-4　病案4用药前后指标对比

指　标	一　诊	二　诊	三　诊	四　诊
HbA1c(%)	10.2			7.0
FBG(mmol/L)	14.92	7.62	13.75	7.4
PBG(mmol/L)	20.33	12.3	20.68	9.6

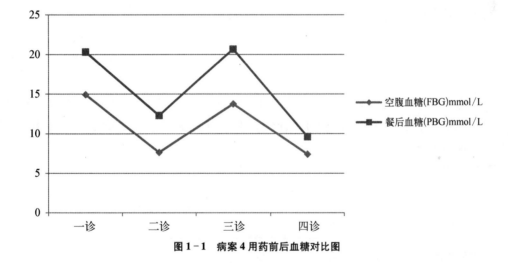

图1-1　病案4用药前后血糖对比图

　　按:患者长期过食,脾运不及,渐至亏虚,运化无力,致饮食积聚,日久化热,形成脾虚胃热,生膏成脂化浊,壅滞中焦,影响气机升降,出现胃脘部症状,“胃不和则卧不安”,故可见失眠;若入脏入血则见脂肪肝、血脂升高等。此案以中焦壅滞,气机不畅所致之胃脘症状为主要表现,故治疗重在辛开苦降,恢复气机运转,兼以消膏降浊。初诊时,因患者血糖较高,同时表现气上递等症,所以辛开苦降之法应重在苦降,佐以辛开。故重用黄芩、黄连,同时以生姜易干姜。二诊时,患者胃脘部症状改善,血糖、血脂等较初诊时下降明显,故可守方继服,并于首方中加枳实、炒白术增强胃肠动力,进一步改善消化道症状,加炒酸枣仁养心安神,改善失眠。三诊,因患者中断治疗,导致病情变化,血糖偏高成为主要矛盾,内热壅盛则是病机主要方面,故应重用苦寒以清内热。龙胆、苦参均是大苦大寒之品,合苦瓜、黄连苦寒泻火,直折热势;生大黄通腑泻热活血;怀牛膝引火下行,降低血压;葛根生津,防火热伤津;生姜护胃。全方以苦寒清热泻火立法,为急则治标之治,故患者服药45剂。四诊时,患者血糖显著下降,火热平息,胃脘症状亦随之改善。燃眉之急既解,当从本论治,仍以辛开苦降立法,然此时应平辛平苦,苦辛平等,故四诊处方为寒热平和之剂。

5. 茵陈蒿汤治疗代谢综合征(2型糖尿病,脂肪肝,血脂异常,高血压)湿热内蕴、浊瘀内阻证

刘某,女,30岁,2013年10月21日初诊。患者2型糖尿病合并脂肪肝10年,平素注射胰岛素,结合口服二甲双胍,血糖控制不理想。刻下症:口干口渴,易饥多食,双眼易发结膜炎,偶有失眠,自汗,大便排出不畅,2~3日一行,大便黏臭,伴腹胀,夜尿2~3次,无泡沫,月经正常,舌暗红,苔微黄腻,舌底络脉瘀滞,脉滑略数。HbA1c 7.2%,FBG 15 mmol/L,谷丙转氨酶(ALT)46 U/L,谷草转氨酶(AST)28.6 U/L,BUN 2.6 mmol/L,Cr 42 μmol/L,CHO 6.61 mmol/L,TG 3.24 mmol/L,HDL－C 1.21 mmol/L,LDL 4.25 mmol/L,游离脂肪酸(FFA)0.91 mmol/L,BP 170/110 mmHg,腹部B超示中重度脂肪肝。

西医诊断:2型糖尿病,中重度脂肪肝,高脂血症,高血压。

中医诊断:脾瘅。

中医辨证:湿热内蕴,浊瘀内阻证。

处方:茵陈蒿汤加减。

茵　陈 30 g^(先煎1 h)	虎　杖 15 g	赤　芍 30 g	红　曲 12 g
川黄连 15 g	知　母 45 g	天花粉 45 g	鸡血藤 30 g
生大黄 6 g	生　姜 3 片		

以上方为基本方,加减服用3个月,复查HbA1c 6.3%,ALT 44 U/L,CHO 5.13 mmol/L,TG 2.38 mmol/L,HDL－C 1.13 mmol/L,LDL－C 3.24 mmol/L。复查腹部B超示中度脂肪肝。上方加减继服半年,血脂转为正常。

该病案用药前后指标对比如下(表1-5、图1-2)。

表1-5　病案5用药前后指标对比

指　标	治疗前	治疗后
HbA1c(%)	7.2	6.3
FBG(mmol/L)	15	—
CHO(mmol/L)	6.61	5.13
TG(mmol/L)	3.24	2.38
HDL－C(mmol/L)	1.21	1.13
LDL－C(mmol/L)	4.25	3.24
腹部超声	中重度脂肪肝	中度脂肪肝

按:患者2型糖尿病合并血脂代谢异常、脂肪肝,诊断为代谢综合征。患者口干口渴,易饥多食为肝胃郁热;大便黏滞臭秽,排出不畅为肠腑湿热。结合舌脉,患者兼有血行瘀滞,故辨证为湿热内蕴,浊瘀内阻,病位在肝胃肠。予茵陈蒿汤加减以清热利湿,降浊化瘀。方中茵陈、虎杖清热解毒利湿,临床常在此基础上配以红曲,为利胆退黄、降脂的经验对药,能改善酒精性肝炎及脂肪性肝炎、胆汁瘀滞症状;川黄连、知母、天花粉苦寒直折胃肠之热,是"苦酸制甜"的常用降糖对药;赤芍清热凉血,为治疗肝经瘀热要药;鸡血藤活血通络,配合赤芍

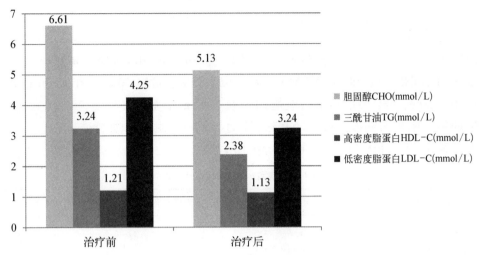

图 1－2 病案 5 用药前后血脂四项对比图

行血中之滞,是治疗糖尿病中"全程治络"的临证活用;红曲为降脂之特效药,少佐生姜以防苦寒伤胃。本案湿热之征较为明显,故选茵陈蒿汤。因患者血糖控制不理想,加强了降糖力度。研究证实大剂量黄芩与黄连配伍时,能拮抗黄连的降糖效应,故去黄芩,加知母、天花粉加强了降糖力度。

6. 重用小陷胸汤治疗代谢综合征(胰岛素抵抗,2 型糖尿病,冠心病,糖尿病肾病)痰热互结证

王某,男,59 岁,2007 年 8 月 9 日初诊。患者患有 2 型糖尿病 12 年,原发性高血压 40 年,冠心病 20 年,1998 年曾行冠状动脉搭桥术。刻下症:寐差易醒,胸闷,夜尿 2 次,舌暗红,苔黄厚腻,舌下络脉增粗。来诊时查 HbA1c 8.2%,FINS 12.67 mU/L,FBG 5.37 mmol/L,HOMA－IR 3.02,尿微量白蛋白排泄率 24.9 μg/min。

西医诊断:2 型糖尿病,胰岛素抵抗,高血压,冠心病。

中医诊断:脾瘅,风眩,胸痹。

中医辨证:痰热内蕴证。

处方:小陷胸汤加减。

黄 连 30 g	清半夏 9 g	瓜 蒌 30 g	生大黄 2 g
水蛭粉 6 g	知 母 30 g	炒酸枣仁 45 g	五味子 15 g
柴 胡 15 g	黄 芩 30 g	干 姜 6 g	天花粉 30 g
降 香 9 g	丹 参 30 g		

14 剂,水煎服,日 1 剂,分 2 次服。

2007 年 8 月 23 日二诊:患者诉寐差易醒,晨起胸闷,舌暗红,苔黄厚腻。尿微量白蛋白排泄率 13.0 μg/min,FBG 5.4 mmol/L,FINS 8.8 mU/L,HOMA－IR 2.11。仍予小陷胸汤加减。

黄 连 30 g	清半夏 9 g	瓜蒌仁 30 g	生山楂 30 g
茯 苓 30 g	黄 柏 30 g	知 母 30 g	干 姜 6 g

生大黄3 g　　　　水蛭粉6 g　　　　怀牛膝30 g　　　　钩藤30 g^(后下)

27剂,水煎服,日3次。

2007年9月20日三诊:患者胸闷、失眠好转。BP 140/90 mmHg,HbA1c 5.5%,FBG 5.56 mmol/L,FINS 3.87 mU/L,HOMA－IR 0.95。处方:黄连30 g,清半夏30 g,瓜蒌仁45 g,生山楂30 g,钩藤30 g(后下),地龙30 g,茯苓60 g,干姜6 g。

2008年7月30日四诊:HbAlc 6.0%,仍以小陷胸汤为主方,效如桴鼓。

该病案用药前后指标对比如下(表1－6、图1－3)。

表1－6　病案6用药前后指标对比

指　　　标	治疗前	治疗半个月	治疗1个半月
HbA1c(%)	8.2	—	5.5
FINS(mU/L)	12.67	8.8	3.87
FBG(mmol/L)	5.37	5.4	5.56
HOMA－IR	3.02	2.11	0.95
尿微量白蛋白排泄率(μg/min)	24.9	13.0	—

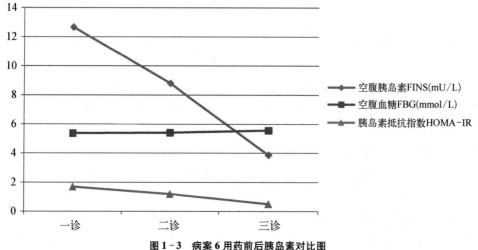

图1－3　病案6用药前后胰岛素对比图

按:患者以"寐差、胸闷、舌苔黄厚腻"为主症,又伴有肥胖、胰岛素抵抗等表现。患者长期过食膏粱厚味,脾胃不能充分运化,膏粱积聚而酿成痰湿,蕴而化热,形成痰热。痰热形成进一步促使胃之受纳,加剧膏浊的蕴积,形成恶性循环。患者病程虽久,但大实体质未发生变化,病久发展为痰瘀互结,表现为舌暗红、胸闷。对痰热互结之证,当治以辛开苦降之法,辛以开气散结,苦以降气泻火。在肥胖2型糖尿病患者的治疗中,辛开苦降、调畅气机以消中满、清内热是其核心治则,大剂量运用黄连清热、半夏燥湿、瓜蒌仁宽胸涤痰是其重要治法。又因本例患者痰瘀互阻,则予生大黄、水蛭通络泄浊,降香、丹参活血通络,为治疗冠心病的常用药对,丹参活血养血,降香行气导滞,酸枣仁、五味子宁心安神,柴胡、黄芩清肝热而舒畅肝气,牛膝、地龙、钩藤平肝息风降压,知母、天花粉养阴清热,茯苓健运中州,生山楂消膏降脂。经过治疗,患者 HOMA-IR 由 3.02 下降到 0.95,HbA1c 由 8.2%逐渐达标,并经过长期门诊调方而血糖控制平稳,早期糖尿病肾病得到有效控制。

7. 大柴胡汤合小陷胸汤加减治疗脾瘅阶段肝胃郁热、痰热互结证

姜某,男,37 岁,2007 年 8 月 20 日初诊。患者于 1 年前体检时发现血糖升高,FBG 11.6 mmol/L,服用二甲双胍 500 mg,日 3 次,现 FBG 6~7 mmol/L。既往史:高脂血症 1 年,服阿托代他汀钙片 1 个月;高血压史 4 年,血压最高 140/110 mmHg,服苯磺酸氨氯地平 1 片,日 1 次,现血压 130/90 mmHg;脂肪肝 5 年。症见:周身乏力,易出汗,眠差,入睡困难,面色隐红,小便泡沫多,偶有手麻,夜间偶有胸闷、头晕、头疼,大便调,舌红,苔黄腻,脉沉弦数。2007 年 7 月 24 日查 FBG 6.58 mmol/L,TG 17.9 mmol/L,CHO 10.1 mmol/L,LDL 3 mmol/L。身高 175 cm,体重 85 kg,BMI 27.75 kg/cm²。

西医诊断:糖尿病,高脂血症,脂肪肝,高血压。

中医诊断:脾瘅。

中医辨证:肝胃郁热,痰热互结,膏浊蓄积证。

治法:清泄郁热,化痰通腑,消膏降浊。

处方:大柴胡汤合小陷胸汤加减。

柴　胡 15 g	黄　芩 30 g	生大黄 3 g	清半夏 15 g
黄　连 30 g	瓜蒌仁 30 g	干　姜 6 g	生山楂 45 g
红　曲 30 g	神　曲 30 g	五谷虫 30 g	炒酸枣仁 30 g

五味子 9 g

患者服药 90 剂,2007 年 11 月 25 日二诊:自诉全身乏力、汗出症状减轻 90%,小便中泡沫明显减少,停服西药降压药 1 个月,血压控制于 130/90 mmHg。2007 年 11 月 21 日查 TG 4.69 mmol/L,CHO 5.72 mmol/L,配合饮食运动,3 个月内体重下降 12.5 kg(由初诊 85 kg 降至 72.5 kg)。

该病案用药前后指标对比如下(表 1-7)。

表 1-7　病案 7 用药前后指标对比

指　标	治疗前	治疗后
CHO(mmol/L)	10.1	5.72
TG(mmol/L)	17.9	4.69
Weight(kg)	85	72.5
BMI(kg/cm²)	27.75	23.77

按:中土壅滞,影响肝之疏泄,土壅木郁,日久化热;肥胖患者,膏脂痰浊等积聚,积久化热,致血糖、血脂等异常增高;热伤津气,则乏力汗出,热扰心神,则入睡困难;面色隐红、胸闷、头晕、苔黄腻、脉弦数等均是肝胃郁热、痰热互结之象。故以柴胡、黄芩、黄连、生大黄清泄肝胃郁热;黄连、清半夏、瓜蒌仁清化痰热;黄芩、黄连、生姜、清半夏辛开苦降;生山楂、红曲、神曲、五谷虫消膏降脂消导化浊;生大黄通腑活血;炒酸枣仁、五味子宁心安神,酸敛气

阴。此案为辛开苦降、开郁清胃、消膏降浊、通腑活血等多法综合并用,因而疗效较著。

8. 干姜黄芩黄连人参汤合小陷胸汤合抵当汤治疗脾瘅阶段脾虚胃热、痰热互结证

王某,男,48 岁,2007 年 5 月 3 日初诊。患者血糖升高 1 年,予瑞格列奈片 1.0 mg,日 3 次,疗效欠佳。既往有高血压 10 年,予卡托普利片 25 mg,日 3 次,硝苯地平缓释片 10 mg,日 2 次,最高血压为 232/100 mmHg。刻下症:周身乏力,头晕,头重如裹,记忆力减退,倦怠,神疲,口苦,纳差,睡眠可,大便略干,1～2 日一行,小便可,形体肥胖以腹部为著,舌质暗红,舌底络脉迂曲色暗,苔薄黄,脉沉细弦。尿酸 466 μmol/L,Cr 83 μmol/L,BUN 5.7 mmol/L,CHO 6.57 mmol/L,24 h 尿蛋白定量 1200 mg/24 h。尿常规示尿糖、酮体(+),尿红细胞(+),尿蛋白(++)。BP 150/100 mmHg。

西医诊断:糖尿病,高脂血症,高血压,高尿酸血症,糖尿病肾病。

中医诊断:脾瘅。

中医辨证:脾虚胃热,痰热互结证。

治法:清热化痰,健脾清胃。

处方:干姜黄芩黄连人参汤合小陷胸汤合抵当汤加减。

黄　连 45 g	黄　芩 30 g	干　姜 9 g	人　参 10 g
瓜蒌仁 45 g	清半夏 15 g	生山楂 45 g	神　曲 9 g
知　母 30 g	生大黄 15 g	水　蛭 9 g	茯　苓 60 g

28 剂,水煎服,日 1 剂,分 2 次服。大黄用量依大便情况调整,并指导改变生活方式,西药治疗暂继续原方案。

1 个月后复查,患者体重下降约 5 kg,感周身轻松,精力充沛,记忆力改善,纳食可,大便调,每日 1～2 次,无明显乏力、气短、口苦,舌质红,苔薄白,脉沉细,并自行停用瑞格列奈片,降压药继续应用,查 FBG 5.4 mmol/L,BP 138/100 mmHg,复查 24 h 尿蛋白定量 500 mg/24 h。上方调整黄连用量至 25 g,加芡实 30 g、怀山药 30 g、金樱子 30 g。随访 6 个月,患者体重控制无反弹,HbA1c 控制在 5% 左右,血压波动在 128～138/90～100 mmHg,血脂各项指标正常,血尿酸正常,24 h 尿蛋白定量 500 mg/24 h 以下,患者无明显头痛、乏力等不适主诉,自觉体力充沛,一般状况良好。

按:本案治疗代谢综合征从痰热立论,三焦实热,气血壅滞,同时患者伴有周身乏力、头晕、纳差等脾虚症状,故治以清热化痰、健脾清热之法,以干姜黄芩黄连人参汤合小陷胸汤加减。方中黄连清中焦之火,瓜蒌仁配半夏寒温并用,润燥相宜,共收清热化痰、宽胸散结之功;同时应用黄芩清上焦之火,大黄清下焦之火,与黄连相伍即以三黄泻心汤直泻心肝之火;黄连配干姜,辛开苦降,以干姜顾护后天防黄连苦寒败胃之弊。本方患者查 24 h 尿蛋白定量异常,提示早期糖尿病肾病的发生,故合并使用抵当汤。其中水蛭祛瘀而不伤正,与大黄配伍,破瘀通经散结;生山楂散瘀祛痰、消食化积,神曲甘温色赤,入营而破血活血和血,生山楂、神曲合用消积化浊、减肥降脂;本病辨证以邪实为主,但邪实则正气必虚,故以人参养阴生津益气,祛邪且兼顾本元。前后用药 30 多剂,随症调整大黄、黄连等苦寒之品用量,患者感神清气爽,且血糖、血脂、尿酸等各项生化指标正常。

参 考 文 献

[1] 仝小林,姬航宇,李敏,等.脾瘅新论[J].中华中医药杂志,2009,24(8):988-990.

[2] 周丽波,仝小林,杨秋莉.脾瘅刍议[J].山西中医,2008,24(7):1-3.

[3] Rawlins M D. Spontaneous reporting of adverse drug reactions.[J]. Br J Clin Pharmacol, 1988,26:1-5.

[4] 中华医学会糖尿病学分会.中国2型糖尿病防治指南(2017版)[J].中国糖尿病杂志,2018,10(1):4-67.

[5] 林绍志,傅雪玲.脾瘅与代谢综合征相关性探讨[J].山东中医药大学学报,2015,39(6):508-510.

[6] Reaven GM. Role of insulin resistance in human disease[J]. Diabetes, 1988,7(12):1595-1609.

[7] 明·李时珍.本草纲目[M].南京:凤凰出版传媒集团,江苏人民出版社,2011:276.

[8] 明·缪希雍.神农本草经疏[M].北京:中国医药科技出版社,2011:92.

[9] 高洁,王旭.从痰瘀论治代谢综合征[J].浙江中医药大学学报,2013,37(12):1463-1465.

[10] 李东晓.痰与代谢综合征[J].中国中医基础医学杂志,2005,10(2):144-146.

[11] 梁淑芬,栗丽丽,原巧宁,等.从脾论治糖尿病前期[J].中国民间疗法,2015,23(1):7-8.

[12] 黄帝内经素问[M].北京:中医古籍出版社,1997:3.

[13] 清·王宏翰.医学原始[M].上海:上海科学技术出版社,1989:52.

[14] 朱凌凌,童瑶.中医脾解剖实体的古代文献研究[J].中医文献杂志,2003,(4):3-5.

[15] 唐·王冰.黄帝内经素问[M].北京:商务印书馆,1959:246.

[16] 明·张介宾.类经图翼[M].北京:人民卫生出版社,1965:130.

[17] 李德新.中医基础理论[M].北京:人民卫生出版社,2006:73.

[18] 清·王清任.医林改错[M].北京:人民卫生出版社,2005:8.

[19] 张山雷.难经汇注笺正[M].上海:上海科学技术出版社,1961:207.

[20] 任继学.任继学经验集[M].北京:人民卫生出版社,2004:195-197.

[21] 李锡杰,刘志龙.论从脾论治代谢综合征[J].中医药导报,2006,12(4):9-10.

[22] 袁卫玲,苏玮莲,马佐英,等.论中医脾功能变化与糖脂代谢关系[J].中国中医药信息杂志,2015,22(10):7-8.

[23] 吴深涛.脾不散精与糖耐量低减[J].中国医药学报,2004,19(8):463-465.

[24] 柴可夫,张曾亮.糖尿病脾胰相关论[J].浙江中医药大学学报,2007,31(6):678-679.

[25] Ferre`P. The biology of peroxisome proliferator-activated receptors relationship with lipid metabolism and insulin sensitivity[J]. Diabetes, 2004,53(Supp Ⅱ):S43-50.

[26] McGarry JD. Banting Lecture 2001:Dysregulation of fatty acid metabolism in the etiology of type 2 diabetes[J]. Diabetes, 2002,51(1):7-18.

[27] 杨春青,陈晓雯.糖调节受损从肝脾论治[J].长春中医药大学学报,2011,27(1):54-55.

[28] 吕雄,杜育冰,卢洪梅,等.从肝脾不和探讨糖耐量减低的机理[J].新中医,2009,41(8):123-125.

[29] 罗艳,汤秀珍.《黄帝内经》脾瘅与糖调节受损[J].中国中医基础医学杂志,2008,14(12):892-893.

[30] 仝小林.维新医集[M].上海:上海科学技术出版社,2015.

[31] 仝小林,段军.代谢综合征的中医认识和治疗[J].中日友好医院学报,2002,16(5-6):347-350.

[32] 仝小林,张志远.中医对代谢综合征的认识和治疗[J].中医杂志,2002,43(9):347-350.

[33] 仝小林,刘文科,王佳,等.糖尿病郁热虚损不同阶段辨治要点及实践应用[J].吉林中医药,2012,

　　　　32(5)：442-444.

［34］　仝小林,刘文科.论膏浊病[J].中医杂志,2011,52(10)：816-818.

［35］　刘喜明,仝小林,王朋倩.试论"膏浊"致病论[J].世界中西医结合杂志,2009,4(12)：839-842.

［36］　秦培洁,仝小林,李敏,等.论脾瘅与血浊的关系及其意义[J].江苏中医药,2010,42(6)：6-7.

［37］　王新陆.论"血浊"与"治未病"[J].天津中医药,2008,25(3)：177.

［38］　仝小林.谈肥人、脾瘅、消渴三者的关系[J].江苏中医药,2007,39(12)：1-2.

［39］　仝小林.糖络杂病论[M].第2版.北京：科学出版社,2015.

［40］　仝小林,段娟.肥胖新论[J].同济大学学报(医学版),2010,31(3)：6-8.

［41］　钟建,李夏露.试论痛风从脾胃湿热辨治[J].四川中医,2013,31(1)：35-36.

［42］　周仲瑛.中医内科学[M].北京：中国中医药出版社,2004：5.

［43］　李涵,张明雪.易水学派论治冠心病撷要[J].光明中医,2010,(55)：771-772.

［44］　刘桂芳,周强.仝小林治疗高尿酸血症和痛风经验[J].中医杂志,2010,51(12)：1072-1073.

［45］　陈韦伽,柴可夫.运脾法及其在糖耐量异常中的应用[J].河南中医,2010,30(10)：977-979.

［46］　陈良,仝小林,徐远,等.从辛开苦降法论治消渴[J].新中医,2006,38(2)：1-3.

［47］　陈良,仝小林,徐远,等.辛开苦降法论治糖尿病[J].上海中医药杂志,2006,40(1)：32-33.

［48］　周强,赵锡艳,逄冰,等.仝小林教授运用大黄黄连泻心汤验案解析[J].天津中医药,2013,30(5)：
　　　　259-261.

［49］　何丽莎,顾成娟,崔亚珊,等.仝小林教授从"土壅木郁"辨治代谢综合征经验[J].世界中医药,2015,
　　　　10(12)：1914-1917.

［50］　蒋安平,李松花,焦金森.肝安汤治疗代谢综合征合并非酒精性脂肪性肝炎的临床研究[J].中国医药
　　　　导刊,2009,11(6)：1004-1006.

第二章　脾瘅的历史源流

一、"瘅"之源流

据《汉书·艺文志·方技略》所载秦汉间的医药著作,经方类有《五脏六腑瘅十二病方》,可推知古代确有一类疾病被称为"瘅",而脾瘅也应是脏腑瘅病的一种,故对脾瘅的理解应从"瘅"入手。"瘅"最初的含义主要有以下三种。

(1)瘅,指劳病、劳苦　其中"单"意为"大力""用力"。"疒"与"单"联合起来表示"过度用力导致的病""因劳累导致的病"。《尔雅》释:"瘅,劳也。"《说文解字》对"瘅"的解释亦为:"瘅,劳病也。"《诗·大雅·板》曰"下民卒瘅。"不过,后世医家较少把"瘅"解释为劳病。

(2)瘅,指黄病　《说文解字》:"疸,黄病也。"唐代颜师古注《汉书·艺文志》"《五脏六腑瘅十二病方》四十卷",并云:"瘅,黄病。"古代"瘅"与"疸"二字可以互通。《素问·玉机真脏论》曰:"肝传之脾,病名曰脾风,发瘅,腹中热,烦心出黄。"王冰注:"脾之为病,善发黄瘅,故发瘅也。"而注《素问·平人气象论》"溺黄赤,安卧者,黄疸"云:"疸,劳也。"《黄帝内经太素》中亦言:"《灵枢》《甲乙经》瘅均作疸。"在某些情况下"瘅"的确可解释为"黄病",如晋代郭璞注《山海经·西山经·翼望山》记载:"有兽焉,其状如狸……是可以御凶,服之已瘅。"此处"瘅"即为"黄病"。然"瘅""疸"二字也有不同含义,不可随意混淆使用。《黄帝内经》所云脾瘅、消瘅就不是指"黄病"。《金匮要略·黄疸病脉证并治》专篇论述疸病,将其分为黄疸、酒疸、谷疸、女劳疸、黑疸5种,并言:"黄疸病,两热所得,然其象从湿得之。"从临床表现来看,疸病不等同于瘅病,病机上二者有湿与热的不同。巢元方所著的《诸病源候论》中将疸病附于"黄病诸候"中,疸与黄混为一谈,没有明显区别。《医宗金鉴·幼科杂病心法要诀·黄疸门》:"黄疸湿热郁蒸成,遍身皆黄及目睛。"注:"黄疸一证,乃湿热郁久,外发肌肤而然也,其候遍身面目皆黄,面如烟熏之状。"[1]

(3)瘅,中医多指热证及湿热证　王冰注《素问·奇病论》叙述脾瘅的文字时说:"瘅,谓热也。"丹波元简《素问识》亦言:"《经》中只言瘅,俗称为疸。瘅者,单也,谓单阳而无阴也。简按瘅为单阳之义,在瘅疟则可,至脾瘅、胆瘅、消瘅,及瘅成为消中等,则不通焉。王注为热最为明确,盖瘅乃之从者。"国家质量监督检验检疫总局批准的国家标准《中医药临床诊疗术语》就将内脏的多种急性实热性非化脓性疾病归属于"瘅病"类。

"瘅"的概念发展至今,其劳病和黄病的含义已逐渐淡化,自《黄帝内经》后的医家大多认可以热释瘅,不再强调另外两个含义。而"脾瘅"与"瘅"一脉相承,取"瘅,谓热也"之义,突出了脾瘅的核心病机——内热,也得到了广泛认可。

二、 古代脏腑瘅(疸)病[2]

脏腑瘅(疸)病在历代中医文献中论述较多。《汉书》称古有《五脏六腑瘅十二病方》,可惜已无文字可考。《黄帝内经》中就载有胆瘅、脾瘅、胃瘅、消瘅、瘅热、瘅疟等瘅病,该部分所论述的"瘅病"包括多种疾病,如黄病、口甘、口苦、热病、血证等,其发生大多与热有关。《诸病源候论》中记载"九疸",除胃疸、心疸、肾疸、肠疸、膏疸、舌疸、体疸、肉疸、肝疸之"九疸"外,又有胞疸、湿疸、胎疸等证候。巢元方指出"九疸"之病因病机"皆由饮食过度,醉酒劳伤,脾胃有瘀热所致……但立名不同耳"。根据发病脏腑部位及临床症状,瘅大致分为以下几种。

(一) 心瘅

心瘅名心热病。在《汉书·艺文志》之前已有心瘅之病名,因其《方技略》谓古代有"五脏六腑瘅十二病方",其五脏瘅中当有心瘅,可惜已佚。《外台秘要·杂黄胆方》中的心瘅主要指黄病:"心瘅,烦心,心中热,葛根主之。"心瘅在《诸病源候论·黄病诸候》中有记载,为九疸之一。《辨证奇闻》论之甚详,谓"心疸,烦渴引饮,水停心下作水声,胸前时多汗出,皮肤尽黄,惟目白,人谓黄疸,谁知心中虚热而成乎",并提出治法方药,以"补肝气以生心,泄水湿以逐热"为治疗大法,方用泄肝利湿汤。

(二) 肝疸

肝疸出自《诸病源候论·黄病诸候》,为九疸之一。《辨证奇闻》认为肝疸由肝气郁结,湿热不散引起,其症状包括:面目四肢尽黄,而以两目为甚,气逆,手足发冷,腰以上汗不止。治以疏肝解郁、分利湿热,方用利肝分水饮。《外台秘要·杂黄胆方》称之为"肝瘅",主要证治为"肝瘅,胃热饮多水激肝,白术主之"。

(三) 脾瘅

脾瘅出自《素问·奇病论》,曰:"此五气之溢也,名曰脾瘅。"王冰注云:"瘅,谓热也。脾热则四脏同禀,故五气上溢也。生因脾热,故曰脾瘅。"《张氏医通·口》治疗脾瘅,提出"治之以兰,除陈气也,兰香饮子。若脉弦滑兼嘈杂,属痰火,滚痰丸,此指实火而言。平人口甘欲渴,或小便亦甜而浊,俱属土中湿热,脾津上乘,久之必发痈疽,须断厚味气恼,服三黄汤加兰叶、白芍、生地黄。"可见这种口中发甜的病多为过食肥甘所致。《外台秘要·杂黄胆方》中论述的脾瘅主要指黄病:"脾瘅,溺赤出少,心惕惕若恐,栝蒌主之。"

(四) 肺瘅

肺瘅出自《外台秘要》,主要指黄病的一种,原文为"肺瘅,饮少小便多,秦椒汗、瓜蒂主之,一云膏疸"。《圣济总录》"肺瘅"指饮酒伤肺吐血之症。"古人论吐血有三:一曰内衄,二曰肺瘅,三曰伤胃……肺瘅者,饮酒满闷即吐,血从吐出,少或一合,多至一升是也。"

(五)肾瘅

肾瘅见于《诸病源候论·黄病诸候》,为九疸之一。《辨证奇闻》论之详细,曰:"肾疸,身体面目俱黄,小便不利,不思饮食,不卧此乃肾寒也。"治以补肾中之火而佐以健脾祛湿之药,用济水汤等方。《素问·刺热论》称肾瘅为肾热病。在《外台秘要》中,肾瘅亦指黄病的一种,其曰:"肾瘅,其人唇干,葶苈子主之。[3]"

(六)胆瘅

胆瘅出自《素问·奇病论》:"帝曰:有病口苦,取阳陵泉。口苦者病名为何?何以得之?岐伯曰:病名曰胆瘅。夫肝者中之将也,取决于胆,咽为之使。此人者,数谋虑不决,故胆虚气上溢,而口为之苦。治之以胆募俞。"《灵枢·四时气》云:"邪在胆,逆在胃,胆液泄则口苦,胃气逆则呕苦。"杨上善注:"邪在胆者,热邪在于胆中,溢于苦汁,胃气因逆,遂欧胆口苦,名曰胆瘅。""胆热,苦汁循脉入颊,故口苦,名曰胆瘅。"高士宗《素问直解》:"口苦,胆热也,故病名曰胆瘅。"马莳亦言"此病乃胆气之热也",为胆腑受热发生的瘅病。《圣济总录·卷四十二》说:"《内经》谓有病口苦,名曰胆瘅……治肝胆俱虚,热气上熏,口中常苦,泻热益胆汤方。"

(七)胃疸

胃疸出自《素问·平人气象论》,《诸病源候论》记载为九疸之一,由于饮食过度、醉酒劳伤、脾胃瘀热所致,临床以身面皆发黄、多食易饥、多饮为特征。《外台秘要》曰:"胃瘅,食多喜饮,栀子仁主之。"《圣济总录》:"论曰已食如饥者,胃疸也。夫胃热则能消谷,今已食如饥者,以胃气但热而无阴也。然胃为足阳明,阳明之脉,络属于心,阳明得热,则心火上行,阳火过矣。故已食如饥,心懊烦而身面黄,小便赤色也。"并记载八首方剂治疗胃疸:"治胃中有热,食已如饥,不生肌肉,面色萎黄,泻热汤方";"治胃中热,食已即饥,舌强腹胀,身重节痛,大黄泻热汤方";"治胃中积热,食已辄饥,面黄肌瘦,胸满胁胀,茯苓汤方";"治胃中热盛,食已复饥,面黄肌瘦,唇燥口干,泻热,栀子汤方";"治胃中热盛,食已如饥,唇燥口干,黄芩汤方";"治胃中热盛,食已如饥,常渴引饮,涤热,芦根汤方";"治胃中热盛,食已如饥,多渴心烦,肌肉羸瘦,黄连丸方";"治胃实热,呕逆不下食,犀角汤方"。另外一些古代医家认为,胃疸即为谷疸,如《杂病心法要诀·疸证总括》言:"胃疸者,即谷疸也。若已见黄色,疸已成矣,得之于胃有湿热,大饥过食也。"《杂病源流犀烛·诸疸源流》中记载:"如食已头眩,寒热,心中怫郁不安,久则身黄,谷疸也,因饥饱所致,亦名胃疸,以胃气蒸冲得之。"《医宗金鉴》所记载的胃疸汤,也主要用于治疗谷疸。

三、现代内脏瘅病

《中医药临床诊疗术语》已将一些内脏的急性实热性非化脓性疾病命名曰"瘅",根据所患脏腑部位不同,分别名为食管瘅、胃瘅、胆瘅、肺瘅(肺热病)、肝瘅(肝热病)、心瘅、肾瘅、小肠瘅、胰瘅等[2,4]。

现代命名的脏腑瘅病,均持王冰释之"瘅,谓热也"的瘅病特点,发生和引起内脏瘅病可由温毒、邪毒、疫毒等毒邪侵袭,或者兼有湿热等外邪侵袭有关脏腑而致,可以出现一系列以热邪炽盛为主的临床表现,且发病特点多为急性感染所致,可以兼有不同程度的腹痛、胁痛、胸痛等明显症状。现代脏腑瘅病可分为以下几种。

(一) 食管瘅

因感受邪毒或因刺激性饮食及毒品的损伤,或因郁热内蕴,以及长期胃气上逆等,使食管受到损伤,血瘀脉络留滞。临床表现以胸骨后灼热或有疼痛感、嘈杂等。相当于西医学的反流性食管炎。

(二) 胃瘅

由于受各种原因刺激胃腑,使胃壁脉络损伤,发生以骤然脘痛,或者以呕血或黑便为主要表现的疾病。相当于西医学的急性胃炎。

(三) 肝瘅(肝热病)

因湿热疫毒之邪侵及中焦,郁蒸肝胆使肝失疏泄,脾失健运而成。主要表现以腹胀纳差、恶心、厌油、右胁疼痛、肝大,或有黄疸等。相当于西医学的急性病毒性肝炎。

(四) 胆瘅

因湿热邪毒壅积于胆,胆汁及气血瘀滞蕴而化热,以右上腹痛、呕吐、发热等为主要表现的内脏瘅(热)病类疾病。类似于西医学的慢性胆囊炎、慢性胆管炎、胆石症等胆道疾病。

(五) 胰瘅

因酗酒或暴饮暴食,或情志刺激,或继发蛔厥、胆石等病之后,湿热邪毒壅积于胰而致。临床主要表现为骤起上腹剧痛,伴有恶心,呕吐,发热,尿、血淀粉酶升高等。相当于西医学的急性胰腺炎。

(六) 心瘅

由外感温热病邪,或因手术等创伤,温毒之邪乘虚侵入,内舍于心,损伤心之肌肉及内膜。主要临床表现为发热、心悸、胸闷等。相当于西医学的急性病毒性心肌炎、感染性心内膜炎。

(七) 肺瘅(肺热病)

因风热病毒犯肺,热壅肺舍,肺失清肃。主要临床表现为骤起发热、咳嗽、烦渴、胸痛等。相当于西医学的急性肺部炎性病变。

（八）肾瘅

因湿热温毒等邪侵及于肾所致。主要临床表现为发热，腰痛，排尿频、急、痛或有血尿等，与淋证的热淋、血淋相似。但淋证包括了肾、膀胱、输尿管等病位，而肾瘅的病位只在肾，有学者认为本病相当于西医学的急性肾盂肾炎。

（九）小肠瘅

因原有湿热内蕴，邪毒内结，气血瘀滞，肠络受损，再加饮食不洁而诱发。主要临床表现有骤发腹痛、腹泻便血、发热等，相当于西医学的急性出血性坏死性小肠炎。

（十）其他

其余对"瘅"的论述包括"消瘅""瘅疟""瘅热""瘅病"等，在这里不一一赘述。

四、 脾瘅源流考

"脾瘅"之名源自《素问·奇病论》，后世医书对脾瘅概念的认识与《黄帝内经》记载基本一致：或因脾瘅久病，陈气不除，可转为消渴而并入"消渴"病门（见《诸病源候论》《景岳全书》《古今图书集成》等）；或因脾瘅有口甘症状而载入"口疾"门（《脉因证治》《世医得效方》《张氏医通》等）。清代王孟英《温热经纬》一书辑（叶香岩《外感温热病篇》）对脾瘅一病，无论从理论到具体治法方药，均一一详加阐发，论理至精，并丰富了其临床表现和治法，是对《黄帝内经》脾瘅理论的发展。

（一）汉代前

"脾瘅"一词最早见于《素问·奇病论》，且《素问》和《灵枢》中仅此一处记载脾瘅。原文曰："帝曰：有病口甘者，病名为何？何以得之？岐伯曰：此五气之溢也，名曰脾瘅。夫五味入口，藏于胃，脾为之行其精气，津液在脾，故令人口甘也。此肥美之所发也，此人必数食甘美而多肥也，肥者令人内热，甘者令人中满，故其气上溢，转为消渴。"概括了脾瘅的病因病机及疾病转归，并提出了治法方药——"治之以兰，除陈气也"。另外，书中一些条文与脾瘅密切相关，如《素问·脉要精微论》："瘅成为消中。"《素问·腹中论》："夫热中、消中者，皆富贵人也。"此二条论述了脾瘅的病因病机。《灵枢·五邪》云："邪在脾胃，则病肌肉痛，阳气有余阴气不足，则热中善饥。"马元台注"其病为胃胜，当为热中而善饥，盖火与阳为类，而火消谷则易饥耳"，对"热中善饥"做了解释。《素问·通评虚实论》言"凡治消瘅、仆击、偏枯、痿厥、气满发逆，甘肥贵人则高粱之疾也"，论述了脾瘅的病因病机以及疾病转归。

（二）晋唐时期

此时期的文献多是对《素问·奇病论》的注释或引用。如杨上善《黄帝内经太素》注："五气，五谷之气。液在脾者，五谷液也。肥羹令人热中，故脾行涎液，出廉泉，入口中，名曰脾瘅。内热气溢，转为消渴，以兰为汤饮之，可以除陈气也。"王冰在《重广补注黄帝内经素问》注曰:"瘅,谓热也。脾热则四脏同禀,故五气上溢也。生因脾热,故曰脾瘅。""脾热内渗,津液在脾,胃谷化余,精气随溢,口通脾气,故口甘,津液在脾,是脾之湿。"认为脾瘅的病因病机主要与"热"有关。皇甫谧所著的《针灸甲乙经》中援引了《素问·奇病论》中关于脾瘅的论述,清晰地表达了由脾瘅到消瘅的转化过程:"此五气之溢也,名曰脾瘅……故其气上溢,转为消瘅。"并阐述了脾瘅→消瘅→偏枯、厥证(脑血管并发症)的病理转归,"凡治消瘅、仆击、偏枯、痿厥、气满发逆,甘肥贵人则高梁之疾也。隔塞闭绝,上下不通,则暴忧之病也。"在治疗上,《针灸甲乙经》论述了中药治疗脾瘅的不适宜之处,比如芳香温燥之药、石药等会加重脾热,耗伤气阴。"热中消中,不可服膏粱芳草石药,石药发疽(《素问》作瘅),芳草发狂。夫热中消中者,皆富贵人也。今禁膏粱,是不合其心,禁芳草石药,是病不愈,愿闻其说。曰:夫芳草之气美,石药之气悍,二者其气急疾坚劲,故非缓心和人不可以服此二者。夫热气悍,药气亦然,二者相遇,恐内伤脾,脾者土也而恶木,服此药也,至甲乙日当愈甚(《素问》作当更论)。"并鼓励针灸治疗:"阴气不足,热中消谷善饥,腹热身烦狂言,三里主之。"其他文献,包括病因病机学专著、方书等,对"脾瘅"的论述亦多为引用《黄帝内经》原文。首部病因病机学专著《诸病源候论·消渴病诸候》在阐述脾瘅时引用了《素问·奇病论》的原文。王焘在《外台秘要·消渴方一十七首》中也援引了这段文字。

(三) 宋金元时期

宋金元400年间,尽管社会动荡,但中国是世界上最富庶的国家,科技文化不断进步、经济繁荣、政府对医药的关注为中医学的理论发展提供了有利条件[5]。这个时期,《圣济总录》发展了脾瘅的概念,设专篇论述脾瘅。"《内经》曰,有病口甘者,此五气之溢也,名曰脾瘅。夫食入于阴,长气于阳,肥甘之过,令人内热而中满,则阳气盛矣。故单阳为瘅,其证口甘,久而弗治,转为消渴,以热气上溢故也。"其扩展了脾瘅的临床表现和治疗方法,处方亦不限于"治之以兰",而是根据不同的临床表现总结出11首方剂对证治疗:"治脾瘅口甘中满,兰草汤方";"治脾瘅脏热,唇焦口气,引饮不止,赤芍药汤方";"治脾瘅面黄口甘,烦渴不止,葛根汤方";"治脾瘅烦懊口甘,咽干烦渴,竹叶汤方";"治脾瘅发黄,口干烦渴,麦门冬汤方";"治脾瘅身热口甘,咽干烦渴,知母汤方";"治脾瘅口甘,烦渴不止,前胡汤方";"治脾瘅口甘,咽干烦渴,茯苓汤方";"治脾瘅烦渴,三和饮子方";"治脾瘅口甘,内热中满,羚羊角丸方";"治脾瘅内热烦渴,麦门冬煎方";在病机认识上,其除援引《黄帝内经》原文外,也有自己的论述,如《中焦热结》篇言:"仲景曰热在中焦则为坚,故其气实则闭塞不通,上下隔绝,热则身重目黄口甘,脾瘅之证生焉。"《消渴统论》篇言:"消瘅者,膏粱之疾也,肥美之过积为脾瘅,瘅病既成,乃为消中。"《全生指迷方·诊诸病证脉法》精炼了《黄帝内经》关于脾瘅的论述:"病患口甘而渴,此数食甘美而多肥,五气之溢也,谓之脾瘅病。"这个时期还有其他一些论著对脾瘅的病因及症状进行了描述,如施桂堂《察病指南》言:"人病口甘而渴,此因数食甘美而多肥,五气之溢也,谓之脾瘅。"南宋张杲《医说》:"有病口甘者,五气之溢也,名曰脾瘅。有病口苦者,名曰胆瘅。"从以上描述来看,大部分医著对于脾瘅的病因、症状的认识是一致的。宋代病因病机学专著《三因极一病证方论》虽然没有对脾瘅的直接论述,但也认为:"消中属脾,瘅热成,则为消中。"关于治疗脾瘅的方药,《证类本草》记载《伤寒类要》"治脾瘅溺赤出少,惕惕若恐,栝蒌主之"。瓜蒌为甘寒润燥之品,具有清化痰热、宽胸散结、润肠通便的功效;瓜蒌用于治疗脾瘅,现代临床证据不足,但可以反映出脾瘅为热的病机,与《黄帝内经》记载的佩兰辛温散结的治法是有所不同的。

金元四大家中,刘完素在《三消论》中注释《素问·奇病论》时言:"瘅为热也,脾热则四脏不禀,故五气上溢也。先因脾热,故曰脾瘅。"同样把热作为脾瘅的主要病机。其在《宣明论方》中虽没有对脾瘅进行论述,但多次把热、瘅和消渴联系起来,如"胃膈瘅热烦满,饥不欲食,或瘅成消中,善食而瘦,或燥热郁甚而成消渴,多饮而数小便",以人参白术汤治疗。张从正《儒门事亲》引用了刘完素《三消论》及《宣明论方》中的论述。朱丹溪在《脉因证治·口》中有"脾热则甘"的论述,类似于描述脾瘅口味的特点,以三黄丸治疗。

(四) 明清时期

明清时期有关脾瘅的记载增多。此时期温病类文献丰富了脾瘅内容,描述了脾瘅的舌相,强调了湿为脾瘅的另一个病机。叶天士《温热论》记载:"有舌上白苔黏腻,吐出浊厚涎沫者,其口必甜,此为脾瘅,乃湿热气聚,与谷气相抟,土有余也,盈满则上泛,当用佩兰叶芳香辛散以逐之。"邵新甫言:"《内经》设一兰草汤,其味辛,足以散结;其气清,足以化浊,除陈解郁,利水和营,为奇方之祖也。"华岫云言:"夫兰草即为佩兰,俗名为省头草。妇人插于髻中,以辟发中油秽之气,其形似马兰而高大。其气香,其味辛,其性凉,亦与马兰相类,用以醒脾气,涤甘肥也。"王孟英在《温热经纬》中援引了叶天士对于脾瘅的临床表现和治法,并细化脾瘅的辨证:"浊泛口甜者,更当视其舌本,如红赤者为热,当辛通苦降以泄浊;如色淡不红,由脾虚不能摄涎而上泛,当健脾以降浊也。苔如碱者,浊结甚,故当急急开泄,恐内闭也。"《医原·望病须察神气论》:"舌苔白浓黏腻,口甜,吐浊涎沫,为脾瘅,乃脾胃湿热气聚,与谷气相搏,满则上溢,亦宜加减正气散,加醒头草、神曲。"《吴鞠通医案·湿温》中记载了有关脾瘅病案:"大便虽不甚爽,今日脉浮不可下,渴思凉饮,气分热也;口中味甘,脾热甚也。议用气血两燔例之玉女煎,加苦药以清脾瘅。"苦是甜的天然对立,病例中以苦味药治疗以口甜为主症的脾瘅。

除温病类文献外,其他文献对脾瘅的阐述包括注释和引用《黄帝内经》。注释类文献有《黄帝内经素问集注》《冯氏锦囊秘录·内经纂要·奇病论篇》等,而所引用的《素问·奇病论》原文常被归入与"消渴"或"口"相关的章节。如《医学纲目》将其归入"脾胃部"之"消瘅门";《景岳全书》同时归入了"杂证谟"之"三焦干渴"篇和"杂证谟"之"口舌"篇。

明代《普济方》共426卷,消渴门占5卷,集明代以前论述消渴之大成。其中关于脾瘅的理论承袭了《圣济总录》,"有病口甘者,此五气之溢也,名曰脾瘅。夫食入于阴,长气于阳,肥甘之过,令内热而中满",并收录了《圣济总录》中的脾瘅方。《类经·脾瘅胆瘅》对《素问·奇病论》的内容进行了注释,指出:"瘅,热病也;五气,五味之所化也。""脾主为胃行其津液者也,故五味入胃,则津液在脾。脾属土,其味甘,脾气通于口,故令人口甘也。""肥者,味浓助阳,故能生热。甘者,性缓不散,故能留中。热留不去,久必伤阴,其气上溢,故转变为消渴之病。""兰草性味甘寒,能利水道,辟不祥,除胸中痰癖,其气清香,能生津止渴,润肌肉,故可除陈积蓄热之气。"徐春甫《古今医统大全·消渴门》:"消渴病总为心火所乘,肺金太燥,故渴而引饮,为气旺血衰,水不制火。消中属脾瘅,热而有三者之异,有困阴胜阳郁,久为热中。经云:脉洪大,阴不足,阳有余,则为热中。多食溲数,为消中。阴狂兴盛,不交精泄,则为强中,病至强中,其亦危矣。厥而白利,食已即饥,则为除中,病至除中不可治矣。《本草蒙筌》中记载升麻这味药言:"梢子收取,堪治脾瘅。"升麻用以治疗脾瘅,只针对疾病的某个阶段或某种证型而言,例如2型糖尿病早期以热邪为主,清热解毒药能抑制炎症反应及改善胰岛素抵抗,降低糖毒性、脂毒性。升麻有清热解毒之效,其性升散,而脾瘅多由于中满郁热所致,治疗可采用升散之法。因此,从改善中医证候角度讲,升麻葛根汤、升阳散火汤等方剂治疗脾瘅是可以解释的[6-7]。

　　清代叶天士的《临证指南医案》中亦设章节专门论述脾瘅,认为其主要病机为气机郁结,脾胃有伏热,症状如"口涌甜水"等。文曰:"脾瘅症,经言因数食甘肥所致。盖甘性缓,肥性腻,使脾气遏郁,致有口甘、内热、中满之患,故云治之以兰,除陈气也。陈气者,即甘肥酿成陈腐之气也。""口甘一症,《黄帝内经》谓之脾瘅,此甘,非甘美之甘,瘅即热之谓也。人之饮食入胃,赖脾真以运之,命阳以腐之,譬犹造酒蒸酿者然。倘一有不和,肥甘之疾顿发,五液清华失其本来之真味,则淫淫之甜味上泛不已也。胸脘必痞,口舌必腻,不饥不食之由,从此至矣。"说明口中甜腻是脾瘅的常见症状。过食肥甘厚味,超过了脾的运化功能,导致脾胃气机郁遏,蕴而化热,五谷津液不能正常运化输布,精气随溢,由于脾在窍为口、在味为甘,故出现口中甜腻的症状。叶氏并提供了治法方药,如"无形气伤,热邪蕴结,不饥不食,岂血分腻滞可投? 口甘一症,《黄帝内经》称为脾瘅,中焦困不转运可知"。方以川黄连、淡黄芩、人参、枳实、淡干姜、生白芍;"口甜,是脾胃伏热未清,宜用温胆汤法"。《张氏医通》把《黄帝内经》原文归入"杂门"之"消瘅"篇和"七窍门"之"口"篇,在引用《黄帝内经》治法的基础上,在方药上提出了一些加减变通,如:"治之以兰,除陈气也,兰香饮子。若脉弦滑,兼嘈杂,属痰火,滚痰丸,此指实火而言。平人口甘欲渴,或小便亦甜而浊,俱属土中湿热,脾津上乘,久之必发痈疽,须断浓味气恼,服三黄汤加兰叶、白芍、生地黄。燥渴甚者,为肾虚,日服加减八味丸,可保无虞。中消,脾液上乘口甘者,兰香饮子。老人虚人,脾胃虚热不能收敛津液而口甘者,当滋补脾气,补中益气去升、柴,加兰香、煨葛根。""瘅成为消中,瘅者热也,热积胃中,善食而易饥,火之害也,宜白虎加人参。"《医经原旨·疾病第十一·风》中薛雪注释《黄帝内经》五脏病机传变规律的一句话,其中将"脾风"解释为"脾瘅",病因当从外来,以风热入脾为病机,即"弗治,肝传之脾,病名曰脾风,发瘅,腹中热,烦心,出黄。当此之时,可按,可药,可浴。(在肝弗治,则肝木乘土,风热入脾,病名脾瘅。其在内则腹中热而烦心,在外则肌体出黄。可按,可药,可浴,在解其表里之风热耳。)"高士宗《黄帝素问直解》注释《黄帝内经》中关于脾瘅的论述:"五气,土气也。溢,泛溢也。瘅,热也。土气泛溢,名曰脾瘅,言土虚脾热而口甘也。"章虚谷《灵素节注类编·诸瘅》中亦注释了《素问·奇病论》中关于脾瘅的论述:"瘅者,湿热病也。脾为湿土,恶湿而喜香燥,主鼓运而为胃行津液者也。浓味浊阴,遏其清阳,变成湿热,津液不得输布而壅于脾,乃上溢而口甘,甘者,脾之味也。热积久,则必转为消渴之病。急治之以兰,除其陈腐之气,遂脾喜香之性也。兰者,俗名省头草,妇女用以渍油抹发者。"林佩琴《类证治裁·湿症论治》以病例论述脾瘅,疾病或由于外感溽暑蒸湿而发,或由于水谷聚湿、嗜酒蕴湿而发,但几个病案的共同点就是强调脾瘅"湿热夹痰"的病机,湿可生热,湿热日久,又可酿湿生痰,形成以口甜、胸闷、呕恶等为主要临床表现的疾病。治疗上可采用"辛以通壅,苦以降逆"的治法,不可过用苦寒之品,宜轻透湿于热外,毋令湿热互相煽炽。张志聪《黄帝内经素问集注》:"五气者,土气也,土位中央,在数为五,在味为甘,在臭为香,在脏为脾,在窍为口。多食甘美,则臭味留于脾中,脾气溢而证见于外窍也。瘅,热也。按《金匮要略》曰:一者经络受邪,入脏腑为内所因;二者四肢九窍,血脉相传,壅塞不通,为外皮肤所中也;三者房室、金刃、虫兽所伤,若人能养慎,更能无犯王法,禽兽灾伤,房室勿令竭乏,服食节其冷热苦酸辛甘。如此人数食甘美,而致口甘消渴者,乃不内外因之病也。故列于奇病之中。"《内经博议》言:"脾瘅者,口甘肥美之所发也。肥令人内热,甘令人中满,中满郁热,其气上溢,转为消渴,《内经》治之以兰,除陈气也。兰草性味甘寒,能利水道,其清气能生津止渴,可除陈积蓄热也。"《杂病源流犀烛·三消源流(消瘅)》曰:"有中消而口甘者,由脾热……盖口甘者,脾瘅,肥美之所发。肥令人内热,甘令人中满,中满热郁,其气上溢,久亦转为消渴也,经则治之以兰草,除陈气也。"这里清楚地说明"脾瘅"与"消渴"的病因——"肥美之所发"相同。张璐《本经逢源》记载:"兰气芳香,能辟疫毒恶气,楚人以之为佩,又能辟汗湿之气,故又名辟汗香。入手足太阴、阳明,力能调中消食,去恶气,治腕呕。脾瘅口中时时溢出甜水者,非此不除。"《古今医案按》列举了一个脾瘅的案例,"汪石山治一妇,年逾三十,常患消渴善饥,脚弱,冬亦不寒,小便白浊,浮于上者如油,脉皆细弱而缓,右脉尤弱。曰:此脾瘅也",以甘温助脾、甘寒润燥的用药法则治疗,药物为人参、黄芪、麦冬、白术、白芍、天花粉、黄柏、知母等。《邵兰荪医案》记载由感受暑湿,湿热蕴中导致的口甜等症,以泻心汤加减治疗。"后人均以佩兰治之,但佩兰之功效,不如建兰叶之生津止渴,以除胃中陈积蓄热之气为愈也。"此与《临证指南医案》中所表达之意同矣:"夹暑夹湿之候,每兼是患,以此为君,参以苦辛之胜,配合泻心等法。又如胃虚谷少之人,亦有是症,又当宗大半夏汤及六君子法,远甘益辛可也。"程文囿《医述》中,脾瘅出现了4处,分别收录在《杂证汇参·口(附唇)》《杂证汇参·舌》《杂证汇参·补遗》《方药备考·内经方论》章节中多引用以往的观点,如在《方药备考·内经方论》中引用了《古方选注》中的一句话:"省头草,花叶俱香,燥湿不变。脾瘅是有余之疾,必其人数食甘美而多肥,惟此清蔬可除脾经陈久蕴蓄之热。盖其味辛性寒,主开结利窍,解热止渴,故以一味单行,能使肥甘不化之气荡涤无余,则其性之峻利可知。苟非肥美所发之瘅,又非所宜也。"吕震名《伤寒寻源》:"至于口甘,《内经》称为脾瘅,由湿热郁蒸而成,宜扫除胸中陈腐之气……口虽不渴,总属热证,辛温忌投矣。"《六因条辨》论述脾瘅"为风发"所得,病机与"燥火"有关,治疗脾瘅可使用甘凉满润、清肃肺胃等法。按照此种治法,瓜蒌治疗脾瘅可推矣。

(五)近现代

近现代主要内科学著作和教科书并未设独立篇章对脾瘅进行论述,多在消渴病篇讲解消渴病源流时引用《素问·奇病论》原文。一般认为"脾瘅"与消渴最为密切,是消渴前期。从证候来看,脾瘅有虚、实之分,实者多为邪热蕴积脾胃,湿热中阻,虚者多为脾气虚弱,阴液受损。从症状来看,除《中西温热串解》言"脾瘅多由痰涎聚于胸脘,甚者如有物凭焉,寒热将发,每从痰食结聚处而出。胸脘冷则肢体渐渐恶寒,胸脘温则肢体翕翕发热",其他多为论述脾瘅所引起的口味的变化。如《中医奇证新编》中引用了《灵枢·脉度》与《济生方》中的论述，并言"凡味觉乃口之津液，通乎五脏，脏气偏胜，则味必偏应于口，由是诸疾生。气丽乎味，有味则行气……口味有独立症状，亦有病证反映，如口甘、口臭；亦有因口甘成为特异诊断要点，如脾瘅是也。"从治疗看，除化湿醒脾外，还应根据脾瘅的临床表现，采用不同的治法加以治疗[8]。

五、 消瘅考[9]

消瘅病名在《黄帝内经》中共出现 17 次，散见于 5 篇之中。溯古至今，医家对消瘅的认识不尽相同，有的以"消渴"与"消瘅"混同视之，有的认为消瘅就是糖尿病并发症阶段，有的认为消瘅可以概括糖尿病的整个阶段。但考经文，这些认识都颇值商榷。

(一) 消瘅的含义

1.1 型糖尿病

《灵枢·五变》曰："五脏皆柔弱者，善病消瘅……薄皮肤，而目坚固以深者，长冲直扬，其心刚，刚则多怒，怒则气上逆，胸中蓄积，血气逆留，髋皮充肌，血脉不行，转而为热，热则消肌肤，故为消瘅。"《灵枢·本脏》："心脆则善病消瘅热中……肺脆则苦病消瘅易伤……肝脆则善病消瘅易伤……脾脆则善病消瘅易伤……肾脆则善病消瘅易伤。"脆即脆弱，亦指脏腑柔弱、气血亏虚。《黄帝内经》认为，气血衰少，导致五脏失养、失调，为引发消瘅的主要原因。由于气血亏虚而致五脏失养，使肺失养不能主精水化生之源；脾失养不能为胃行其津液；肝失养而疏泄失常，或致相火妄动，内烁津液；肾失养而精血亏少，封藏失职，一不能蒸腾津液上承，二不能蒸腾卫气上运温肺固表，而使饮入于胃后不经布散而直趋于下，流失于外。如此种种，均可导致消渴病的发生。由此可见，除了肌肤消瘦外，病机为禀赋不足也是消瘅的主要特点之一，这与现代 1 型糖尿病十分相似。

2. 起病时就以消瘦为主要表现的糖尿病

《灵枢·五变》曰："人之善病消瘅者，何以候之？……此人薄皮肤，而目坚固以深者，长冲直扬，其心刚，刚则多怒，怒则气上逆，胸中蓄积，血气逆留，髋皮充肌，血脉不行，转而为热，热则消肌肤，故为消瘅。此言其人暴刚而肌肉弱者也。"

分析这段经文，可以看出：① 其病机主要是肝郁血热。由此可以看出，消瘅可由七情所伤导致。心为君主之官，主血，藏神；肝者将军之官，主疏泄，藏魂。怒则肝气上逆，气血上壅而积于胸中，气血郁滞，郁久化热，耗烁津液而成消瘅。津伤血行不畅而瘀，瘀血形成后进一步妨碍了营血的运行，无论阴虚、气虚还是阳虚，都与瘀血互为因果，导致正气益虚，体内各种代谢失去平衡，从而产生各种并发症。② 其临床症状可见性情急躁（其心刚，刚则多怒），发热（血脉不行，转而为热），肌肉消瘦瘦弱，胸中不舒，胸部皮肤充血。由以上看出，此类消瘅虽不同于 1 型糖尿病患者，但发病时亦以肌肤消瘦为主要临床表现。

3. 由脾瘅演变而来的糖尿病

《素问·通评虚实论》云："凡治消瘅、仆击、偏枯、痿厥、气满发逆，甘肥贵人则高粱之疾也。"此处患者最初表现为肥胖而非消瘦，由于过食肥甘损伤脾胃，肥甘厚味郁久化热，销铄肌肉,从而导致继发性消瘦。2 型糖尿病占糖尿病总数的 90%,且胖瘦皆有,肥胖(体质指数 BMI 大于 28)或超重(BMI 大于 25)者占到了 80%。肥胖患者的发病机制主要是胰岛素抵抗,在欧美等国家,2 型糖尿病患者基本都有肥胖,但在中国及其他亚洲国家,2 型糖尿病患者的肥胖率没有那么高。消瘦型 2 型糖尿病的患者是由于长期血糖控制差,病程长,体内胰岛细胞功能缺陷,胰岛素分泌"相对"不足,导致体重有所下降。

(二)消瘅的病因

1. 五脏柔弱

《灵枢·五变》指出:"五脏皆柔弱者,善病消瘅。"《灵枢·邪气脏腑病形》并指出五脏之脉微小为消瘅。所谓"五脏柔弱""五脏脉微小"都表明五脏的精血虚衰,津液亏乏。张志聪《灵枢集注》说:"盖五脏主藏精者也,五脏皆柔弱,则津液竭而善病消瘅矣。"

2. 肥甘太过

《素问·通评虚实论》云:"消瘅……甘肥贵人则高粱之疾也。"由于"肥者令人内热,甘者令人中满",嗜食肥甘厚味,肥甘过度生内热,内热则灼津,故可发生消渴。

3. 内热炽盛

《素问·气厥论》指出:"心移热于肺,传为鬲消。""大肠移热于胃,善食而瘦人。"《灵枢·师传》又指出:"胃中热则消谷,令人悬心善饥。"凡内热炽盛,内则消灼津液,外则消灼肌肉,所以张从正提出"三消当从火断"。

4. 脏气虚寒

《素问·气厥论》云:"心移寒于肺为肺消。"张介宾《类经》释:"心移寒于肺者,君火之衰耳。心火不足则不能温养肺金,肺气不温则不能行化津液。"《轩岐救正论·消症》所谓"老人阳虚……寒消肺肾,金水衰竭之病",即属此类。

(三)消瘅的治疗

总体来说,对于消瘅的治疗,需遵循"实则清利,虚则补益"的原则。《灵枢·师传》:"便病人奈何? 岐伯曰:夫中热消瘅则便寒,寒中之属则便热。胃中热则消谷,令人悬心善饥,脐以上皮热;肠中热则出黄如糜,脐以下皮寒。胃中寒则腹胀,肠中寒则肠鸣飧泄。胃中寒、肠中热则胀而且泄,胃中热、肠中寒则疾饥,小腹痛胀。"张介宾曰:"此下皆言治病之所便也,中热者,中有热也,消瘅者,内热为瘅,善饥渴而日消瘦也,凡热在中则治便于寒,寒在中则治便于热,是皆所以顺病情也。"由此看出,由于消瘅多由内热所引起,故治疗当以寒性药物为主。另外,滋阴温阳、补肾固涩亦是重要治法。《景岳全书》云:"消证有阴阳,尤不可不察。如多渴者曰消渴,善饥者曰消谷,小便淋浊如膏者曰肾消。凡此者,多由于火,火甚则阴虚,是皆阳消之证也。至于阴消之义,则未有知之者。盖消者,消烁也,亦消耗也。凡阴阳血气之属日见消败者,皆谓之消,故不可尽以火证为言。何以见之? 如《气厥论》曰:心移寒于肺,为肺消,饮一溲二,死不治。此正以元气之衰,而金寒水冷,故水不化气,而气悉化水,岂非阳虚之阴证乎? 又如《邪气脏腑病形》言五脏之脉细小者,皆为消瘅,岂以微小之脉而为有余之阳证乎? 此《黄帝内经》阴消之义固已显然言之,而但人所未察耳。故凡治三消证者,必当察其脉气、病气、形气,但见本元亏竭及假火等证,必当速救根本,以资化源。若但知为火而专务清理,未有不阴阳俱败者矣。"

综上所述,多食善饥、肌肤消瘦为消瘅的临床共有特征,就糖尿病范畴内它十分近似于现代临床的消瘦型糖尿病。消瘅与脾瘅属于糖尿病2种不同的类型,消瘅则以消瘦为特征,而脾瘅以肥胖为临床特征。脾虚内热是消瘅的核心病机,其病理中心在脾肾,而中满内热是脾瘅的核心病机,其病理中心在胃肠,二者最终均可发展为消渴,临床需区分开来,辨证治疗方能取得良效。

参 考 文 献

[1] 段逸山.瘅与疸[J].上海中医药杂志,2006,40(9):78.

[2] 陶春祥,陶钧,何占德.脏腑瘅病述要[J].中国医药学报,2001,16(2):16-18.

[3] 曲瑰琦.对《中医临床诊疗术语》中"肾瘅"一词的商榷[J].中国中西医结合肾病杂志,2000,1(4):256.

[4] GB/T 16751.1—1997,中医临床诊疗术语疾病部分[S].北京:中国标准出版社,1997.

[5] 李成文.宋金元时期中医学发展特点及其对后世的影响[J].中国医药学报,2003,18(3):133-135.

[6] 袁美香,宋鲁成.浅谈从"毒"论治糖尿病[J].甘肃中医,2009,22(3):5-6.

[7] 段娟,刘莱莱.浅谈升阳散火汤在糖尿病中的临床论治[J].新中医,2012,44(8):188-189.

[8] 姬航宇,仝小林,刘文科.脾瘅源流考[J].江苏中医药,2009,41(1):58-60.

[9] 宋军,仝小林.消瘅考[J].中国中医基础医学杂志,2009,15(9):652-653.

第三章　肥胖——脾瘅的基石

　　肥胖是指体内脂肪堆积过多和(或)分布异常,体重增加,是遗传因素、环境因素等多种因素相互作用导致的慢性代谢性疾病[1],包括单纯性肥胖和继发性肥胖。

　　超重与肥胖已经成为全球严峻的健康问题,严重影响到人们的生活质量。从 1980 年到 2013 年,全球超重和肥胖成年人及儿童分别增长了 27.5% 和 47.1%,超重及肥胖总人口已从 1980 年的 9.21 亿达到 2013 年的 21 亿[2]。2010 年中国疾病预防控制的数据显示,我国成人中心型肥胖率为 40.7%,并且呈加速上升的趋势[3]。肥胖就像一棵根基深厚的大树,有众多枝杈。肥胖是树干,树根是遗传因素和环境因素,而树根的不良结果又生出众多的树杈——肥胖导致的并发症。肥胖导致的并发症分为两大类:一类与代谢相关,如糖尿病、血脂异常、代谢性高血压、脂肪肝、痛风等;一类是超重带来的非代谢性疾病,如骨关节的损害、胆囊炎、胆结石、睡眠呼吸暂停综合征、颈椎病、腰椎病等。目前,肥胖的治疗主要为非药物治疗(饮食及运动疗法),西药治疗以西布曲明和奥利司他为主,但由于其不良反应和副作用,仅作为辅助治疗[4]。

　　中医学将肥胖者称为"肥人""肥贵人",多列属于"肥满""痰湿"等范畴论治。其早在《黄帝内经》中就有记载,如《灵枢·逆顺肥瘦》认为肥胖人的特征是"广肩腋,项肉薄,厚皮而黑色,唇临临然,其血黑以浊,其气涩以迟"。在《灵枢·卫气失常》中将胖人概括为"脂人""膏人"和"肉人"三型,即"人有肥、有膏、有肉……䐃肉坚,皮满者,肥;䐃肉不坚,皮缓者,膏;皮肉不相离者,肉……膏者,多气而皮纵缓,故能纵腹垂腴。肉者,身体容大。脂者,其身收小……是故膏人,纵腹垂腴;肉人者,上下容大;脂人者,虽脂不能大者。"这些对肥胖症的初步认识,为后世医家的深入研究奠定了基础。本章主要围绕"肥胖—代谢综合征—心脑血管疾病"的"三部曲"探讨代谢性肥胖。随着病情的发展,一部分肥胖人群中患上代谢综合征、心脑血管疾病等相关疾病,这是肥胖向疾病发展的重要趋势特点。肥胖是代谢综合征的重要基石,代谢综合征的前期(早期)以超重、肥胖为特征,继而出现一系列代谢性疾病,如高血糖、高血脂、脂肪肝等,其最终结果是导致多种并发症的产生,如视网膜病变、肾功能衰竭、冠心病、脑梗死等。根据《黄帝内经》"此肥美之所发也,此人必数食甘美而多肥也"的论述可以看出,过食甘美造成的肥胖是"脾瘅"形成的始动因素,肥胖与"脾瘅"有着密切的联系。

一、 肥胖的产生根源——膏脂[5]

"膏脂"过多是肥胖产生的根源。膏,《康熙字典》释:"凝者曰脂,泽者曰膏。"因此,膏是油与脂的通称,且膏、脂可以相互转化,而在《金匮要略》中"猪膏发煎"的"猪膏"实际就是猪油。《灵枢·五癃津液别》曰:"五谷之津液,和合而为膏者,内渗入于骨空,补益脑髓而下流于阴股。"即言膏脂可沉积于骨空、脑髓、阴股,说明膏脂是机体津液的一部分,由水谷所化生,流行输布于机体之中。就其生理功能而言,膏脂参与维持人体正常的生理功能,是能量代谢的重要组成部分,是机体生长发育不可或缺的物质,如《素问·异法方异论》所言"其民华食脂肥,故邪不能伤其形体"。但是,膏脂异常可导致疾病的产生。临床上,体内膏脂减少,可使机体失去应有光泽,如《素问·至真要大论》言:"身无膏泽。"或过食肥甘,暴饮暴食,如《灵枢·卫气失常》言:"膏者,多气而皮纵缓,故能纵腹垂腴。"其所指的"膏人",即过剩的脂肪异位沉积于腹部,类似于西医学的腹型肥胖的概念,而腹型肥胖是代谢综合征的核心,也是高血压、高血脂、心脑血管病等代谢性疾病的重要危险因素。

二、 肥胖的病因病机

(一)肥胖的病因

1. 先天禀赋

中医学很早就认识到体质禀赋对肥胖的发生有着重要的影响。《灵枢·阴阳二十五人》中指出"土形之人……圆面,大头,美肩大腹……水形之人……大头,小肩,大腹",此"土形之人""水形之人"均与遗传相关。《医学实在易》也说:"素禀之盛,由于先天……大抵素禀之盛,从无所苦,湿痰颇多。"可见肥胖与先天禀赋密切相关。

2. 饮食不节

饮食不节是导致肥胖的重要原因之一。《素问·奇病论》认为"此肥美之所发,其人必数食而多肥也"。《素问·通评虚实论》曰"甘肥贵人则高粱之疾也"。若进食过量,喜食肥甘厚味,或饮食偏嗜,超过脾胃运化功能,可损伤脾胃,日久膏脂增多,积聚脏腑,形成肥胖。《针灸大成》云"极滋味之美,穷饮食之乐,虽机体充肤,而酷烈之气内蚀脏腑矣",可见饮食不节可以导致肥胖并损伤脏腑。

3. 劳逸失常

久坐久卧、运动过少也是肥胖的重要原因。如《素问·宣明正气论》曰"久卧伤气,久坐伤肉",伤气则气损,伤肉则脾虚,脾气虚损则导致运化失司,精微不能输布,痰湿内停,膏脂内聚,引发肥胖。《望诊遵经》指出"富贵者,身体柔脆,肌肤肥白,缘处深闺广厦之间,此居养不齐,而气色所由异者也",说明了养尊处优、多逸少劳在肥胖发病中的作用。

4. 情志所伤

现代医学证实,长期的精神压力与肥胖存在着密切联系。肝主疏泄,喜条达,七情内伤常导致肝气郁滞,气机阻塞,以致气结痰凝,或肝气失疏,影响脾胃之气机升降,健运失职,痰湿内生,膏脂痰湿蓄于皮肤,则发为肥胖。

5. 年老体弱

肥胖常为衰老的表现，多与脾胃失运、肾阳虚衰有关。中年以后，人体脏腑功能逐渐衰退，肾的真阳之气由盛而衰，不能化气行水，以致酿生水湿痰浊，如《百病良方》中有"肥胖乃真元之气不足"的记载；或脾之运化功能减弱，水谷精微不能化生输布，蓄积体内而化为痰湿脂浊，变化膏脂，流窜全身而成肥胖。

（二）肥胖的病机——中满

肥胖的核心病机主要为"中满"，日久则化膏化浊、化痰化瘀，百病由生[6]。中满主要体现为气化障碍、不运不化的病理状态。早期肥胖患者虽然消化吸收功能正常，但机体不能很好地利用和代谢这些营养物质，使之蓄积于体内，导致脂肪在体内、腹部堆积，进而糖分、脂质积累于血液中。《素问释义》曰"食肥则气滞而不达，故内热；食甘则中气缓而善留，故中满"，是中医对肥胖病机——中满的精辟论述。《素问·奇病论》言"此肥美之所发也，此人必数食甘美而多肥也，肥者令人内热，甘者令人中满"，"甘肥贵人则高粱之疾也"。临床上发现多数肥胖患者是由于过食肥甘引起的中焦脾胃负担过重，营养过分堆积造成的，与中满病机相吻合。《素问·阴阳应象大论》谓"浊气在上，则生䐜胀"，《中藏经》云"食饮不消而中满"，亦说明了饮食与中满的关系。《灵枢·卫气失常》中"膏者，多气而皮纵缓，故能重腹垂腴"所言之"膏人"即表现为身小腹大，脂膏集中于腹部，又从形态学角度佐证了肥胖中满的病机。

先天禀赋不足，五脏羸弱，其中脾肾气虚是基础，加之后天饮食恣意放纵、多食肥甘、嗜卧少动，肥者令人内热，热郁而化火，伤及气阴；甘者令人中满，壅滞中焦，脏腑功能失调，脾虚失运，肺虚失布，肝郁气滞，肾虚气化失职，致使体能消耗明显降低，营养过剩，机体不能很好地利用和代谢这些营养物质，使之蓄积于体内，遂变为湿、为痰、为浊，久则郁热、湿滞、血瘀等相互集结，脂肪充于肌肤而发生肥胖。无论是先天还是后天因素，归结到底，肥胖的病机都源于脏腑气化功能的异常、不运不化的病理状态，即中满。其中，先天禀赋不足，五脏羸弱，脾、肾两脏气虚也是重要基础。

三、肥胖的病位——脾胃

脾胃同为中土，"胃为阳土，脾为阴土，胃主受纳、腐熟水谷，脾主运化、输布精微，胃气主降，脾气主升，胃喜润而恶燥，脾喜燥而恶湿"。因此，脾胃经常处于一种不湿不燥、升降有序、纳运规律的状态。若长期过食肥甘，在脾胃功能尚健之青壮年时期，胃气盛，食欲旺，可发生肥胖，但此时脾胃尚具备良好的储备和代偿能力；若超过脾胃的运化功能，或由于饮食失节、情志失调、行为失度等因素，导致脾胃气机郁滞，水谷运化失常，"肥则碍胃，甘则滞脾"，胃纳迟缓，脾运呆滞，气机不调，脾气当升不升，胃气当降不降，有形之物留滞肠胃，则气机壅滞，浊气留滞，形成"邪气盛则实"的病机变化；脾气不运，则湿浊内停，积聚体内，化为膏脂，则土壅中满，肥胖由此而生。如《素问·至真要大论》曰："太阴之复，湿变乃举，体重中满，食饮不化。"日久则脾气虚弱，有形之浊气不去，形体失养，食不养正，导致正气虚衰，而终致形盛气衰，故有"肥人多痰""脾为生痰之源"之说。《脾胃论》言"脾胃俱旺，则能食而肥，脾胃俱虚,则不能食而瘦或少食而肥,虽肥而四肢不举",明确说明了脾胃失调与肥胖的关系。过食少动,先天禀赋过盛者多发展为脂人、肉人;先天禀赋不足者多发展为膏人、脂人,而后天脾胃旺盛者膏难化浊,多见实胖,若后天脾胃俱虚则膏易化浊,多见虚胖。肥胖早期多为邪实,后期则归于正虚,且常为因实致虚,形成虚实夹杂的病机变化,完全符合"实则阳明,虚则太阴"的病理特征,而"阳明""太阴"主要是二经所属的脏腑,尤其是指脾与胃,即肥胖的病位所在,临床上多表现为胃强脾弱。

四、 肥胖的证候——虚实

根据个体禀赋、体质以及临床表现等的不同,从机体气化功能的角度,结合肥胖的脾胃病位和中满的病机,我们认为临床肥胖存在虚、实、虚实夹杂三种证候[7-8]。

实胖者,主要原因是饮食过量,多为中焦壅滞,气滞痰阻。临床表现为年龄较小,以青壮年男性为主,食欲旺盛,不节制饮食,好吃甜食者较多,性格开朗,毛发浓密而有光泽,肥胖程度较轻,腹型肥胖较少,胸围、腰围、臀围都不很大,形体较匀称,皮肉结实,腹部比较坚实,体质强壮,精力充沛,苔腻脉滑,各种不适的症状均不突出。

虚胖者,多责之于脾肾气虚,"久卧伤气,久坐伤肉"。临床表现为年龄增大,中老年居多,饮食量不很大,代谢能力下降,如俗语所说"喝凉水都胖",情绪不稳定,急躁易怒,精神紧张,毛发的浓密程度及光泽度欠佳,体重指数大,肥胖程度高且腹型肥胖多,胸围、腰围、臀围均大,腹部松软皮褶厚,体质较差,精力欠佳,临床症状较多,尤其是心慌心悸、胸闷、腰膝酸软、肢体沉重、气短乏力以及怕冷、怕热、手脚发凉等表现较多,舌淡苔腻、脉沉,表明虚胖者气化功能弱,整体功能较差。肥胖的原因除了饮食因素以外,气化功能减弱也非常重要。

虚实夹杂者,则是上述两种证候的综合表现,临床较为多见,尤其是脾虚痰湿型。《丹溪治法心要》中就明确提出"肥白人多湿""肥白人必多痰"。临床表现为肢体浮肿,脘腹胀满,食少,困倦嗜睡,口淡或黏腻,纳呆,舌体胖大,苔白滑腻,脉濡缓或沉细。

五、 肥胖的类型——膏人、脂人、肉人

中医学早在《黄帝内经》中就对肥胖有了初步的描述和分型。《灵枢·卫气失常》载:"黄帝曰:何以度知其肥瘦?伯高曰:人有脂、有膏、有肉。黄帝曰:别此奈何?伯高曰:腘肉坚,皮满者,肥;腘肉不坚,皮缓者,膏;皮肉不相离者,肉。黄帝曰:身之寒热何如?伯高曰:膏者其肉淖,而粗腠理者身寒,细理者身热。脂者其肉坚,细理者热,粗理者寒。黄帝曰:其肥瘦大小奈何?伯高曰:膏者,多气而皮纵缓,故能纵腹垂腴。肉者,身体容大。脂者,其身收小。"可见这就是中医肥胖学的最早分型:"膏人""脂人"和"肉人"。

《黄帝内经》肥胖三型的划分是以脂膏分布作为诊断的主要原则,以人体形体大小及上下称身作为分型标准的,这与现代肥胖学从预后角度出发,以"脂肪分布"作为线索的研究热点相吻合,可以认为,《黄帝内经》肥胖三型应该是世界肥胖医学最早以"脂肪分布"为原则的分型方法。

脂人,"虽脂不能大者","腘肉坚,皮满","其身收小","紧而满","其血清,气滑少"。可见,其人虽形体肥胖,但形体匀称,体形协调,皮肤饱满,质地中等,没有某一部位的比例特

别过大。"脂者之气血,似不及乎膏肉也",不难发现,脂人介于膏人与肉人之间;且脂人总体肥胖度较膏人为大,体质较好,肥胖而皮肉紧致。脂人与西医学中的"均一性肥胖"相似,属于全身脂肪之肥[9-12]。

肉人,"皮肉不相离","身体容大","肉者多血,多血者则形充,形充者则平也","上下容大","皮肉连实,而上下相应"。可见,肉人肥胖并不是脂肪之肥,而是以肌肉之肥为主。其主要表现为体形宽大,肌肉满壮,皮肉结实,属于壮实性格;多见大骨架、虎背熊腰、肩宽背厚等外形特征。但肉人又并不是完全等同于"众人",《黄帝内经》曰:"众人奈何? 伯高曰:众人皮肉脂膏不能相加也,血与气不能相多,故其形不小不大,各自称其身,命曰众人。"可见,"众人"即是一种体重正常,脂肪、肌肉均达标但不超标的健康状态。肉人虽不尽然为病态,与"均一性肥胖"确有相似之处;其体重超标主要是体内肌肉发达所致,常见于重体力劳动者和运动员等。

膏人的特点是"纵腹垂腴","皮缓","䐃肉不坚","多气,多气者热,热者耐寒","泽而大"。其主要临床表现为形体肥胖,脂肪主要分布于腹部,常出现腹肌宽纵肉肥下垂的形态;且皮肤松缓,䐃肉不坚,肌肤质地绵软,多有气虚的表现。膏人肥胖当属脂肪之肥,"膏者纵腹垂腴,脂者其身收小,是膏肥于脂也"。可见,"膏人"的身小腹大,脂膏集中于腹部,其腹部外形远远大于"脂人",一般认为膏人属西医学中的"腹型肥胖"。我们临床又发现在腹型肥胖中还可细分为两种亚型:一种是腹壁脂肪型,即腹壁脂肪和肠周围脂肪都较厚,可以被形象地叫作"大馅厚皮";另一种是腹内脂肪型,即腹壁摸起来较松软,不是很厚,但肠周围的脂肪特别多,可以称作"大馅薄皮",与前者相比,该型最影响人类寿命。可见,腹型肥胖内部不同亚型的预后仍有差异。

针对古代中医对肥胖的分型,结合现代肥胖病学的认识,目前一般认为膏人常见于"堆金积玉,腹若悬簸"的尊荣富逸之士,运动量减少是脂肪在腹部积蓄的主要原因。脂人与西医学中的"均一性肥胖"相似,属于全身脂肪之肥。肉人肥大而体格魁伟壮大,虽然不尽然为病态,但是与"均一性肥胖"确有相似之处,其体重超标主要是体内肌肉发达所致,常见于重体力劳动者和运动员等。也有人将膏、脂、肉分别对应为腹型肥胖、矮型肥胖和全身性肥胖,或者脂肪型、瘦肉型和水肿型肥胖。我们对1267例肥胖的调查结果发现,膏人、脂人、肉人中符合脾肾气虚、气滞痰阻、脾虚痰湿三个证型的人数分别占被调查人群的92.7%、80.6%和77.1%;膏人以脾虚痰湿、脾肾气虚为多,脂人、肉人以脾虚痰湿多见。肥胖早期多表现为脂人和肉人类型,多为邪实或虚实夹杂;后期发展为膏人,则归于正虚,且常为因实致虚,形成虚实夹杂的病机变化。其中,脾肾气虚、气滞痰阻、脾虚痰湿三个证型对应的是虚、实、虚实夹杂三个证候[12]。

六、肥胖的演变规律

肥胖是代谢综合征发生、发展的关键因素和核心环节,而腹型肥胖、代谢综合征又是心血管疾病发生的多重危险因素。据我国11个省市的调查分析,人群中代谢综合征患病率为13%,且随年龄的增加而增长,55岁以上者患病率高达20%。一项来自国内的研究表明:代谢综合征者腹部脂肪明显增加,且体脂分布明显异常,表现为体脂分布在身体中心,尤其在腹腔内积聚。由此可见肥胖在代谢综合征的发生中起着重要作用。尤其是腹型肥胖时,脂肪细胞分泌的瘦素增加,脂联素减少,导致胰岛素抵抗,而胰岛素抵抗又会引起胰岛素代偿性分泌增加,从而使机体产生一系列代谢异常:脂肪动员增加,血游离脂肪酸升高,三酰甘油合成增加,继而高密度脂蛋白降低;血管紧张素原、血管紧张素转换酶、Ⅰ型血管紧张素受体和肾素结合蛋白的基因均可升高,参与调节血压,肾重吸收钠增加,导致高血压;当代偿性分泌的胰岛素不能维持正常的糖代谢时,则出现高血糖。IR是代谢综合征的核心,而肥胖又是引起胰岛素抵抗的关键因素。

中满是肥胖的核心病机,膏脂阻滞气机,留滞脏腑,形成中满;日久郁而化热,中满内热为脾瘅的核心病机。中焦受困致枢机不利,大气不转,脾运化失职,则津液输布代谢障碍,水液不化,聚而成湿,停而为痰;痰邪又可酿生浊邪,并可加重浊邪的沉积。中焦升降失常,不能"泌糟粕,蒸津液",清浊难分,浊从中而化;《灵枢·阴阳清浊》曰"浊者其气涩",血浊可致气涩,气涩则血涩,血涩则血瘀。血瘀亦可加重浊邪沉积,瘀滞过久又可酿生浊邪,加重血浊;痰浊瘀血积久,则致络脉或脉络瘀阻,并发症丛生。

七、 肥胖的辨证要点——"四辨"

(一) 辨虚实

见前"肥胖的证候——虚实"。

(二) 辨标本

本病多为标实本虚,本虚要辨明是气虚还是合并其他证候。临床以气虚最为多见,表现为神疲乏力、少气懒言、倦怠气短、动则喘促、舌胖边有齿痕等肺脾肾气虚证候。标实要辨明痰湿、水湿、痰热及瘀血之不同。痰湿明显者,表现为形体肥胖,腹大胀满,四肢沉重,头重胸闷,时吐痰涎;水湿偏重,多有腹泻便溏,肢体肿胀,舌苔薄白或白腻;痰热偏盛者,多见心烦口苦,大便秘结,舌红苔黄腻等;瘀血内停者,常见面色紫暗,舌暗红有瘀点瘀斑,舌下脉络迂曲,其中舌淡紫胖者属气虚血瘀,舌暗红、苔黄腻者属痰热瘀血互结。

(三) 辨脏腑病位

肥胖病有在脾胃、在肾、在肝胆、在心肺的不同,其中与脾胃关系最为密切,临证时需加以辨明。临床症见身体重着,神疲乏力,腹大胀满,头沉胸闷,或有恶心、痰多者,病变主要在脾胃。病久累及于肾,症见腰膝酸软疼痛,动则气喘,嗜睡,形寒肢冷,下肢水肿,夜尿频多。病变在肝胆者,可见胸胁胀闷,烦躁眩晕,口干口苦,大便秘结,脉弦等。病在心肺者,则见心悸气短,少气懒言,神疲自汗等。

八、 肥胖的治法方药

肥胖一因多病,它如同隐藏在海底下的冰山,而引发的多系统疾病只是露出海平面之上的冰山一角。如若试图良好地预防、治疗和改善上述诸多慢性重大疾病,就应该积极地从其发病的共同土壤——肥胖这一根本点来突破,前移中心,抓住防治主动权。针对肥胖本虚标实的特点,治疗应着重调理脾胃气机,补虚泻实,以补气开郁消膏为大法。脾运则痰无由生,气畅则土不能壅,膏除则脂难再积。肥胖的主要治法有四,列举如下。

(一)消膏降浊

"膏者,神之油也……脂即膏也。"(丹波元简)《医学正传》:"津液稠黏,血为之浊。"膏浊是肥胖病产生的病理基础,既是导致肥胖的本源,又是肥胖状态的体现,故肥胖的治疗,无论虚胖实胖,首当予消膏降浊大法以澄其源而清其流。其中消膏即降脂,降浊包括转浊和化浊。

1. 消膏降浊之靶方: 小陷胸汤

小陷胸汤为清热涤痰之首选方,加酒大黄增强泻热通腑,促进膏浊的排泄。半夏辛温为化痰之要药,"消心腹胸膈痰热结满"(《名医别录》)。半夏、黄连配伍,为辛开苦降的常用药对,痰热互结者,痰源非半夏之辛不开,热结非黄连之苦不降。黄连治郁热在中、烦躁恶心、心下痞满,又能清胃火以化食源。瓜蒌仁微苦性寒,善涤痰结,利大肠,又能疏肝泻热,润肠通便,为涤痰消浊之佳品,与酒大黄相伍,使腑气通则气机调畅,故可清热涤痰以消膏浊,辛苦行气以除中州之满。其临床运用要点是青壮年、吃肉、喝酒之肥胖患者,体型满壮,见腹满、胸脘痞闷、咯痰色黄黏稠、口渴喜饮、便干溲黄、舌红苔黄腻、脉弦滑者。

2. 消膏降浊之靶药: 红曲、山楂、荷叶、五谷虫

在临床上,我们常配伍使用红曲、山楂、荷叶等来加减治疗肥胖。红曲是药食两用的传统中药,隋唐时期便有"以红曲煮肉"的记载。元代吴瑞《日用本草》中记述"红曲酿酒破血行药势",明代李时珍《本草纲目》中指出红曲"消食活血,健脾养胃",主治各种"肉积"病证,现代药理学明确证明红曲具有降血脂的活性成分[13]。山楂消食积,入血分化瘀滞,其消膏降脂作用强,并可消除及转化血中的浊邪。研究发现山楂中的重要组成成分熊果酸及金丝桃苷均能显著降低总胆固醇,证明了其具有明确的降血脂作用[14]。荷叶味苦涩而性平,能清热利湿,行清气而散瘀血,是消膏降浊之常用药物。五谷虫,咸、寒,归脾、胃经,有清热解毒、消积滞的功效,《医林纂要》中即记载其能"健脾化食,去热消疳"。

(二)行气开郁

肥胖者因长期过食肥甘或脾胃虚弱,运化乏力,常有饮食积滞,日久形成食郁,食郁于中,阻碍脾胃气机升降,又可导致气郁、血郁、痰郁、湿郁、火郁,形成六郁。由于肥胖患者大多缺乏运动,全身气机运动速度减慢,甚至滞涩不畅,导致中满,因此气郁亦是肥胖的重点。尤其实胖者,中焦壅滞,气滞痰阻是其主要病机,因此肥胖的另一大治法是行气开郁。

1. 行气开郁之靶方: 越鞠丸、厚朴三物汤

厚朴三物汤是治疗腹部胀痛、大便秘结之良方,由厚朴、大黄、枳实三味药组成,具有行气除满、去积通便的功效。方中枳实为胃动力药,厚朴为小肠动力药,大黄为大肠动力药。用此方者,胃胀者,以枳实为君;小腹胀者,以厚朴为君;便秘者,以大黄为君(小承气汤)。病情较重者,胃动力加青皮,小肠动力加槟榔,大肠动力加芒硝,通过增强胃肠动力、促进胃肠

蠕动的方式促进膏浊排出体外。该方主要运用于实胖患者，以腹部胀满为主症，或伴腹痛、呕恶、大便干结或不通、苔厚腻。

越鞠丸是治疗六郁的靶方，出自《丹溪心法》，是行气开郁、宽中除满之首选方剂方，常配以焦山楂、焦麦芽共奏消食导滞之效。同时肥胖患者中满气滞明显，常夹痰夹湿夹瘀，故以"气中之血药"香附配"血中之气药"川芎以行气活血，以苍术理脾气而化湿，同时考虑到郁久化热，故用清热解郁之栀子。该方可普遍运用于肥胖患者，针对不同的主症加减药量。

2. 行气开郁之靶药：莱菔子、葶苈子、决明子、车前子

莱菔子是下气除满、消食导滞之常用药。《本草纲目》谓其"功长于利气，生能升，熟能降"。李时珍对莱菔子的效能评价尤为全面："其功长于利气，生能升，熟能降。升则吐风痰，降则治痰喘咳嗽，调下利后重，皆是利气之功。"其行气消导之力较强，经常作为治疗肥胖病的靶药，对于中满腹胀而肥者尤有良效，同时莱菔子具有理气化痰之功，能改善肥胖患者痰湿气滞的体质。现代研究发现，莱菔子通大便的有效部位可能是莱菔子脂肪油，莱菔子脂肪油部位具有明显的促进胃排空和肠推进的作用[15]。葶苈子归肺、膀胱经，其泻热下气行水之功尤强，对于肥胖患者气滞严重、水湿内停者，常佐以该药增强行气导滞、利湿排浊之功。现代研究证明，葶苈子具有利尿作用[16]；南葶苈子提取物具有调血脂的作用，可降低三酰甘油、胆固醇、低密度脂蛋白，升高高密度脂蛋白水平[17]。决明子能助肝气而清肝热，除了常规的清肝明目、润肠通便的功效外，决明子还可通过降血脂、降血压、促进胃肠蠕动、通便、利尿等途径降低体重[18]。有学者证明，以决明子为主要成分的代茶饮结合运动可以显著控制体重、抑制和预防肥胖[19-20]。对于气郁化热之肥胖，常用该药配合葶苈子以行气清热开郁。车前子味甘，性微寒，归肝、肾、肺、小肠经，具有清热利尿通淋、渗湿止渴、明目、祛痰的功效。车前子使热邪从小便而出，增强小肠泌别清浊之功能，而促进膏浊的排出，可酌情配伍茯苓、泽泻等药。现代研究表明，车前子具有缓泻作用，其多糖有较好的润肠通便、利尿的作用；具有较好的降血糖、调节血脂代谢、保护内皮细胞损伤以及促进肠蠕动的作用[21-22]。另外，可配以行气开郁化痰之品，如化橘红、佛手、陈皮、香橼等。其中化橘红行气消痰，治疗肥胖时常常使用；佛手疏肝理气，行气开郁，现代药理证明其有促泻下的作用，还能降脂减肥。

（三）补气健脾

对于虚胖患者，脾胃虚弱、代谢功能低下是其主要原因，虽饮食节制而脾气虚弱无力运化水谷，或因先天禀赋不足，或因长期过食，损伤脾胃，以致脾胃虚弱，代谢产物无法排出而壅滞中焦，进一步化生膏浊，酿湿生痰化瘀。故治疗虚胖之人，补气健脾之法是关键。唯有健脾，加强脾胃功能才能正常运化，中土得以疏通。然气化作用之强弱不仅依赖于后天脾土，其根本还在于肾之元气。因此，治疗应在健运脾胃的基础上加温阳化气之品[4]。

1. 补气健脾之靶方：六君子汤

临床上对于脾胃气虚之虚胖患者，我们常用六君子汤加减以补气健脾。方中以人参、白术、茯苓、甘草四君子大补脾气，同时针对脾虚生痰，以半夏燥湿祛痰，陈皮理气行痰，标本兼顾。该方临床运用要点为虚胖之人，表现为腹型肥胖，大腹便便而四肢细弱，舌有齿痕，苔白腻。

2. 补气健脾之靶药：生薏苡仁、山药、茯苓

生薏苡仁具有健脾、益气、渗湿的功效[23]。《神农本草经》载其"久服轻身益气"，《本草纲目》亦言"薏苡仁，阳明药也，能健脾益胃"。中医在治疗代谢综合征、高血脂、多囊卵巢综合征肥胖患者时，处方中往往重用薏苡仁，可使患者的血脂、血糖、血压降至正常，体重和腰围明显下降，还能使高血脂引起的肝功能异常恢复正常，这些都提示薏苡仁有改善脂、糖代谢的作用[24]。此外，生薏苡仁具有健脾益气的作用，具有补益之效。山药味甘性平，能平补脾胃之气，《神农本草经》言其"主伤中，补虚，除寒热邪气，补中益气力，长肌肉"，临床常配合薏苡仁、茯苓补气健脾减肥。仝氏健脾瘦身汤由生薏苡仁30 g、茯苓9 g、山药15 g组成，主要功效为健脾利湿减肥，主治虚胖，即食量不多仍胖。此类患者多为代谢能力低下，表现为气喘吁吁、囊囊肚腩、手脚发胀或水肿，且以女性多见。

肥胖的病位在脾胃，中满是其核心病机，主要区分为虚、实或虚实夹杂，有脂人、膏人、肉人三种类型。肥胖作为脾瘅的早期阶段，此时以"郁"态为主，机体尚处于代偿期，其他症状可不明显。肥胖可导致胰岛素的敏感性下降，增强胰岛素抵抗，因此其不仅是脾瘅的前期病理状态，同时也是脾瘅的中心环节。肥胖和脾瘅的病情发展有着正相关性，而脾瘅也是肥胖向相关并发症转化的关键阶段。在治疗上，我们根据肥胖的虚实不同，以补气开郁消膏为重要治则，抓住肥胖的不同病机施以不同治疗大法，包括消膏降浊、行气开郁以及补气健脾。同时注重靶方靶药的应用，根据不同的证、症予以对应的靶方靶药，做到中医精准治疗，临床屡验屡效。

九、案例赏析

1. 小陷胸汤治疗单纯性肥胖

吴某，男，15岁，2009年5月6日初诊。患者诉自幼肥胖，喜肉食，6岁时体重达到40 kg，现体重148 kg，服用减肥药物及配合饮食、运动治疗效果均不佳。刻下症：形体肥胖，乏力，多汗，精神不佳，头身困重，脘腹胀满，纳可，多梦，大便黏臭，小便正常，余无明显不适，舌淡红，苔黄厚腻，脉沉略滑。

西医诊断：肥胖。

中医诊断：肥胖症。

中医辨证：痰热内蕴，脾滞湿盛证。

治法：清热化痰，理气化湿。

处方：小陷胸汤加减。

黄　连30 g	清半夏30 g	瓜蒌仁30 g	生山楂30 g
薏苡仁20 g	化橘红20 g	酒大黄5 g(单包)	佛　手15 g

14剂，水煎服，日1剂，早、晚分服。

2009年5月20日二诊：服上方后患者体重减轻6 kg，现精神转佳，乏力、多汗等症状较前大有缓解，仍头身困重，大便黏臭，舌淡红，苔黄厚腻，脉沉略滑。调整上方：加云茯苓120 g、泽泻30 g，黄连增至45 g。继服21剂，患者诸症均见减轻，体重降低5 kg，舌淡红，苔黄厚腻，脉小滑略数。守上方加葶苈子30 g、莱菔子30 g。服药1个月后患者体重已减

12 kg,随访多年未见体重反弹。

按:患者自幼肥胖,乃因先天素禀,饮食不节,肥甘留滞中焦,脾失健运,痰湿由生。而肥甘厚味堆积体内,日久化热,痰热湿相搏,胶着脾胃,故出现头身困重、大便黏臭、舌苔黄厚腻之症;痰湿困脾而致脾滞气虚,同时内热亦伤阴耗气,故出现乏力、多汗、脉细弱等气虚之象。观其脉证,痰热互结乃首要病机,故以清热化痰之小陷胸汤为治疗主方。其中黄连苦寒清热,清半夏、瓜蒌仁化痰散结,共奏辛开苦降之法;考虑患者喜肉食,故用生山楂以治肉积;另入薏苡仁化湿,化橘红、佛手理气,酒大黄涤荡肠胃而泻热。三诊加葶苈子、莱菔子,"二子"效可行气开郁,为治疗肥胖之靶药。诸药合用,痰热清而脾胃复健,膏脂乃除。

2. 茵陈蒿汤治疗重度肥胖合并中度脂肪肝

闫某,男,43岁,2016年4月12日初诊。患者素体肥胖,常暴饮暴食,饮酒20余年。15年前体检发现轻度脂肪肝,未予重视,2年前检查已转为重度脂肪肝。患者现体重已达95 kg,BMI 29.3 kg/m²。刻下症:形体肥胖,双目干涩,胁下肝区及后背部对称性区域不适,右髋部按压痛,多食则胃脘部疼痛,眠可,大便调,小便黄,舌红,苔厚腻,舌底滞,脉沉弦滑略数。生化检查示胆红素及血脂4项皆升高。

西医诊断:肥胖,中度脂肪肝。

中医诊断:肥胖,肝癖。

中医辨证:湿热内盛证。

治法:清利湿热。

处方:茵陈蒿汤加减。

茵　　陈 30 g	赤　芍 30 g	虎　杖 15 g	鬼箭羽 15 g
生大黄 6 g	威灵仙 15 g	黄　连 6 g	生　姜 15 g

14剂,水煎服,日1剂,早、晚分服。

上方加减服用6个月,胁下肝区及后背部对称性区域不适感基本消失,双目干涩较前大有减轻。纳眠可,二便调,舌稍暗底厚,脉偏弦缓。患者体重已下降到83 kg,BMI 26.2 kg/m²,重度脂肪肝已转为轻度脂肪肝。

按:患者素有饮食不节,暴食伤脾胃,饮食堆积于中焦,脾胃运化输布受限,故变生膏脂壅滞体内,症见形体肥胖,血脂升高,肠胃不适;另该患者嗜酒多年,酿痰生湿化热,耗伤肝之阴血,故进一步由肥胖发展为脂肪肝,临床表现为胁下肝区不适,双目干涩等。据证舌脉,该患者为明显湿热内盛之象,且伴胆红素异常,故以清热利湿之茵陈蒿汤加减治疗肥胖合并脂肪肝。其方中茵陈、虎杖、黄连、大黄皆为清利湿热之佳品,同时茵陈和虎杖另有利胆退黄之功,以降胆红素;而赤芍清热凉血,入肝经而护阴血;痰湿瘀于体内,阻血脉之通行,故以大黄祛瘀通经、威灵仙利湿通络以通畅血脉。全方以清湿热而利肝胆为要,湿热除脾胃健而肥胖自除。

3. 厚朴三物汤合小陷胸汤治疗2型糖尿病合并肥胖

戴某,男,45岁,2014年6月30日初诊。患者素食肥甘厚味,形体肥胖,体重93 kg,BMI 28.7 kg/m²。患者4年前于医院体检 FBG 8 mmol/L,诊断为2型糖尿病,未予治疗,现FBG维持在10 mmol/L左右。既往饮酒、吸烟20余年。刻下症:形体肥胖,乏力,多汗,无明显口干、口渴,纳眠可,大便偏干,1~3 日一行,小便调,舌红,苔黄厚腻,有齿痕,脉沉略滑数,尺肤汗,掌红。

西医诊断:肥胖,2 型糖尿病。

中医诊断:脾瘅。

中医辨证:实热内盛,痰热互结证。

治法:行气除满,清热化痰。

处方:厚朴三物汤合小陷胸汤加减。

厚　朴 15 g	枳　实 15 g	生大黄 6 g	茵　陈 30 g
赤　芍 30 g	黄　连 15 g	知　母 30 g	半　夏 15 g
瓜蒌仁 30 g	党　参 15 g	茯　苓 15 g	白　术 15 g

28 剂,水煎服,日 1 剂,早、晚分服。

2014 年 8 月 6 日二诊:服上方 1 个月余,刻下症见多汗,久站后易腰酸,小便有泡沫,余无明显不适,舌红,苔黄腻,有齿痕,脉沉滑数略弦。生化检查示 HbA1c 7.5%,CHO 5.46 mmol/L,TG 3.57 mmol/L,尿微量白蛋白 149.51 mg/L。守上方加红曲 6 g、水蛭粉 3 g,改赤芍 45 g、知母 45 g、茯苓 30 g、白术 30 g,28 剂,水煎服,日 1 剂,早、晚分服。

上方加减服用 6 个月,患者体重减至 83 kg,腰酸较前大有减轻,汗出消失,小便黄,余无明显不适。生化检查示 CHO 5.69 mmol/L,TG 2.2 mmol/L,尿微量白蛋白 90 mg/L。

按:患者素食肥甘厚味,嗜烟好酒,化生痰浊湿热之邪壅滞中焦,损伤脾胃。脾胃既伤,饮食无以运化导致食滞内停,膏脂堆积从而发为肥胖。患者乏力、多汗,乃诸邪耗伤其本而致气虚;大便干、舌红、苔黄厚腻、脉数、掌红皆为实热之象。厚朴三物汤功能"行气除满,去积通便",为治疗食滞内停、实热内积之效方;而小陷胸汤清热化痰,能除痰热之胶着。故全方以厚朴、枳实、大黄三味行气泄满,消除食积;以黄连、半夏、瓜蒌仁三味清湿热化痰结,同时配以茵陈、赤芍二味清热凉血利湿;肥胖者多脾虚,以党参、茯苓、白术三味健脾培本。

4. 大柴胡汤治疗肥胖膏浊内聚证

患者,女,35 岁。2000 年产后体重未恢复,肥胖 8 年,曾尝试过多种减肥方法,疗效不显。刻下症:体重 81 kg,身高 160 cm,BMI 31.6 kg/m²,腰围 104 cm,臀围 106 cm。无不适主诉,面色红赤,纳眠佳,大便燥结,小便正常,舌质红,苔黄腻,脉滑有力。

西医诊断:肥胖。

中医诊断:肥胖。

中医辨证:实热内郁证。

治法:行气开郁,消膏降浊,清热通腑。

处方:大柴胡汤加减。

柴　胡 9 g	半　夏 12 g	黄　芩 15 g	白　芍 12 g
枳　实 15 g	酒大黄 15 g^(单包)	佛　手 30 g	葶苈子 30 g
决明子 30 g	莱菔子 30 g	苍　术 30 g	生姜 3 片

28 剂,水煎服,日 1 剂,嘱控制饮食,配合运动。1 个月后患者体重降到 77 kg,嘱其继服上方。后以上方为基础方加减,服用 5 个月后患者体重降到 70 kg,随访半年未反弹。

按：患者无不适主诉，唯产后致"肥胖"困扰，查其面色及舌脉，属实热之肥胖，故宜清热通腑为治则；又肥胖症为膏脂凝聚，阻滞气机所致，故治疗以行气开郁为法。本案以大柴胡汤为主方以行气开郁。方中柴胡、半夏、枳实辛开行气化浊；枳实、酒大黄通腑泻浊，消积导滞，嘱咐患者自行调整酒大黄用量，大便以 1 日不超过 3 次为宜；白芍、黄芩清热；佛手、半夏、苍术行气化痰消膏，减肥转浊消脂；葶苈子泻肺降气，决明子、莱菔子下气通腑。全方以行气为治则，运用了消膏降浊、消积导滞、化痰通腑之法，药证相应。

附：《黄帝内经》对肥胖的系统认识[25]

一、《黄帝内经》论肥胖的分型

《黄帝内经》将肥胖分为"膏人""脂人""肉人"3 种类型。《灵枢·卫气失常》："黄帝曰：何以度知其肥瘦？伯高曰：人有脂、有膏、有肉。黄帝曰：别此奈何？伯高曰：腘肉坚，皮满者，肥；腘肉不坚，皮缓者，膏；皮肉不相离者，肉。黄帝曰：身之寒热何如？伯高曰：膏者其肉淖，而粗理者身寒，细理者身热。脂者其肉坚，细理者热，粗理者寒。黄帝曰：其肥瘦大小奈何？伯高曰：膏者，多气而皮纵缓，故能纵腹垂腴。肉者，身体容大。脂者，其身收小。"这是挖掘国人不同肥胖类型有价值的基本资料。

二、肥胖的形成

1. 体质与年龄因素

人之始生，"以母为基，以父为楯"。《灵枢·寿夭刚柔》曰："人之生也，有刚有柔，有强有弱，有短有长，有阴有阳。"说明人在出生之时，已具备了肥瘦、强弱、高矮、偏阴偏阳等不同的体质属性。同时，肥胖多发生在中年以后。中年以后，人的生理功能由盛转衰，体内代谢失调，好逸少动，以致身体逐渐肥胖。正如《素问·阴阳应象大论》所言："年四十，而阴气自半也，起居衰矣。年五十，体重，耳目不聪明矣。"肥胖虽与先天禀赋密切相关，但并不是一成不变的，人体在生长发育过程中，不断受到外界环境的影响和干扰，肥胖体质会发生缓慢的演化。

2. 后天因素

（1）**饮食不节** 早在《灵枢·逆肥顺瘦》中即指出："肥人其为人也，贪于取也。"《素问·奇病论》说："肥者令人内热，甘者令人中满。""有病口甘者……夫五味入口，藏于胃，脾为之行其精气，津液在脾，故令人口甘也。此肥美之所发也，此人必数食甘美而多肥也。"脾主身之肌肉，脾胃升降转输、运化水谷精微而影响周身，使机体发达丰满。若饮食不当，或饮食偏嗜，或饮食过度，超过脾胃运化功能，使得痰湿内生，日久则痰瘀互结，逐渐导致肥胖。一般而言，肥胖者多喜甜食、咖啡、饮酒较多。据报道，晚间进食时，胰岛素与胰高血糖素分泌不同步，胰岛素分泌在前，不但降低血糖、合成糖原，而且还能合成脂肪和蛋白质。因此，在晚间饱餐后，多余的热量就以脂肪的形式堆积在体内，肥胖亦随之逐渐凸现。

（2）**好逸少动** 久卧、久坐、活动过少，能量储存大于供给时，也可导致肥胖。如《素问·宣明五气》说"久卧伤气""久坐伤肉",久卧、久坐引起气虚、气郁,导致运化无力,输布失常,膏脂内聚,使人肥胖。尤其是现代社会,讲求高效率,以车代步,人们的室外活动越来越少,在电脑、电视前的时间越来越多,尤其是看电视往往伴随进食行为(小吃、糖果、巧克力等),增加了能量摄入,同时降低了能量消耗,如此,活动渐少,摄入渐多,为肥胖的发生埋下了隐患。已经发生肥胖者,因为体重增加,生活习惯不良,或者疾病影响,活动量更加不足,脂肪堆积也就日益明显,逐渐形成恶性循环。

(3) **地域因素**　"人与天地相参",人生活在自然环境和社会环境的结合体中,无时无刻不受到外界环境的影响,不同地域、气候等因素对于肥胖体质的形成起着不可忽视的作用,正如《素问·异法方宜论》说:"西方者,金玉之域,沙石之处,天地之所收引也,其民陵居而多风,水土刚强,其民不衣而褐荐,其民华食而脂肥……"西北之域,肥胖者以大骨架为主;东南地区则恰好相反,肥胖者以小骨架为主。

三、肥胖的属性

1. 五行属性

《灵枢·阴阳二十五人》说"木形之人……其为人苍色,小头,长面,大肩背,直身,小手足",可见肩宽丰满之形,似为上半身肥胖。"火形之人……其为人赤色,广(䯊),锐面,小头,好肩背髀腹,小手足,行安地,疾心,行摇,肩背肉满。"此类人肩背饱满圆润,全身发育匀称,似躯干偏胖之形。"土形之人也……其为人黄色,圆面,大头,美肩背,大腹,美股胫,小手足,多肉,上下相称。"此类人头大,肩背丰满,腹部肥胖,全身上下均匀性肥胖。"水形之人……其为人黑色,面不平,大头,廉颐,小肩,大腹,动手足,发行摇身,下尻长,背延延然。"此类人似以腹部肥胖为主。"金形之人……其为人方面,白色,小头,小肩背,小腹,小手足。"此类人似与肥胖不属于同一范畴。

2. 虚实属性

《灵枢·卫气失常》云:"膏者,其肉淖而粗理者身寒,细理者身热。"可见膏人有肌肤强弱及寒热之分:肌肤腠理粗而稀疏,必畏风,身常寒,抗病力低下;肌肤腠理致密,必不畏风寒,身乃常热,而抗病力较强。"脂者,其血清,气滑少,故不能大",血清气滑少多提示气血不足,多见于虚证。"肉者多血则充形,充形则平",肉人气血充沛,多以实证为主。所谓虚实,从临床症状讲,易乏力、感冒、腹泻,进行饮食控制反而加重疲劳和倦怠感的多属于虚性肥胖;相反,精力充沛,肌肉壮实,不易感冒,常便秘者,多是实性肥胖。

3. 心理属性

一般而言,个体素质不同,心理素质也会相应有所不同。对于肥胖者,尤其是肥胖儿童,由于体形问题引起的心理问题不容忽视。有研究表明,肥胖儿童在心理发展方面自我评价低,自卑感明显,伙伴关系不良,有较多的焦虑情绪,如神经质、紧张、担心等问题。儿童时期出现心理问题,往往容易影响其成长过程,甚至在成年后仍然有心理阴影。人至老年,阳气渐衰,在心理方面,如对待健康、自身价值等,诸多观念都会有不同程度的变化。作为肥胖的老年人,容易出现并发症。《灵枢·天年》言:"六十岁,心气始衰,苦忧悲……七十岁,脾气虚,皮肤枯。"研究显示,痰湿型老年肥胖冠心病患者以性格内向、情绪不稳定、抑郁质最多。

四、 肥胖三型的划分

《黄帝内经》确立了肥胖三型的划分——膏人、脂人和肉人,后世医家从肥胖的形体差异、虚实病机等角度全面总结了肥胖三型的分型特点和辨证要点,进而针对肥胖特征形成了较系统、完备的理论认识。

晋代皇甫谧在《针灸甲乙经·内外形诊老壮肥瘦病旦慧夜甚大论》有曰:"膏者多气,多气者热,热者耐寒也。肉者多血,多血者则形充,形充者则平也。脂者,其血清,气滑少,故不能大。"元代丹波元简《灵枢识·卫气失常篇》言:"膏者肉淖,脂者肉坚。粗理者,卫气外泄,故身寒。细理者,卫气收藏,故身热。膏者多气,气为阳,故质热而耐寒也。肉者多血,血养形,故形充而气质平也。脂者血清而气滑少,故不能大。若此三者,虽肥盛皆别于众人,而脂者之气血,似不及乎膏肉也。"以上即对肥胖的虚实病机进行了初步的分析:膏人有肌肤强弱及寒热之分,肌肤腠理粗而稀疏,必畏风,身常寒,抵抗力低下;肌肤腠理致密,则不畏风寒,身乃常热,多为偏热耐寒体质。脂人血清、气滑少,多提示气血不足,多见于虚证或虚实夹杂。而肉人气血充沛,多以实证为主。

明代张介宾在《类经·藏象类·老壮少小脂膏肉瘦之别》中则比较了膏人、脂人、肉人三者的形体差异:"脂者紧而满,故……肉紧身小。膏者泽而大,故……肉淖垂腴。皮肉连实,而上下相应者曰肉,故……身体容大。"

清代张志聪《黄帝内经灵枢集注》云:"膏人纵腹垂腴。肉人者,上下容大。脂人者,虽脂不能大也。此言人之血气,当使之无过不及也。三者,人之有肥大之太过、瘦小之不及,故当审其血之多少、气之清浊而后调之,无失卫气之常经,期为平和之人矣。此因卫气失常,是故膏人纵腹垂腴。肉人者,上下容大。脂人者,虽脂不能大也。盖卫气主于皮肤筋骨之间,浮沉浅深,各在其处。若独充盛于皮肤分肉之间,而使纵腹垂腴,上下容大。或深沉于筋骨之间,以致脂不能大,皆卫气之失常也。"《黄帝内经灵枢集注·本脏》道:"盖人之肉本于脏腑募原之精液以资生。募原者,脏腑之膏肓也。五脏所藏之精液,溢于膏肓而外养于肉。"《黄帝内经灵枢集注·卫气失常》谓:"膏肥之有别也。皮肉不相离者,谓肉胜而连于皮,内无膏而外无肥,此亦卫气之盛于肉理者也。任谷庵曰,只言胫而不言臂者,气从下而上也……膏者肉不坚,故其肉淖,言膏与肉之相间而相和者也。脂者腠理固密,故其肉坚……卫气盛则腠理肥……余伯荣曰,卫气之所以温分肉者,充实于肉之理路。所谓血气盛则充肤热肉,盖非只温肌肉,而能使肌肉盛满,身体容大……膏者卫气盛,故热而耐寒。肉者肌肉隆盛,故多血,血气盛则充肤热肉,故充形。血随气行,血气皆盛,是为营卫和平。脂者,肌肉紧密,是以血清气少,故不能大。"以上内容从肥胖的形体、寒热、肥瘦大小以及气血多少等角度全面总结了《黄帝内经》肥胖三型的分型特点和虚实辨证要点。

清代周学海在《形色外诊简摩·卷上·形诊生形类·三人》诠释了《黄帝内经》的肥胖三型:"人之肥瘦、大小、寒温,与其气血多少,各有度也……䐃肉坚,皮满者,肥。肉不坚,皮缓者,膏。皮肉不相离者,肉(此言三人之形体也)。膏者,其肉淖,而粗理者身寒,细理者身热。脂者,其肉坚,细理者热,粗理者寒(此言寒热,是指其人本身气血之寒热,非发寒发热、恶寒恶热之病也。凡人身皮肉之温,抚之各有轻重不同,是本于禀赋也)。膏者,多气而皮纵缓,故能纵腹垂腴。肉者,身体容大。脂者,其身收小(此言肥瘦大小)。膏者,多气,多气者热,热者耐寒。肉者,多血者充形,充形则平。脂者,其血清,气滑少,故不能大(此言气血多少)……故治者,必先别其三形,血之多少,气之清浊,而后调之,无失常经。是故膏人者纵腹垂腴,肉人者上下容大,脂人者虽脂不能大也(此概言治法,并补醒三形)。"其著《内经评文·卷九》亦有相应记载。

五、肥胖的治疗

摄生锻炼,增强体质,祛病延年是《黄帝内经》治未病的重要预防措施。《素问·上古天真论》云:"其知道者,法于阴阳,和于术数,饮食有节,起居有常,不妄作劳,故能形与神俱,而尽终其天年,度百岁乃去……恬淡虚无,精神内守,病安从来。"《素问·四气调神大论》亦云:"夫四时阴阳者,万物之根本也。所以圣人春夏养阳,秋冬养阴,以从其根,故与万物沉浮于生长之门。逆其根,则伐其本,坏其真矣……从之则苛疾不起,是谓得道。"圣人不治已病治未病,明确强调了预防的重要性。预防过程中存在着两个重要角色,即医生和患者自身。医患双方务必要积极对待预防这一环节,肥胖者首先要少食多动,饮食宜清淡,多食富含纤维素、维生素、蛋白质的食物,宜低糖、低脂、低盐饮食。正如《素问·五常正大论》云:"谷肉果菜,食养尽之,无使过之,伤其正也。"适当参加体育或体力活动,可根据情况选择散步、慢跑、快走、骑车等,选择有氧锻炼是适宜的,以免给心脏和负重关节造成损伤。

中医治病强调因人制宜,常以患者体质强弱、形体盛衰等作为辨证论治的依据。针药的应用原则早在《黄帝内经》中就有比较深刻的论述。《灵枢·论痛》说:"人之骨强、筋弱、肉缓、皮肤厚者耐痛,其于针石之痛火焫亦然……胃厚、色黑、大骨及肥者,皆胜毒。"《素问·五常政大论》说:"能毒者,以厚药;不能毒者,以薄药……大毒治病,十去其六;常毒治病,十去其七;小毒治病,十去其八;无毒治病,十去其九。"在选方用药方面,可酌情配伍和中消导、清化肠腑、化痰祛瘀之品,如柴胡、枳实、厚朴、大黄、泽泻、夏枯草、决明子、黄连、黄芩等。用药力度根据患者耐受程度而定,体质壮实,病性偏实者,可选用力量较为峻猛的药物;素体虚弱,病性偏虚,不耐攻伐者,则选用较温和的药物为宜。针灸在减肥方面亦有所贡献,《灵枢·逆肥顺瘦》指出:"刺壮士真骨,坚肉缓节,监监然,此人重则气涩血浊,刺此者,深而留之,多益其数……血浊气涩,疾泻之,则经可通也。"肥胖者以实证为主者,施行针刺治疗宜用泻法,深刺且久留针;以虚证为主者,针刺重在补虚培元,手法宜轻。

此外,心理疗法也要给予重视。肥胖者中精神抑郁并不少见,心理因素直接影响到疾病的发生发展,因此,开展心理治疗可以达到改善肥胖者生存质量的预期目的。《灵枢·师传》曰:"人之情,莫不恶死而乐生,告之以其败,语之以其善,导之以其所便,开之以其所苦,虽有无道之人,恶有不听者乎?"指出了心理治疗的必要性及可行性。

六、肥胖三型的外在体形特征

经过临床对大量肥胖病例的观察和长期的经验积累,我们初步拟定了膏人、脂人、肉人的体形特征:① 膏人:脂肪主要集中在腹部,腹部突出较大,四肢、臀部均相对较细小。体形呈蜘蛛状,多见于老年人,预后不良。② 脂人:全身脂肪均一分布,肩小,四肢匀称,骨骼较小，手小足小，皮肤细腻致密，男性胡须、腋毛、汗毛等体毛较稀疏。体形呈上窄下宽的梯形，脑力劳动者多见，预后一般。③ 肉人：肌肉较发达，脂肪较少，肩宽背厚，臀大腿粗，骨骼偏大，手大足大，皮肤较粗糙，男性胡须、腋毛、汗毛等体毛较为浓密，女性有部分第二性征偏男性化的表现。体形呈倒三角，体力劳动者多见，预后较好。④ 日常生活中除外典型的膏人、脂人、肉人，混合型的肥胖者亦为常见。

七、《黄帝内经》肥胖三型的实用价值

肥胖其实就是体内脂膏过多，而《黄帝内经》肥胖三型的划分恰恰始终是以脂膏分布作为诊断的主要原则，以人体形体大小及上下称身作为分型标准的，这与现代肥胖从预后角度出发，以脂肪分布作为线索的研究热点相吻合。可以认为，《黄帝内经》肥胖三型应该是世界肥胖医学最早的以"脂肪分布"为原则的分型方法，它也是中医"治未病"的典范，是一种分型与辨证相结合、疗效与预后相统一的科学分型方法。目前一般认为膏人属西医学中的"腹型肥胖"，运动量减少是脂肪在腹部积蓄的主要原因。脂人与西医学中的"腹型肥胖"相似，属于全身脂肪之肥。肉人肥大而体格魁伟壮大，虽然不尽然为病态，但是与"均一性肥胖"确有相似之处，其体重超标主要是体内肌肉发达所致，常见于重体力劳动者和运动员等。

据此，结合历代医著对《黄帝内经》肥胖三型的阐释，并经过临床长期对大量肥胖病例的观察和归纳，我们分析认为，《黄帝内经》肥胖三型具有划时代的重大意义和临床作用。《黄帝内经》肥胖三型的划分特别涵盖了现代肥胖发生的饮食、运动等主要病因，集中突出了目前肥胖出现的主要体征，与西医学中强调脂肪分布差异对肥胖有重大影响的观点相一致，带有肥胖辨证分型和治疗的特殊含义，对肥胖的预后具有前瞻性的价值，能够为中医预防、治疗肥胖起到很好的桥梁作用，同时对于西医学肥胖的分型也是一种有益的科学的补充、细化和发展，这也是从多角度诠释它的现实临床意义之所在。我们有理由相信，《黄帝内经》肥胖三型完全可能会成为现代中医肥胖学更为确切、简易的科学分型标准。

"善言古者，必验于今"，因此，我们根据古代、现代中医对肥胖的认识，考虑在膏人、脂人、肉人初步分型的基础上，探索三者的特征性诊断标准、中医证候分布规律以及更为简便、准确、经济的测量指标，这对于日后明确肥胖不同类型的诊断、指导临床以及防治工作应该是非常有现实意义的，具备一定的学术价值和实用价值。

参考文献

[1] 葛均波,徐永健.内科学[M].北京：人民卫生出版社,2014：769.

[2] Ng M, Fleming T, Robinson M, et al. Global, regional, and national prevalence of overweight and obesity in children and adults during 1980 – 2013: a systematic analysis for the Global Burden of Disease Study 2013[J]. Lancet, 2014, 384: 766 – 781.

[3] 姜勇,张梅,李镒冲,等.2010 年我国中心型肥胖流行状况及腰围分布特征分析[J].中国慢性病预防与控制,2013,21(3)：288 – 291.

[4] JP Despres,I Lemieux. Abdominal obesity and metabolic syndrome[J]. Nature, 2006,444: 881 – 887.

［5］　仝小林,李洪皎.治肥新思路:祛除膏浊之毒［J］.糖尿病之友,2006,5:46-47.

［6］　秦培洁,李敏,连凤梅,等.消膏降浊法治疗肥胖症86例临床观察［J］.山东中医药大学学报,2011,35(1):23-27.

［7］　张志远,仝小林,段军,等.成年人单纯性肥胖的中医虚实分型及治疗［A］.中华中医药学会糖尿病分会.第八次全国中医糖尿病学术大会论文汇编［C］.北京:中华中医药学会糖尿病分会,2005:238-242.

［8］　李敏,仝小林,倪青,等.腹型肥胖中医虚实证型生物学基础的初步研究［A］.中华中医药学会糖尿病分会.第十次全国中医糖尿病大会论文集［C］.厦门:中华中医药学会糖尿病分会,2007:432-437.

［9］　龚海洋,张惠敏,王睿林,等.古代医家对肥胖的认识［J］.北京中医,2004,23(6):336-338.

［10］　刘长波,陈如.浅谈《黄帝内经》肥胖三分法的临床意义［J］.广州中医药大学学报,2000,17(2):129-133.

［11］　仝小林,段娟,李敏,等.《黄帝内经》肥胖三型的科学价值及应用研究的思路与方法［J］.江苏中医药,2009,41(2):1-3.

［12］　段娟,仝小林.《黄帝内经》肥胖三型的中医证候特点［J］.药品评价,2009,6(12):486-488.

［13］　宓鹤鸣,宋洪涛,陈磊,等.红曲中降血脂活性成分的研究［J］.中草药,1999,(3):172-174.

［14］　李贵海,孙敬勇,张希林,等.山楂降血脂有效成分的实验研究［J］.中草药,2002,(1):52-54.

［15］　陈素美,徐江雁.中药莱菔子药理及临床应用研究回顾［J］.时珍国医国药,2007,18(12):3117-3118.

［16］　王妍,贡济宇.葶苈子的化学成分及药理作用研究［J］.长春中医药大学学报,2008,24(1):39-40.

［17］　刘忠良.南葶苈子提取物调血脂作用的实验研究［J］.药学实践杂志,2000,18(1):15-17.

［18］　侯长军,张平平,霍丹群.决明子的应用研究进展［J］.海峡药学,2007,19(7):7-9.

［19］　赖学鸿.决明子茶和运动双重干预对老年女性的减肥效果［J］.中国老年学杂志,2011,31(7):2402-2404.

［20］　杨杨,刘佳,赖学鸿.决明子茶结合步行锻炼对中老年人减肥效果观察［J］.现代预防医学,2013,40(13):2468-2471.

［21］　谢明,杨爽爽,王亮亮,等.中药车前子的研究进展［J］.黑龙江医药,2015,28(3):474-476.

［22］　何永婷,朱贺年.车前子的研究进展［J］.北方药学,2011,8(1):55-57.

［23］　张明发,沈雅琴.薏苡仁抗代谢综合征的药理作用研究进展［J］.药品评价研究,2014,37(2):178-182.

［24］　张明发,沈雅琴.薏苡仁抗代谢综合征的药理作用研究进展［J］.药品评价研究,2014,37(2):178-182.

［25］　仝小林,毕桂芝,李敏.肥胖及相关疾病中西医诊疗［M］.北京:人民军医出版社,2010:34-43.

第四章　胰岛素抵抗

糖尿病前期包括糖耐量异常(餐后 2 h 血糖≥7.8 mmol/L 而<11.1 mmol/L)和空腹血糖受损(空腹血糖≥6.0 mmol/L 而<7.0 mmol/L),属于糖尿病前期阶段。糖尿病前期患者一般无明显症状,多于健康体检或其他疾患验血检查时发现,患者多不表现为"三多一少"的临床症状,故不应将糖尿病前期与"消渴"画等号。研究证实,体重的增加伴随着糖尿病前期患病率的增加,同样,美国糖尿病预防计划(diabetes prevention program,DPP)也证实,减重是逆转糖尿病发生率的有效方法[1]。而《黄帝内经》于两千多年之前就有饮食肥美及身体肥胖可导致脾瘅,而脾瘅进一步发展即可转化为消渴病的论述。《圣济总录》卷四十五:"《内经》曰,有病口甘者,此五气之溢也,名曰脾瘅。夫食入于阴,长气于阳,肥甘之过,令人内热而中满,则阳气盛矣。故单阳为瘅,其证口甘,久而弗治,转为消渴,以热气上溢故也。"清代名医张璐在《张氏医通》中进一步阐述了脾瘅的症状及治疗:"口甘……名曰脾瘅。治之以兰,除陈气也,兰香饮子……平人口甘欲渴,或小便亦甜而浊,俱属土中湿热,脾津上乘。"当代著名中医糖尿病专家吕仁和提出:"脾瘅应是糖尿病轻者或早期。"综上所述,脾瘅应是消渴病的前期状态,故糖尿病前期属于中医"脾瘅"范畴[2]。

一、脾瘅与胰岛素抵抗

饮入于胃,须通过脾的运化、散精,水谷精微方可输布全身,滋养濡润机体,此为机体之正常运化之道。若过食肥甘超过脾胃之运化能力,饮食不能正常运化为津血,而化为湿浊,蕴积于中焦,蕴久化热,湿热内蕴,湿热之气上蒸,则有口内甜腻的异常感觉,发为脾瘅。从西医学角度来讲,糖尿病前期所产生的机制主要由于多食、少动等原因导致的胰岛素抵抗,即胰岛素的生物学效应减弱,组织对胰岛素的敏感性下降,代偿性引起胰岛 B 细胞分泌胰岛素增加,从而产生高胰岛素血症。其实质为胰岛素介导的细胞糖代谢能力的减低[3],这与中医的脾气壅滞,运化不及,不能很好地转输、布散水谷精微,滋润五脏六腑有相似之处。吴深涛[4]发现中医学中脾主运化功能和西医中胰岛 B 细胞的分泌功能、胰岛素生化效应低下等有密切关联。

在症状上,临床上糖尿病前期的患者常表现为形体肥胖、困倦乏力、口甘、胸脘痞闷、大便溏滞不爽、舌苔腻、脉滑或弦或濡等症状,或仅表现为形体肥胖、多食、不耐疲劳、舌苔腻,类似于《素问·奇病论》中对脾瘅症状的描述。在对预后的概括上,《素问·奇病论》谈及脾瘅预后时言"其气上溢,转为消渴",说明脾瘅不及时干预,即可转为消渴,进一步证明"脾瘅"为糖尿病前期。脾瘅的治疗在于"除陈气",即指运用辛香燥湿等药物祛除体内郁积的陈腐秽浊之气,促使脾气运化。另外,中医强调"治未病","治未病"思想对于预防脾瘅的发生、发展有重要的指导意义,对扭转脾瘅发展至消渴的病势有积极意义。对于西医糖尿病前期的治疗,生活方式干预为首选的治疗方法,即保持良好的体重、适当运动、改变饮食结构、戒烟和不过量饮酒等,其核心为鼓励"多动"和"少食",以减少热量摄入,减轻胰岛素抵抗和高胰岛素血症,促使糖尿病前期患者的血糖转变为正常,这与对脾瘅的治疗有相似之处[5]。

二、案例赏析

1. 中药水丸小剂量维持治疗胰岛素抵抗1例

祝某,女,67岁,2011年5月3日初诊。患者1个月前因乏力、易饥、体重下降到医院进行检查,发现FBG 6.94 mmol/L,2 h PG 10.25 mmol/L,HbA1C 6%,诊断为"糖尿病前期",未服用任何药物,饮食、运动控制。刻下症:易饥,眠差易醒,全身乏力,右脚脚趾麻木,纳可,恶热,汗多,烦躁易怒,小便正常,大便偏干,2~3日一行,排便困难,舌有齿痕,苔腻,脉微弱。既往:1990年乳腺癌切除术;高脂血症5年。血压136/88 mmHg。

西医诊断:糖尿病前期,胰岛素抵抗。

中医诊断:脾瘅。

中医辨证:脾虚胃热证。

处方:干姜黄芩黄连人参汤加减。

干 姜9 g	黄 连15 g	知 母30 g	西洋参6 g
三 七6 g	山茱萸15 g	肉 桂9 g	炒酸枣仁30 g
酒大黄6 g			

34剂,水煎服,日1剂,早、晚分服。

2011年6月7日二诊:患者易饥、眠差、乏力、汗多均较前明显好转。刻下症:右脚脚趾麻木,恶热,心烦易怒,大便可。检查:FBG 6.21 mmol/L,2 h PG 10.13 mmol/L,HbA1C 5.8%;空腹胰岛素(FINS)75.24 pmol/L,2小时胰岛素(2 h INS)1830.9 pmol/L。处方:干姜9 g,黄连30 g,黄芩30 g,天花粉30 g,知母30 g,三七9 g,生大黄9 g(单包),西洋参9 g。诸药做水丸,每次9 g,日2次。

2011年10月31日三诊:患者服上方水丸4月余,现眠差,易饥,稍乏力,右脚脚趾麻木,纳可,小便不畅,大便臭,苔微腻,脉细弦。检查:FBG 5.8 mmol/L,2 h PG 11.6 mmol/L,HbA1C 6.1%,2 h INS 1 130.4 pmol/L。处方:清半夏9 g,黄连9 g,黄芩15 g,西洋参6 g,炙甘草9 g,炒酸枣仁30 g,酒大黄9 g,生姜3大片。

2012年4月23日四诊:患者服上方水丸6个月,现易饥,体重下降,双足麻木,右足甚,胃胀胃疼,怕冷,大便黏,排便困难,小便可,眠差多梦,脉沉弦偏紧,寸尺弱。2012年4月5日检查:FBG 5.39 mmol/L,2 h PG 7.65 mmol/L,HbA1C 5.8%,FINS 30.81 pmol/L,1 h INS 451.32 pmol/L,2 h INS 477.72 pmol/L。处方:枳实15 g,炒白术30 g,黄芪30 g,黄连6 g,党参15 g,鸡血藤30 g,生姜3大片。水煎服,日1剂。

五诊：服上方28剂后，患者易饥、体重持续下降、双足麻木、胃部不适症状消失，纳眠可，排便费力，大便不干，在三诊处方基础上加山茱萸30 g、火麻仁30 g，西洋参加为15 g，生大黄加为15 g，做水丸，每次9 g，日2次，服用半年。复查：FBG 5.72 mmol/L，2 h PG 5.4 mmol/L，HbA1C 5.9%，FINS 24.34 pmol/L，1 h INS 620.15 pmol/L，2 h INS 287.26 pmol/L。

按：该患者属于糖尿病前期伴胰岛素抵抗，血糖轻度升高，给予水丸小剂量治疗。患者年过半百，伴有全身乏力、汗出、心烦等症状，辨证为脾虚胃热证，予干姜黄连黄芩人参汤加减。三诊、四诊时患者的胰岛素指标明显下降。四诊时患者出现分泌延迟的现象，同时出现体重下降、胃部不适的症状，重新辨证为中气不足证，给予补中益气汤加减健脾益气，汤药调理1个月。五诊时患者胃部不适症状消失，出现排便费劲，加用火麻仁、生大黄以增强通便之力。继续服用水丸半年余，患者胰岛素分泌明显改善。

2. 干姜黄芩黄连人参散剂治疗胰岛素抵抗胃热脾虚、虚实夹杂证

患者，女，69岁，2010年8月2日初诊。发现血糖升高8个月，既往有室性早搏、高脂血症、轻度脂肪肝、肝血管瘤，未服降糖西药。刻下症：无明显不适，夜尿2～3次/晚，纳眠可，小便可，大便2～3次/日，舌苔根部厚腻，舌底瘀，脉略弦。身高153 cm，体重58 kg，BMI 24.78 kg/m²。实验室检查：2010年6月18日 CHO 6.11 mmol/L，TG 2.88 mmol/L；HbA1c 7.1%；2010年7月13日 FBG 5.82 mmol/L，餐后2 h血糖8.66 mmol/L。

西医诊断：高胰岛素血症，高脂血症，脂肪肝。

中医诊断：脾瘅。

中医辨证：脾虚胃热证。

处方：干姜黄芩黄连人参汤加减。

| 干　姜 12 g | 黄　连 30 g | 黄　芩 30 g | 西洋参 9 g |

三　七 9 g

上方打粉煮散，早、晚各1次，每次27 g。

2010年10月25日二诊：服3个月煮散后，刻下无明显不适，纳眠可，二便调，舌苔根部厚腻，舌底瘀，脉略弦。生化检查：2010年10月14日 HbA1c 6.9%，FBG 5.88 mmol/L，餐后2 h血糖8.66 mmol/L，FINS 122.15pmol/l，HOMA－IR 2.3，胰岛素敏感指数42.9%。上方加苍术30 g、滑石粉30 g、生甘草15 g。煮散，早、晚各1次，每次27 g。

2011年1月24日三诊：服3个月煮散后，刻下无明显不适，纳眠可，二便调，舌苔根部稍腻，舌底瘀，脉略弦。生化检查：2011年1月13日 HbA1c 6.2%，FBG 5.7 mmol/L，餐后2 h血糖9.27 mmol/L，FINS 66.89 pmol/l，HOMA－IR 1.3，胰岛素敏感指数77.6%。初诊方加肉桂15 g、山茱萸30 g。煮散，早、晚各1次，每次27 g。

该病例用药前后血糖水平对比如下（表4－1）。

表4－1　病例2用药前后血糖水平对比（mmol/L）

	HbA1c(%)	FBG(mmol/L)	2h PG(mmol/L)
服药前	7.1	5.82	8.66
服药2个月	6.9	5.88	8.66
服中药3个月	6.2	5.7	9.27

按：上案辨证属于脾虚胃热证，为干姜黄芩黄连人参汤的适应证，故给予干姜黄芩黄连人参汤虚实两顾、寒热并用，清胃肠之热，益中焦之气治疗，而获佳效。从病历来看，既往病史有高脂血症和脂肪肝，BMI 都属于超重，主证为无明显不适，并兼有舌底滞或瘀的血瘀之象。干姜黄芩黄连人参汤出自《伤寒论》第359条："伤寒本自寒下，医复吐下之，寒格更逆吐下，若食入口即吐，干姜黄芩黄连人参汤主之。"故采用苦寒重于辛温的干姜黄芩黄连人参汤治疗，从而体现了苦寒泄降、辛温通阳之法。本案患者舌底瘀，为瘀血内阻的表现，故加三七以增强活血化瘀之作用；复诊时舌苔根部厚腻，为湿邪之表现，故加苍术和六一散以增强燥湿利湿之作用，同时亦是利用苍术降低血糖之现代药理学之功用；三诊时苔根部稍腻，故去苍术和六一散，再加肉桂和山茱萸以阴阳双补，肉桂可温补下焦虚寒，山茱萸可补益肝肾之阴。患者的剂型是煮散，煮散完全保留了汤剂的所有特点，只是将汤剂的饮片粉碎成颗粒，既遵循了中医药的基本理论，又保持了汤剂的固有特点，疗效肯定，并具有节省药材、节省经费、简便易行、提高质量、方便携带等诸多优点。临证时，在急、危、重证及糖尿病血糖居高不下等情况下，先以汤剂大剂量峻急猛攻，直挫病势，待病势缓解，如血糖控制平稳，改丸药或煮散以稳定病情。

3. 以黄连为主药治疗空腹血糖受损1例

岳某，女，66岁，退休教师。2004年初患者体检时发现空腹血糖稍高，自觉无明显不适。胰岛功能示血糖 0 h 6.4 mmol/L，2 h 14.2 mmol/L；胰岛素 0 h 92.07 μU/mL，2 h 41.91 μU/mL。后经多次复查，FBG 波动在 5.7~6.6 mmol/L，餐后 2 h 血糖波动在 3.9~5.7 mmol/L，诊断为空腹血糖受损，给予中成药"糖脉康"、中药汤剂滋补肝肾，治疗约1年，未服用西药降糖。2005年7月9日复查胰岛功能：血糖 0 h 6.0 mmol/L，1 h 12.9 mmol/L，2 h 7.0 mmol/L；胰岛素 0 h 6.8 μU/mL，1 h 79.9 μU/mL，2 h 74.3 μU/mL。患者后经多次复查血糖正常后停药。此后6年间，患者每年至少2次监测空腹及餐后 2 h 血糖，均在正常范围，糖化血红蛋白波动在 6.6%~6.7%，无乏力、口渴、多饮、消瘦等不适。

2011年6月，患者无诱因感轻微乏力，体检再次发现空腹血糖升高。2011年8月2日胰岛功能示：血糖 0 h 8.03 mmol/L，0.5 h 15.51 mmol/L，1 h 19.11 mmol/L，2 h 19.11 mmol/L；胰岛素 0 h 13.77 μU/mL，0.5 h 47.52 μU/mL，1 h 71.19 μU/mL，2 h 193.79 μU/mL。

2011年8月2日初诊，刻下症：乏力，纳可，二便调，眠可，形体偏胖（BMI 24.5 kg/m²），舌质淡，胖大有齿痕，舌底脉络瘀滞，苔厚略黄，脉沉细略数。

西医诊断：空腹血糖受损，高胰岛素血症。

中医诊断：脾瘅。

中医辨证：痰热互结，脾虚胃滞证。

处方：小陷胸汤加味。

黄　连 15 g	清半夏 15 g	瓜蒌仁 30 g	生　姜 3 片
红　曲 6 g	炒白术 30 g		

28剂，水煎服，每日1剂，早、晚分服。

2011年8月30日二诊：服上方28剂，患者偶乏力，失眠，脉细弦，苔白微腻。复查 FBG 7.3 mmol/L，餐后 2 h 血糖 7.2 mmol/L。效不更方，上方加三七 6 g，炒酸枣仁 30 g，诸药共研末,3日1剂,每日2次,冲服。

2012年5月29日三诊:患者乏力,便溏,小便正常,纳眠可,舌苔厚,有齿痕。FBG 7.18 mmol/L,CHO 7.4 mmol/L,LDL-C 5.4 mmol/L。拟以半夏泻心汤加减:清半夏9 g,黄连15 g,知母30 g,党参15 g,枳壳12 g,山茱萸15 g,红曲15 g,红花30 g,泽泻30 g。每日1剂。

2012年7月3日四诊:服上方28剂,患者便溏改善,仍乏力、失眠,每日睡3~4小时。舌边有齿痕,苔厚微黄,脉沉细略数。6月28日复查胰岛功能:血糖0 h 6.75 mmol/L,1 h 14.62 mmol/L,2 h 10.50 mmol/L。上方加绞股蓝30 g、红花30 g、泽泻30 g、红曲15 g。

患者服上方28剂后复查空腹血糖、餐后2 h血糖正常。后服用以上方为基础方的水丸,随访1年,患者血糖控制良好,FBG控制在6.4 mmol/L,餐后2 h血糖5.6~6.6 mmol/L,HbA1c正常,纳眠可,便溏、乏力基本缓解。

按:本案患者在8年病程中,初期仅表现为空腹血糖偏高以及空腹高胰岛素血症,经中药治疗上述情况明显改善且胰岛素分泌峰值、时相接近正常。患者中间经过长达6年正常血糖期后进展为2型糖尿病,并且伴有血脂代谢紊乱、高血压。患者服用中药降糖过程中,随着血糖水平稳步下降,胰岛素水平曾出现非平行关系变化,需临床进一步关注以探究病因。本例患者在病程中始终未服用降糖或改善胰岛素抵抗的西药,单纯使用中药降糖治疗,这也证明中药在延缓空腹血糖受损进展为2型糖尿病及改善胰岛素抵抗方面发挥了作用。

参 考 文 献

[1] Knowler WC,Barrett-Connor E,Fowler SE,et al. Reduction in the incidence of type 2 diabetes with lifestyle intervention or metformin[J]. N Engl J Med, 2002,346(6): 393-403.

[2] 吕仁和.糖尿病及其并发症中西医诊治学[M].北京:人民卫生出版社,1997:129.

[3] 窦梅,马爱国.胰岛素抵抗主要原因及机制的研究进展[J].国外医学卫生学分册,2009,36(3): 174-177.

[4] 吴深涛.脾不散精与糖耐量低减[J].中国医药学报,2004,19(8): 463-465.

[5] 中华医学会糖尿病学分会.中国2型糖尿病防治指南(2013版)[J].中国糖尿病杂志,2014,22(8): 30-31.

第五章　肥胖2型糖尿病

糖尿病(diabetes mellitus,DM)是严重危害人类健康的慢性病之一。据统计,中国2015年糖尿病的患病人数为1.096亿,居全球首位[1]。目前世界1/3的糖尿病患者在中国,DM已经成为中国慢性疾病中第三大致死原因[2]。DM及其并发症会大大降低患者的生活质量,并且给政府造成巨大的财政负担,目前DM相关治疗费用已达到1734亿元,约占国民医疗总支出的13%。中国现还有4.934亿的糖尿病前期人群,发病率约为50.1%[3]。糖尿病及其并发症不但给患者造成严重伤害,而且给国家和家庭带来难以承受的经济负担,糖尿病的防治工作已经刻不容缓。传统西医治疗本病虽疗效肯定,但具有作用靶点单一、费用较高、副作用较大的缺点。2型糖尿病(type 2 diabetes,T2DM)患病率日益增高、发病机制多变、进行性自然病程以及各类并发症凸显,因此亟须一种新的治疗策略[4]。

一、 肥胖2型糖尿病的中医病名

传统意义上,糖尿病属于中医学"消渴病""消中病""肾消"等范畴。后世医家多宗其说,力倡消渴病分上、中、下三消,上消责之肺热,中消责之胃热,下消责之肾阴虚或阴阳两虚,认为"阴虚为本,燥热为标"为其主要病机。

现代T2DM的临床特征与传统消渴病"三多一少"有别。古人是在临床有明显的"三多一少"症状时对消渴病进行认识和诊断的,现代糖尿病是根据血糖检查结果进行诊断的,二者诊断方法的差异导致古代消渴病和现代糖尿病内涵的不对等性。T2DM有以下几个方面的基本特征:① 无"三多一少"症状者多,有"三多一少"症状者少:随着现代检查手段的应用,现代糖尿病的发现大大提前,甚至糖尿病前期阶段即可发现,80%以上都没有明显的"三多一少",也就是说,没有明显的"消渴",这和过去有很大不同。"消渴"是以"症"定"证",必因"渴"而"消";糖尿病是以血糖升高定"病",可以无"渴",也可以无"消"。② 肥胖者多,消瘦者少:现代糖尿病即使患病多年,由于降糖西药的应用,可能仍然肥胖;古代糖尿病则不然,即使发病时体形肥胖,经过长期的"三多"之后终归要走向"一少"(消瘦)。③ 年龄提前:以往多见于老年人,现许多为中年起病,甚至出现了儿童T2DM。④ 多合并其他疾病:T2DM不仅见于肥胖或超重提醒,而且60%合并血脂异常,90%合并高血压和(或)血脂紊乱。血糖升高与血脂异常、肥胖、高血压紧密相连,相兼为病[5]。因此,"三消"最初是对消渴病临床症状的概括,后世医家以"三消"分证,是对消渴病发展到一定时期,具有明显临床症状的消渴患者的分型辨证,阴虚燥热病机理论尚未囊括糖尿病前期、早期无典型"三多一少"症状时的病机[6]。肥胖2型糖尿病可归属于"脾瘅"的范畴,二者都以过食肥甘为始动因素,以肥胖为特征,最终都会转为消渴或脉络、络脉并发症,二者在病因、临床表现以及结局转归具有一致性,通过流行病学调查反证了肥胖2型糖尿病的主要证候特征,所以把肥胖2型糖尿病归到"脾瘅"论治。

二、 肥胖2型糖尿病的病因病机

(一)肥胖2型糖尿病的病因

1. 饮食不节,肥甘太过

过食肥甘为2型糖尿病形成的基础:肥指各种油脂类食物,包括煎炸、烧烤、涮肉等;甘泛指各种美味甜食、碳酸饮料或膨化食品等;肥甘还包括各种垃圾食品。经调查糖尿病患者在发病前的饮食习惯都有食量多、嗜甜食、喜油荤、少蔬菜的共性。过食肥甘,造成营养过剩,过量饮酒导致糖、脂代谢紊乱。《素问·通评虚实论》曰:"凡治消瘅、仆击……甘肥贵人则高粱之疾也。"《景岳全书》亦云:"消渴者,其为病之肇端,皆膏粱肥甘之变,酒食劳伤之过,皆肥贵人之病也,而贫贱者少有也。"秦景明在《症因脉治·内伤三消》中论及积热三消之因"膏粱厚味,时积于中,积湿成热,熏于肺则成上消,伤于胃则成中消,流于下则成下消",均将膏粱厚味作为2型糖尿病发生的原因[5]。《素问·痹论》云:"饮食自倍,肠胃乃伤。"过食肥甘,滞脾伤胃损肠,脾胃肠腑纳运传导失职,水谷堆聚,因而导致中焦壅满,化生内热等一系列变化。多项研究已表明高脂饮食能明显增加T2DM的发生风险。

2. 活动减少,肝脾瘀滞

体力活动的减少使热量消耗减少,多余的营养与热量转化成脂肪组织积聚在体内,导致机体脂肪含量增加,体重增加。从中医的角度,《素问·阳明脉解》:"四肢者,诸阳之本也。"脾主四肢肌肉,适度活动可升发阳气,激发脾气,提高脾转运精微物质的功能,活动减少可以导致脾的运化功能失常。同时活动减少使气血运行缓慢、脉络瘀滞,从而形成了以肝脾郁滞为核心的病机。研究证明,体育锻炼可以预防糖尿病的发生,使个体发生糖尿病的危险性降低25%[7]。

3. 情志失调,郁而化热

《灵枢·五变》言:"怒则气上逆,胸中积热,血气逆留,髋皮充肌,血脉不行,转而为热,热则消肌肤,故为消瘅。"刘河间《三消论》云:"五志过极皆从火化,热盛伤阴,致令消渴。"《临证指南医案·三消》亦云:"心境愁郁,内火自燃,乃消症大病。"肝为风木之脏,喜条达,情志失调则伤肝,肝气郁结,久郁化火。且肝主疏泄,调控整个机体新陈代谢,脾升胃降亦有赖于肝之疏泄。肝气郁结,木不疏土,则脾失健运,胃失和降,升降失常,枢机不利,致郁而化火,火热怫郁,肆虐中宫。故郑钦安《医理真传·三消症起于何因》曰:"消症生于厥阴,风木主气,盖以厥阴下木而上火,风火相煽,故生消渴诸证。"肝胃郁热,阳气亢盛而成壮火,火热怫郁,机体功能活动亢进,渐致入不敷出,真气耗损,即成壮火食气,火热与虚象并见。经临床实验研究表明,长期精神紧张可刺激下丘脑腹内侧核,导致交感神经兴奋,使胰岛素分泌减少,从而使血糖增高。抑郁、焦虑情绪同样会影响血糖控制,其发病机制为:抑郁时皮质醇分泌亢进,大量皮质醇可降低葡萄糖利用,还可通过拮抗胰岛素而抑制血糖利用,使血糖升高[8]。

4. 先天因素

先天禀赋不足、五脏柔弱而致脏脆是糖尿病的遗传因素,这与西医学的遗传因素、体质因素是一致的。《灵枢·五变》指出:"五脏皆柔弱者,善病消瘅。"《灵枢·本脏》还指出凡是心脆、肺脆、肝脆、肾脆者均"善病消瘅易伤"。说明大多数糖尿病患者具有先天禀赋不足的特点,先天之肾气不足,后逐渐影响到后天之脾气虚弱,进而影响他脏,导致五脏俱虚,此类患者易从糖耐量异常转变为糖尿病,甚至影响其他脏器,导致多种并发症。此观点与西医学对 2 型糖尿病的遗传易感性的认识相似。

(二)肥胖 2 型糖尿病病机

《素问·奇病论》中的经典论述不仅揭示了肥胖 2 型糖尿病由肥胖经脾瘅发为消渴的自然发展过程,也揭示了中满内热是脾瘅阶段的核心病机。中满内热既有"中满"的表现——脘(胸)腹胀满、形体肥胖(腹型肥胖为主),又有肝、胆、胃、肠等脏腑内热之象。本课题组曾调查 2518 例肥胖 2 型糖尿病中医证型分布,结果显示,病机属"中满内热"者占 74.3%,非中满内热者占 25.7%,证实中满内热是肥胖 2 型糖尿病脾瘅阶段的核心病机[9]。

1. 肥甘生内邪,内邪生中满

脾胃同为中土,胃为阳土,脾为阴土,胃主受纳,腐熟水谷,脾主运化,输布精微,胃气主降,脾气主升,胃喜润而恶燥,脾喜燥而恶湿。因此,脾胃经常处于一种不湿不燥、升降有序、纳运规律的状态。若长期过食肥甘,当脾胃功能强健、受纳运化旺盛时,则生肥胖,此时多为实胖;当超过脾胃的运化功能,食物不能及时腐熟运化,"肥则碍胃,甘则滞脾",胃纳迟缓,脾运呆滞,气机不调,脾胃当升不升,当降不降,食积停滞于中,则腑气不畅,胃气阻滞,肠道壅塞,脾气不运,津液内停则湿浊内生,久之变为痰湿、痰浊或痰热。脾虚胃实,乃由实转虚,虚实夹杂。土壅中满,痰浊入血则生痰瘀、血浊,停于全身或腹部才变肥胖。故《素问·阴阳应象大论》说"水谷之寒热,感则害人六腑",又说"浊气在上,则生腹胀",说明了饮食与中满的关系[5]。

2. 中满生内热是 2 型糖尿病产生的关键

因肥甘而生中满,中满包括食滞、痰浊、痰湿、气滞等诸多方面,中焦气机壅滞,与痰浊、食滞相搏结,日久化热,形成痰热、浊热、食热,最多的为痰热相互搏结。此痰热在胃在肠,表现为痞满或胀满、腹胀、口苦、大便不畅或大便干结等。临床上,脾虚食停可致使胃热,胃热则多食、多饮、食欲亢进,肥胖不断加重,使脾胃内热更甚,形成恶性循环[5]。

3. 土壅木郁是中满内热的直接表现形式

肝主疏泄,脾主运化,肝主调一身之气机,脾为一身气机升降之枢纽,所以肝与脾的关系主要表现在食物的消化和气机的升降等方面,肝之疏泄与脾之运化相互影响。肝主疏泄,分泌胆汁,输入胃肠,以助脾消化,肝主疏泄是脾保持正常消化吸收功能的重要条件。脾主升清,主运化饮食精微,所以,脾得肝之疏泄,则升降协调,运化功能健旺。清代何梦瑶《医碥》曰"木疏土而脾滞以行",《素问·宝命全形论》云"土得木而达"。过食肥甘,气机升降失司,食滞、痰浊、痰湿、痰热、湿热等阻滞中焦,中焦气滞,肝疏泄无力,或肝胆之气升发受阻而郁,中焦内热上蒸肝胆,导致肝(胆)胃郁热等。《素问·厥论》:"此人必数醉,若饱以入房,气聚于脾中不得散,酒气与谷气相薄,热盛于中,故热遍于身,内热而溺赤也。"这些均说明了内热与肝脾的关系。

4. 肥胖2型糖尿病的病机演变经历了"郁、热、虚、损"的四大阶段

郁、热、虚、损概括了糖尿病在时间和空间上的动态演变过程。其中郁证阶段代表疾病的早期,多数肥胖糖尿病患者在前期肥胖阶段,因过食和少动形成以食郁为先导的气、血、痰、火、湿、食六郁。热证阶段代表疾病的发生,肥胖者在中满的基础上化生内热,此阶段表现出一派火热之象,如痰热、湿热、胃热、肠热、肝热等,临床可见易怒口苦(肝)、消谷善饥(胃)、便秘(肠)、口渴引饮(肺)等,其中肝胃郁热最为常见。虚证阶段代表疾病的发展,前一阶段火热未除,脏腑功能持续亢进,耗散脏腑元气,脏腑经络等组织器官功能活动无力,气血津液生成及代谢障碍,加之火热灼津,燥热伤阴,故气阴两伤为始,进而阴损及阳,阴阳两虚,同时痰浊瘀血等病理产物积聚内生。损证阶段代表疾病的终末,糖尿病后期,诸虚加重,或因虚极而脏腑受损,或因久病入络,络瘀脉损而成。此期的根本在于络损(微血管)和脉损(大血管),并以此为基础导致脏腑器官的损伤。把握糖尿病四大阶段的整体发展脉络,对于认识疾病、判断预后,并根据病情发展演变予以正确治疗有重要的指导意义。

三、 肥胖2型糖尿病的发生与胃、肠、脾、肝、胆密切相关

(一)肥胖2型糖尿病的病理中心在"脾胃肠"

脾、胃、肠是病理形成的关键脏腑。"肥则碍胃,甘则滞脾",糖尿病患者过食肥甘,早期脾虚不著,可有脾热表现,尚可运化水谷精微,故能食而肚腹胀大,中满郁而化热,出现血糖升高。临床上脾热导致胃热,胃热则多食、多饮,肥胖不断加重,且"六腑以通为用",阳明胃腑主降,病则浊气不降、糟粕不行,阳土易于化热燥结,故病多实证、热证,此谓"阳道实"。若超过脾胃的运化功能,水谷不能化生精微,则湿浊内停,久之变成痰浊、痰湿或湿热。糖尿病中期为寒热并见、虚实夹杂的阶段。一方面胃病日久及脾,健运不及,以致不能升清降浊;另一方面,脾病亦累及于胃,出现食入不化,腹胀肠鸣,或者脾虚湿停,导致胃失通降,出现纳呆呕恶、脘痞胀满等症;同时,胃气内结,导致大小肠气滞而腑气不通,或脾胃阳虚,不能温煦肠道,传化无力,出现腹胀、大便秘结等症。糖尿病日久,脾胃虚愈,气血生化乏源,阴阳耗损,而转为虚证。脾阳虚衰,既可导致大肠虚寒,传导失职,又可致小肠阳气不足,不能传化物、分清泌浊,而出现大便溏泄,甚至完谷不化等症。

多项现代研究已表明,肥胖2型糖尿病的发生与脾胃肠腑的功能紊乱密切相关。有学者通过对T2DM患者实行胃肠手术,可极大地缓解甚至治愈糖尿病,因此提出糖尿病很可能是一种小肠疾病的假说[10-11];亦有学者研究证实T2DM患者的肠道菌群结构较正常人群发生明显改变,肠道菌群失调可导致T2DM发病,因此提出肠道菌群可能作为T2DM治疗的新靶点[12-13]。许多脾虚症状与西医学中胰腺分泌淀粉酶、糜蛋白酶功能低下的表现相吻合,胰岛B细胞的分泌功能及胰岛素的生化效应低下等均与中医学脾不散精关系密切[14]。此

外,胰高血糖素样肽 - 1(GLP - 1)是胃 - 肠 - 胰岛轴环节中的一种重要的肠促胰岛素,GLP - 1 可以促进胰岛素的合成与释放,抑制胰高血糖素的释放,可延迟胃排空,降低食欲。而 T2DM 患者空腹和餐后 GLP - 1 分泌显著低于正常人,餐后的分泌较空腹时降低,说明胃肠激素及其类似物可以成为糖尿病临床治疗研究的新方向[15]。

(二) 肥胖 2 型糖尿病的发病涉及肝胆

清代黄坤载《四圣心源·消渴》说:"消渴者,足厥阴之病也,厥阴风木与少阳相火为表里……风木之性专欲疏泄……疏泄不遂……则相火失其蛰藏。"《素问微蕴·消渴》说:"消渴之病则独责肝木,而不责肺金。"清代周学海《读医随笔》说:"肝者,贯阴阳……握升降之枢也。"又曰:"凡脏腑十二经之气化,皆必藉肝胆之气化以鼓舞之,始能调畅而不病。"可见,肝气疏泄正常,气机调达,全身气血调和。若肝之疏泄失常,气机不畅,郁而化火,致脏腑功能失调,火热怫郁,肆虐中焦,消谷善饥而成消渴;肝气疏泄不畅加重中满之气机壅滞,形成恶性循环。脾土不健则水谷不化,津液不布则为湿为痰;肝失疏泄则血行艰涩,瘀滞不行,食滞、痰湿、膏浊等实邪相互搏结于中焦[16]。

四、 肥胖 2 型糖尿病的病理因素与临床表现

(一) 六郁是肥胖 2 型糖尿病重要的病理因素

肥胖 2 型糖尿病属实胖者,多是由于过食肥甘或饮食不节而致饮食停滞(食郁),以食郁为先导,形成痰郁、湿郁、气郁、热郁,最后产生血郁。食郁中焦,阻碍脾胃升降,脾主运化,肝主疏泄,脾胃气滞,土壅木郁形成肝脾气郁,郁久化热,中焦气滞,气机升降受阻,水液代谢失常,运化不健,则水湿不化,津液不布,为湿为痰。肝气郁滞,气机不畅,血行艰涩受阻,形成血郁。食郁、痰郁、湿郁、气郁和热郁在中焦,只有气郁和血郁影响全身,痰郁、湿郁和气郁在血中或入血时可致血郁,血郁进一步加重,导致血瘀,是糖尿病并发症发生发展的病理基础;血瘀也可与痰、膏浊相互兼夹,形成痰瘀、浊瘀。上述病机变化最终导致了食、气、痰、湿、热、血六郁的病理状态。肥胖 2 型糖尿病属于虚胖者,因虚致郁,存在脾胃之虚和痰湿之郁。

朱丹溪认为:"气血冲和,万病不生,一有怫郁,诸病生焉,故人身诸病,多生于郁。"戴思恭说:"郁者,结聚而不得发越也。当升者不得升,当降者不得降,当变化者不得变化也。此为传化失常,六郁之病见矣。"(《金匮钩玄》)可见丹溪"六郁"的基本病理为气血怫郁,尤以气郁为关键。实际上六郁为一种机体功能失调的状态。在 T2DM 中仍然适合借鉴六郁的概念,但此六郁应与朱丹溪的六郁有别。肥胖型 T2DM 之"六郁"以食郁为核心,由食郁而生气滞、痰阻、水湿、内热等其他郁证表现,最后产生血郁;食郁、痰郁、湿郁和热郁在中焦,只有气郁和血郁影响全身。

(二) 中满内热与脾瘅阶段主症的关系

1. 多食
胃为戊土,脾为己土,戊阳己阴。火燔戊土,肆虐在胃则消谷善饥,如《灵枢·师传》曰

"胃中热则消谷,令人心悬善饥"。热铄己土,灼脾阴则多食不饱,明代《慎斋遗书·渴》曰:"盖食多不饱,饮多不止渴,脾阴不足也。"然此时"脾不足"是相对胃火中烧而言,乃阳热过分亢盛所致化源不及而相对不足。

2. 多饮

《素问·经脉别论》曰:"饮入于胃,游溢精气,上输于脾,脾气散精,上归于肺,通调水道,下输膀胱,水精四布,五经并行。"脾阴相对不足,则散精归肺之能不及;加之肝木通过经脉与肺金相连,火热鸱张,气火上炎,木火刑金,上灼肺金则渴饮不止。

3. 多尿

《金匮要略·消渴小便不利淋病脉证并治》云:"趺阳脉浮而数,浮即为气,数即为消谷而大坚,气盛则溲数,溲数则坚,坚数相搏,即为消渴。"趺阳脉以候胃,脉浮而数为胃气热盛,气有余便是火,水为火逼,故小便频数;脾相对不足,行津散精之力相对较弱,运化水液不及,水津直趋膀胱,以致多尿;或因肺火灼烧,销铄津液,不能行其通调水道之职,水液径走膀胱而致多尿。张锡纯有言:"脾气不能散精达肺则津液少,不能通调水道则小便无节,是以渴而多饮多溲也。"《侣山堂类辨》亦曰:"有脾不能为胃行其津液,肺不能通调水道而为消渴者。"

4. 大便坚

火燔中宫,肆虐在肠,肠中津液相对亏少则大便坚干,即如《金匮要略》云:"趺阳脉浮而数,浮即为气,数即为消谷而大坚。"或因肺津受灼,相对匮乏,不能下润大肠,肠道失于濡润而致大便坚干。

5. 肥胖

由于过食膏粱厚味、肥甘油腻,胃纳太过,脾气相对虚弱,运化不及,饮食水谷壅滞中焦,不化精微反生膏生浊,不归正化反聚湿生痰,"膏者,神之油也……脂即膏也"(丹波元简),"津液稠黏,血为之浊"(《医学正传》)。膏浊痰湿脂堆聚于中而生肥胖,多为腹型肥胖。

五、 肥胖2型糖尿病的证候演变规律

(一) 土壅木郁是中满化为内热的枢机

肝主疏泄,分泌胆汁,输入胃肠,以助脾运化,肝主疏泄是脾保持正常消化吸收功能的重要条件。脾主升清,又必赖胆经少阳春升之气的升发,所以脾得肝之疏泄,则升降协调,运化功能健旺。《素问·宝命全形论》云:"土得木而达。"在临床上,如肝气太过,木盛克土,表现为肝气犯胃或肝气克脾。反之,如中土壅滞,肝木亦病,称为土壅木郁或土反侮木。过食肥甘,脾胃升降失司,食滞、痰浊、痰湿、痰热、湿热等阻滞中焦,中焦气滞,导致肝疏泄无力,或肝胆之气升发受阻而郁,中焦内热上蒸肝胆,导致肝(胆)胃郁热等。

(二) 内热伤阴转为消渴

长期过食肥甘、醇酒、厚味、炙煿之品,损伤脾胃,脾胃运化失司,积滞胃中酿成内热,因此消谷耗液,津液不足,脏腑经络皆失濡养发为消渴;长期过度的精神刺激,如郁怒伤肝,肝气郁结,久郁化火,火热炽盛,不仅上灼胃津,下耗肾液,而且肝之疏泄太过,肾之闭藏失司,

则火炎于上,津液泄于下,"三多"之症随之而起,发为消渴。

六、 肥胖 2 型糖尿病的证治方药

(一)早期——多实证,治以泻实清热

糖尿病的郁证、热证阶段多表现为实证,代表疾病发展的早期,主要表现为肥胖、多食物、不耐疲劳。治疗时应清热泻火、苦寒直折,并注重消膏降脂化浊以治肥,治疗原则主要包括开郁清热、调理肠胃、苦酸制甜等。

1. 土壅木郁证

此为郁证阶段的病理中心。胃土壅塞,日久反侮肝木,导致木郁,失于疏泄。辨证要点为情绪抑郁,胁腹胀满,喜太息,脉弦等。治以疏肝解郁、理气导滞,方用四逆散加减。若脘腹胀满为主者,加用厚朴三物汤;若气郁日久导致血、痰、火、湿、食等郁,见痞闷腹满、食滞吞酸等,治以理气解郁、宽中除满,方用越鞠丸加减。

2. 肝胃郁热证

肝气郁滞,日久化热,木火乘土,导致胃失和降。辨证要点为胸胁胀闷,面色红赤,形体偏胖,心烦易怒,口干口苦,便干,脉弦数。治以开郁清热为主,用大柴胡汤加减。方中柴胡、黄芩、清半夏开郁行气化浊;枳实、酒大黄通腑泻浊,清泻阳明邪热;清半夏、大黄配伍,辛开苦降。诸药共用,疏肝开郁,清胃降火,辛开苦降,调畅气机,使内热得除,恢复中焦大气运转。

3. 痰热互结证

中焦气郁,郁而化热化火,灼伤津液炼为痰,痰热互结于脾胃,形成痰热互结证。辨证要点为肥胖,形体壮实,肚腹肥大,胸闷脘痞,口干口渴,心烦口苦,大便干结,小便色黄,舌质红,苔黄腻,脉弦滑;同时,也具有 2 型糖尿病脂代谢异常、脂肪肝等病变。治宜开郁清热涤痰,兼消膏降浊化浊以治肥,投以小陷胸汤加减。瓜蒌甘寒,与辛温之半夏、苦寒之黄连相伍,使全方润燥相得,涤痰不致过于温燥,泻热不忘保存阴津。常配伍生山楂、红曲消膏降脂解浊,生大黄以通腑消滞;生大黄与水蛭粉活血通络。

4. 胃肠实热证

本证为热证阶段的病理中心。辨证要点为口干苦或臭,渴喜冷饮,腹大,大便干等。治以清泻实热,方用大黄黄连泻心汤加减。方中大黄苦寒,味苦能泻、性寒能清,功用不在攻下,而在通腑以泻热,给邪以出路;黄连除胃中湿热,能消痞满。二者配伍,功善清热消痞,临床应用剂量范围为大黄 6~30 g,黄连 9~30 g。若患者腰围、体重明显增大,苔腐,加用小陷胸汤清热化痰;口渴甚,加天花粉、生牡蛎;大便秘结难行者,加枳壳、厚朴,并加大大黄、玄明粉用量;大便干结如球状,加当归、何首乌、生地黄。

5. 肠道湿热证

湿郁日久化热,湿热内阻胃肠,大肠传导失司。辨证要点为大便黏臭,苔黄腻等。治以清利湿热,方用葛根芩连汤加减。方中葛根味甘辛凉,入阳明经,既可内清阳明之热,又可起阴气而止利生津,临床多重用葛根 15~30 g;黄芩、黄连苦寒,清胃肠湿热,厚肠胃,用量为 9~

30 g;葛根与黄连相配可以制约黄连之燥性;炙甘草和中,调和诸药。全方共奏清热燥湿、生津润燥之功。临床治疗糖尿病时加大葛根、黄芩、黄连用量,且加干姜佐制黄芩、黄连之苦寒以防伤胃,辛开苦降,调整脾胃气机升降[干姜:黄连≈1:(6~9)]。苔厚腐腻,去炙甘草,加苍术;纳食不香、脘腹胀闷、四肢沉重,加苍术、藿香、佩兰、炒薏苡仁。

6. 肺胃热盛证

《素问·气厥论》:"肺消者,饮一溲二。"《金匮要略·消渴小便利淋病脉证并治》曰:"渴欲饮水,口干舌燥者,白虎加人参汤主之。"肺胃热盛,大热消灼,津亏液耗,而为消渴;胃热炽盛,消灼津液,则舌燥渴饮;肺受热伤,津液不布,直趋膀胱则多尿。辨证要点为口大渴,喜冷饮,汗出多,脉洪大。主以白虎汤为主方清肺胃之火热,加天花粉滋阴生津,加西洋参益气生津止渴,补已亏之津液。应用此方时,笔者常以天花粉代替粳米,取其滋阴清热功用;并加黄连增加清胃热、降血糖之力,加赤芍清血热,乏力、汗出多加西洋参、乌梅、桑叶。

7. 胃肠燥实证

肠胃热积内结,形成阳明腑实。辨证要点为腹满疼痛,大便秘结。内热炽盛,肆虐在胃则消谷善饥,在肠则大便坚。内热腑实,最易伤阴,故应"急下存阴",泻热通腑,方用仲景四承气汤加减。《医方考》云:"厚朴苦温以去痞,枳实苦寒以泄满,芒硝咸寒以润燥软坚,大黄苦寒以泄实去热。"四承气汤均用大黄荡涤胃肠积热,其中大承气汤芒硝、大黄并用通腑泻下,大黄生用后下,后纳芒硝,且加枳实、厚朴除满消痞,为攻下之力颇峻之"峻下剂",主阳明热结重证;小承气汤无芒硝,减轻枳实、厚朴用量,且三味同煎,为攻下之力较轻之"轻下剂",主阳明热结轻证;调胃承气汤去枳实、厚朴,后纳芒硝,大黄与甘草同煎,为泻下力缓之"缓下剂",主治有燥、实而无痞、满之证;桃仁承气汤由调胃承气汤加桃仁、桂枝组成,为荡实通瘀之缓下剂,舌质暗、舌底静脉瘀滞明显者用之宜。

(二) 中期虚实夹杂,治以补虚泻实

郁证、热证阶段进一步发展,在病机上逐渐发生转化,处于由实向虚转化的寒热并见、虚实夹杂阶段。

1. 脾虚胃滞,寒热错杂证

患者寒热错杂于中,脾胃升降之机紊乱,气机痞塞,故中焦大气不转,形成糖脂代谢紊乱。辨证要点为胃脘痞塞不痛,纳差。治以和中降逆、消痞除满,方用半夏泻心汤加减。方中清半夏和胃降逆消痞,临床根据患者舌苔厚薄调整用量,一般为9~30 g,若舌苔甚厚可用至50 g。黄芩、黄连清热和胃,干姜温脾而散结,人参、甘草、大枣甘温补脾胃之虚。诸药辛开苦降,寒温并用。若患者痞满腹胀严重可加用枳术丸。方中枳实苦泄沉降;白术甘温补中、苦以燥湿、芳香健脾,为培补脾胃之要药。二药一升一降、一补一泻,共奏健脾除满之效。

2. 脾虚胃热,寒热错杂证

本证切合糖尿病"虚"的阶段,特别是肥胖2型糖尿病,即脾瘅发展过程中由实向虚转化的虚实夹杂阶段。长期过食,损伤脾土,运化不及,积聚中焦,壅滞化热,或先天禀赋不足,脾土虚弱,肝木疏泄无力,食则易积,日久化热,形成脾虚胃热。辨证要点为神疲乏力,消瘦,面黄,畏寒,便溏,夜尿频等。治以健脾清胃,方用干姜黄芩黄连人参汤加减。方中黄连、黄芩

苦寒,清泻壅盛之胃热,干姜、人参温热补虚,同时制约黄芩、黄连之苦寒。诸药配伍,寒热并用,升降相因,切合病机。每味药物的常用剂量如下:干姜 9~15 g,黄连 9~30 g,黄芩 9~30 g,西洋参 6~9 g,红参 3~6 g [17]。病情偏寒重者可多用干姜,热盛者可加重黄芩、黄连,伤津为主者用西洋参,气虚为主者则用红参 [18-19]。

3. 水饮食滞,胃失和降证

脾胃虚弱,不能腐熟水谷,水饮内停,导致中焦气机逆乱。辨证要点为干呕,恶心,肠鸣下利等。治以消食和胃、散水消痞,方用生姜泻心汤。本方系半夏泻心汤减干姜用量,加生姜四两而成。方中重用生姜为君,气薄偏散,走而不守,开胃气、散水气,临床用量一般为 9~30 g;与辛热偏守的干姜并用,既宣水气,又温中州;姜、夏、芩、连合用,辛开苦降以和胃气;干姜、参、枣、草合用,扶中温脾补虚以运四旁。

4. 阳虚于外,热结于胃证

患者在外表阳虚不能温分肉、充皮肤、肥腠理而司开合,在内胃热气机升降失常。辨证要点为心下痞满,恶寒汗出,脉沉。《伤寒贯珠集》云:"按此证,邪热有余而正阳不足,设治邪而遗正,则恶寒益甚,或补阳而遗热,则痞满愈增。"故治以清热消痞、扶阳固表,方用附子泻心汤加减。方中大黄、黄连、黄芩苦寒清热消痞;附子辛热,温经扶阳、固表止汗,临床附子制用,且根据患者恶寒以及舌苔黄厚程度,调整用量范围为 6~30 g。四药配伍,寒热并用,攻补兼施。

(三)晚期虚损,变证丛生,治以温补脾肾、温阳通络

糖尿病日久,至疾病晚期,最终由于脾胃虚惫,气血生化乏源,阴阳耗损,而转为虚证。此时患者胰岛功能衰竭,并发症丛生,病理性质为本虚标实,或者纯虚无实。治疗时应根据不同并发症的临床特点,态靶结合,以温补脾肾、温阳通络为主,兼顾对症治疗。

1. 气虚络损证

阴伤及气,致气阴两虚,较阴虚燥热正气耗伤更重,虚象渐著。辨证要点为口渴喜饮,体倦乏力,神疲失眠,尿量频多,多食善饥,手足心热,口干咽燥,大便正常或干结,舌红苔薄黄,脉虚细数。治以益气养阴,使用生脉饮加减。

2. 阳虚络损证

正气持续耗损,累及命门元阳,命火衰微,化源不足,温煦失职,致气血精津亏损,脏腑功能衰败。此时邪火已消之殆尽,虚损之象进一步加重,病情更加错综复杂。辨证要点为畏寒怕冷,面色㿠白,腰膝酸冷,四末不温,性欲低下,舌淡白,脉沉细无力,尺部尤甚。治以温阳补肾,方以金匮肾气汤合黄芪桂枝五物汤加减。

七、肥胖 2 型糖尿病的其他治则治法

(一)苦酸制甜

糖是甜味,甜之对立为苦,甜之中和为酸。《素问·阴阳应象大论》曰"味厚者为阴,薄为阴之阳;气厚者为阳,薄为阳之阴。味厚则泄,薄则通;气薄则发泄,厚则发热……气味辛

甘发散为阳,酸苦涌泄为阴"。苦酸合用,清热泻火,敛气坚阴,故能降糖。苦酸制甜主要包括两方面:清气敛阴和清火坚阴。

1. 清气敛阴法

重在苦寒清火降糖,多用于火热盛极,嚣张肆虐阶段,重用苦寒清热泻火,兼用酸涩敛气敛阴,防火毒耗伤。

代表方剂:连梅汤加减。黄连、乌梅、黄芩、黄柏等。

运用要点:火毒内炽,有伤阴之势。口干大渴,烦躁易怒,面赤舌红,甚则口舌生疮,苔略干,查血糖偏高,可超过 16 mmol/L(空腹)。

2. 清火坚阴

重在收敛,多用于火热内盛,耗伤正气阶段,酸以收敛生津,苦以清火。

代表方剂:知柏地黄丸加减。知母、黄柏、山茱萸等。山茱萸酸涩益阴,是方中起收敛作用的主药,具有敛尿、敛汗、敛气等功用,《医学衷中参西录》言:"山茱萸,大能收敛元气,振作精神,固涩滑脱。"临床可根据火热耗伤正气的不同表现随证用药。如失眠,加酸枣仁敛神;多尿,合水陆二仙丹缩泉;多汗,加煅龙牡敛汗。

运用要点:火热耗伤证。烘热、燥热,口干口渴,乏力,或多汗,失眠,夜尿频,舌红,舌苔干,脉弦细数。

总之,苦酸合用,苦以制约,酸以中和,无论病程阶段如何,均可直接制糖,血糖下降,病之标得治,再论治病之本。但临证时仍需根据病情及病程斟酌苦酸配伍之比,或以苦为主,或以酸为主,恰宜配伍,可用于糖尿病不同类型的各个发展阶段,为贯穿全程之法则。

(二) 调理肠胃

长期过食是肥胖 2 型糖尿病发病的始动因素,"饮食自倍,肠胃乃伤",脾胃纳运功能减弱,致肥甘厚味积聚中焦,不化精微反生膏生浊,不归正化反聚湿生痰,膏浊痰湿脂堆聚,中焦壅滞,气机不畅,则血行涩滞,或因痰浊、膏浊壅聚脉中,阻塞脉道,血行不利,因而致瘀,而膏脂痰浊湿瘀可进一步影响气机运行。中焦大气不转,全身气机紊乱,脾胃升降反作,"清气在下,则生飧泄","浊气在上,则生䐜胀",临床可见呕吐、呃逆、便秘等胃肠功能紊乱的症状。对于此种胃肠功能紊乱的状态,调理肠胃是基本治则,具体包括辛开苦降法、消膏降浊法及通腑活血法。

1. 辛开苦降法[20]

辛开苦降法,是在中医四气五味药性理论指导下,运用辛温和苦寒两种不同性味的药物巧妙配伍治疗疾病的一种独特方法。《素问·阴阳应象大论》首先提出了"辛甘发散为阳,酸苦涌泄为阴"。说明辛与苦代表着两种截然不同的阴阳属性,辛善于升发宣散,属阳;苦能降逆泄下,属阴。《素问·至真要大论》云:"阳明之复,治以辛温,佐以苦甘,以苦泄之,以苦下之。"指出辛苦两类不同性质的药物可以合理配伍治疗疾病。张仲景宗《黄帝内经》之说,开创了辛开苦降法运用于临床之先河,以辛温之半夏、干姜与苦寒之黄连、黄芩为主组成半夏泻心汤及其类方以及陷胸汤,是辛开苦降的典范。辛开苦降法的明确提出,首推叶天士。其在《临证指南医案》中指出"微苦以清降,微辛以宣通""苦寒能清热除湿""辛通能开气泄浊""辛以开之,苦以降之""以苦降其逆,辛通其痹",并化裁出多个治疗脾胃及湿热诸痰的"泻心汤"类方,精当地阐发了辛开苦降法的配伍机制。朱丹溪的左金丸、《韩氏医通》的交泰丸、王孟英的连朴饮等,均是对辛开苦降法的补充和发挥。清代温病学家吴鞠通认识到"非苦无能胜湿,非辛无能通利邪气","苦与辛合能降、能通",辛开苦降法已日臻完善。

(1) *寒热清温并用,化湿泻热*　糖尿病发病中脾胃功能失调,表现为脾虚胃强,脾虚则生湿,胃强则生热,脾虚胃热。《灵枢·师传》有"寒温中适"的治疗原则,认为调理脾胃以苦泄、辛补、甘缓为法度。辛开苦降法,温脾清胃,两相结合,补虚泻实,阴阳并调,温而不耗胃阴,寒而不伤脾阳,互制互济,体现了阴阳学说的对立统一观。"太阴湿土,得阳始运,阳明燥土,得阴自安",辛则运脾化湿,消痞散结,苦则清胃中郁火,辛开苦降泄郁火、化瘀滞,并可针对因脾虚胃热引起的气郁、湿浊、痰浊、瘀血导致的糖尿病并发症。

(2) *升清降浊,斡旋气机,解郁化滞*　脾胃气机升降失调也是糖尿病及其并发症的重要病机,辛开苦降原则可用于治疗中焦脾胃升降失常,气机阻滞者。辛则升清,苦则降浊,辛开苦降调畅中焦之气,宣泄三焦气机,使气机升降正常。

辛开苦降的具体运用主要有六法:辛开苦降,和胃降糖法;辛开苦降,和胃降逆法;辛开苦降,和胃散水法;辛开苦降,涤痰开结法;辛开苦降,清热利湿法;辛开苦降,平调寒热法。临证时,要根据寒热错杂、升降不调、阴阳失衡矛盾的主次和痰湿化热、郁火和病邪壅闭的轻重,确定辛开与苦降药味的多少和药量轻重的比例,达到"辛开苦降""苦降辛开""苦辛平等"及"微苦微辛"的不同配伍,避免过苦伤胃,过辛耗散,过犹不及。

代表方剂:泻心汤类方。包括半夏泻心汤、生姜泻心汤、干姜黄连黄芩人参汤、栀子干姜汤等。

运用要点:胃肠功能紊乱。呕吐,呃逆,腹胀,便秘,腹泻,舌红或淡,舌底瘀或闭,脉虚或涩。

2. *消膏降浊法*

"膏者,神之液也……脂即膏也"(丹波元简)。《医学正传》:"津液稠黏,血为之浊。"消膏,即消除膏脂;降浊,其治法有两层含义,即转浊和化浊。转浊即切断中满化生为浊的路径,从根本上阻止浊的生成,降低血液黏稠度;化浊即促进浊邪的转化和分解,加速代谢,以减少浊在体内的积聚。

代表方剂:小陷胸汤加减。黄连、清半夏、瓜蒌仁、生山楂、红曲等。

运用要点:膏脂痰浊积聚。形体肥胖,腹部胀大,胸闷脘痞,心烦口苦,口干渴喜冷饮,大便干结,小便黄,舌红,苔黄腻,脉滑数等。实验室检查示三酰甘油、胆固醇、低密度脂蛋白等血脂指标增高。

3. *通腑活血法*

胃肠功能紊乱,大肠失于传导之功,瘀阻于内,肠腑瘀滞,致腑气不通更甚。腑实瘀滞,急应通腑活血。

代表方剂:桃仁承气汤。桃仁、生大黄、玄明粉等。

运用要点:腑实瘀滞证。便秘,腹痛拒按,或痛经,月经色暗,血块多,舌暗红,有瘀斑,舌底瘀或闭,脉涩。

（三）开郁清热

中满内热是肥胖 2 型糖尿病脾瘅阶段的核心病机,故应重用苦寒以清内热,佐以辛开以消中满,开郁清热法为肥胖 2 型糖尿病脾瘅阶段的基本治则。中满内热的主要表现形式包括肝胃郁热和胃肠实热,因此具体治法分为开郁清胃法和通腑泻热法。

（四）补虚泻实

糖尿病"郁、热、虚、损"四阶段并非截然分开,而是一个连续的时间和空间过程,由热发展至虚的过程常常虚实并存,对于此过渡阶段的治疗,清热、泻火、化痰、消膏等泻实之治是一方面,同时应注意火热耗气、痰热伤阴等因实所致之虚,注重补虚之治,因此主要治法包括清热健脾法、清火益气法、泻火养阴法。

（五）调补虚损

糖尿病病久,热盛耗伤,初则气津亏损,阴伤津亏,久则阴损及阳,甚则命火不足,病程由郁热阶段进入虚损阶段,因此调补虚损是此阶段的重要治则。因有阴、阳、津、气损伤之轻重程度不同,故具体治法分为滋阴润燥法、益气养阴法、阴阳双补法及温补少火法。

（六）活血通络

肥胖 2 型糖尿病早期即存在以食郁为先导的血郁,血行不畅,络脉郁滞,日久发展为络脉瘀阻,后期演变为络脉瘀闭及络脉损伤,同时累及脉络,即大血管。因此,早期即应注重活血通络,并且贯穿全程。因此,活血通络应作为糖尿病并发症的基本治则。根据病程及络脉病变程度,治络法主要有辛香疏络、化瘀通络、破血通络、凉血通络、止血宁络、补虚通络等法。

八、小结

高血糖是代谢综合征的重要组分之一。中满内热是其早期的核心病机,而中满内热形成的根源是过食肥甘厚味。肥胖 2 型糖尿病的病理中心在脾、胃、肠、腑,涉及肝、胆,病机演变经历了"郁、热、虚、损"四个不同阶段。食、气、血痰、火、湿郁是肥胖 2 型糖尿病重要的病理因素,多食、多饮、多尿、大便坚、肥胖是其主症。我们以脾瘅理论指导其治疗,早期多实证,治以泻实清热为主;中期病情多寒热虚实错杂,治以补虚泻实为主;晚期变证丛生,以虚证为主,治以温补脾肾、温阳通络。另外,苦酸制甜、调理肠胃、开郁清热、补虚泻实、调补虚损、活血通络亦是其重要治法。

九、案例赏析

1. 长疗程服用中药治疗肥胖 2 型糖尿病合并代谢综合征验案一则

王某,男,59 岁,2007 年 6 月 21 日初诊。患者患糖尿病 12 年,于 1995 年因"冠心病,高血压"到医院就诊,发现血糖升高,开始中药降糖治疗,于 1996 年改用格列齐特,1998 年换为二甲双胍、阿卡波糖,2000 年 8 月改为瑞格列奈至今,现用量早 0.5 mg、午 1 mg、晚 1 mg,空腹血糖控制佳,约 5 mmol/L。既往高血压 40 年,冠心病 20 年,于 1998 年行"冠脉搭桥术",现服用硝苯地平、氯沙坦钾、异山梨酯、辛伐他汀、拜阿司匹林等。戒烟,少量饮酒。刻下症:全身乏力,出汗较多,视物流泪,睡眠差,易早醒,醒后心脏有压抑感,二便调,无口干口渴,无手足麻木,无体重减轻,舌质红,舌底静脉增粗,苔黄厚,脉弦滑略数。查 FBG 5.3 mmol/L,HbA1C 7.2%;胰岛功能(服中药前查):血糖 0 h 7 mmol/L,1 h 13.3 mmol/L,2 h 9.9 mmol/L;胰岛素 0 h 103.7 pmol/L,1 h 820 pmol/L,2 h 713.1 pmol/L;C 肽 0 h 0.43 nmol/L,1 h 1.6 nmol/L,2 h 1.199 nmol/L。血压 145/95 mmHg,身高 173 cm,体重 85 kg,BMI 28.40 kg/m^2。

西医诊断:2 型糖尿病,高血压,冠心病。

中医诊断:脾瘅。

中医辨证:肝胃郁热证。

治法:清泄郁热,活血通络。

处方:大柴胡汤合丹参饮加减。

柴　胡 15 g	黄　芩 30 g	黄　连 15 g	干　姜 6 g
知　母 15 g	天花粉 30 g	降　香 9 g	丹　参 30 g
牛　膝 30 g	地　龙 30 g		

28 剂,水煎服,日 1 剂,早、晚分服。

2007 年 7 月 5 日二诊:患者易汗出,醒后每觉心脏压迫感,夜尿 2~3 次,舌质红,舌底静脉增粗,苔黄厚,脉弦滑略数。血压 145/95 mmHg。瑞格列奈用量同前。于初诊方中黄连、知母均加为 30 g,加生大黄 3 g、水蛭 9 g。

2007 年 7 月 19 日三诊:患者易早醒,醒后心脏仍有压抑感,全身乏力,少量白痰,汗出较多,夜尿 2~3 次,大便日 1 次,偏干,舌质红,苔黄厚,脉沉略滑。瑞格列奈用量同前。痰热之象盛,故在初诊方的基础上加瓜蒌仁、清半夏以清泄郁热、化痰通腑。处方如下。

柴　胡 15 g	黄　芩 30 g	黄　连 30 g	瓜蒌仁 30 g
清半夏 9 g	干　姜 6 g	知　母 30 g	天花粉 30 g
降　香 9 g	丹　参 30 g	牛　膝 30 g	地　龙 30 g

28 剂,水煎服,日 1 剂,早、晚分服。

2007 年 8 月 23 日四诊:仍诉早醒,醒后自觉胸闷,起床活动后好转,有午、晚餐前低血糖症状,舌质红,舌底静脉增粗,苔黄腻,脉弦滑。其舌脉证为痰热壅滞之象,宜清化痰热、泻热通腑,方用小陷胸汤合大黄黄连泻心汤。处方如下。

瓜蒌仁 30 g	生山楂 30 g	清半夏 9 g	云茯苓 30 g
黄　连 30 g	干　姜 6 g	黄　柏 30 g	知　母 30 g
生大黄 3 g	水蛭粉 6 g	牛　膝 30 g	钩　藤 30 g（后下）

28 剂,水煎服,日 1 剂,早、晚分服。

至 2007 年 9 月 7 日,患者已停降糖西药瑞格列奈(已服中药 2 个半月),继予上方加减治疗,并监测血压、血糖、胰岛功能。至 2009 年 9 月 28 日来诊,诸症明显改善,予清热降浊、益气养阴通络,方用干姜黄连黄芩人参汤加味。处方如下。

干　姜 9 g	黄　连 45 g	黄　芩 60 g	红　参 15 g
肉　桂 30 g	山茱萸 30 g	葛　根 60 g	天花粉 30 g
酒大黄 30 g	水蛭粉 3 g	炒酸枣仁 45 g	鸡血藤 60 g
莪　术 30 g	三　七 30 g		

制水丸，每次 9 g，每日 3 次。

2010 年 7 月 14 日来诊（已服中药 3 年），患者夜间口干，怕热，舌质红，舌底瘀，苔腻。BP 130/85 mmHg，FBG 5.6 mmol/L，早 PBG 9.2 mmol/L，午 PBG 5.3 mmol/L，HbA1c 6.6%。处方如下。

黄　连 30 g	清半夏 30 g	瓜蒌仁 30 g	苍　术 30 g
知　母 30 g	生　姜 5 大片	三　七 9 g	

水煎服，日 1 剂。服 50 余剂后改水丸。

2011 年 3 月 15 日来诊（已服中药 3 年 8 个月，停西药降糖药 3 年 6 个月），患者无不适症状，舌质红，苔微腐腻。BP 140/80 mmHg，FBG 7.1 mmol/L，早 PBG 7.8 mmol/L，HbA1C6.5%。胰岛功能：胰岛素 0 h 52.89 pmol/L，1 h 397.43 pmol/L，2 h 402.39 pmol/L；C 肽 0 h 0.37nmol/L，1 h 1.29nmol/L，2 h 1.87nmol/L。继予水丸长期调理。

该病案用药前后胰岛素分泌水平以及 C 肽分泌水平对比如下（表 5-1、表 5-2）。

表 5-1　病案 1 用药前后胰岛素分泌水平对比（pmol/L）

服　药　期　限	0 h	1 h	2 h
服药前	103.7	820	713.1
服药 40 日	88.7	329.7	397.4
服中药 2 个月	61.6	324.2	281.4
服中药 3 个月、停西药 2 周	27.1	307.7	286.4
服中药、停西药 3 年余	52.89	397.43	402.39

表 5-2　病案 1 用药前后 C 肽分泌水平对比（nmol/L）

服　药　期　限	0 h	1 h	2 h
服药前	0.43	1.6	1.199
服药 40 日	0.66	1.47	2.29
服中药 2 个月	0.29	1.17	0.91
服中药 3 个月、停西药 2 周	0.29	0.61	1
服中药、停西药 3 年余	0.37	1.29	1.87

按：此患者患有肥胖 2 型糖尿病，膏脂痰浊积聚，积久化热；脾运不及，壅滞中焦，土壅木郁，日久化热，伤津耗气，则见周身乏力、自汗出；热扰心神则致眠差早醒；土壅木郁，痰瘀互结，阻于胸中，则心脏不适。其舌苔、脉象等为肝胃郁热、气血不畅之象。故以柴胡、黄芩、黄连清泻肝胃郁热，知母、天花粉滋阴降火，恐苦寒过甚伤胃以干姜护胃，降香、丹参、牛膝、地龙理气化瘀。二诊加大黄连、知母用量，为增加清热泻火之力，加水蛭活血通络。三诊加瓜蒌仁、清半夏，寓小陷胸汤之义，可清化痰热。后加减使用上方，且于用中药 2 个半月停用西

药降糖药。后痰热之象渐去,显现气阴两虚、脉络瘀阻之象,故于服药 1 年半后,改用干姜黄连黄芩人参汤加味,方以红参益气,黄芩、黄连苦寒清热,山茱萸、葛根、天花粉滋阴清热,肉桂合黄连寓交泰丸之义,针对眠差早醒,水蛭、鸡血藤、三七化瘀通络。至 2010 年 7 月 14 日,患者明显好转,表现怕热、夜间口干、舌红苔腻、脉滑略数,予小陷胸汤加味,稳定后改水丸长期调理。归纳治疗经过可见,此为土壅木郁,中满内热之证,清热化痰、益气生津、化瘀通络为其总的治疗原则,据各阶段不同表现,治疗各有侧重,灵活遣方用药,辨证施治,达到满意效果。患者在服中药 2 个半月后停用西药降糖药,停西药 3 年半,血糖控制较理想。观察此病例可见,中药具有确切的降糖作用,坚持服用能达到控制血糖的目的。另外,治疗前患者存在明显的高胰岛素血症,即胰岛素抵抗明显,经中药治疗后,胰岛素及 C 肽逐渐恢复至正常水平。由此可推测中药可改善胰岛素抵抗、纠正高胰岛素血症,从而达到降低血糖,治疗 2 型糖尿病的目的。

2. 小陷胸汤治疗肥胖 2 型糖尿病痰热互结证

秦某,男,54 岁,2009 年 2 月 23 日初诊。主诉:血糖升高 14 年。1995 年患者因感冒发热至医院查 FBG 7.5 mmol/L,复查 FBG 7.8 mmol/L,确诊为 2 型糖尿病,开始口服中药汤剂治疗,14 年来血糖控制不稳。其母患糖尿病胆囊息肉史半年。烟酒史 30 年,已戒烟。刻下症:患者自诉双眼视物模糊,血糖高时眼球发现红血丝,腰膝酸痛,性功能减退,自 2002 年无性生活,大便偶偏干,每日 1 次,小便可,纳可,眠佳,舌底红,舌苔厚腐腻,脉沉滑数。生化检查:HbA1c 8.6%,FBG 9.13 mmol/L,SCr 75 μmol/L,CHO 4.69 mmol/L,VLDL 0.41 mmol/L,TG 2.07 mmol/L,LDL－C 2.82 mmol/L;尿微量白蛋白 10 mg/L;眼底非增殖期糖尿病视网膜病变,右眼更重。身高 172 cm,体重 83 kg,血压 130/85 mmHg。现用药二甲双胍 500 mg,每日 2 次;格列美脲 2 mg,每日 1 次。

西医诊断:2 型糖尿病,高脂血症。

中医诊断:脾瘅。

中医辨证:痰热互结证。

处方:小陷胸汤加减。

黄　连 45 g	清半夏 30 g	瓜蒌仁 30 g	生山楂 15 g
红　曲 6 g	当　归 30 g	蜈　蚣 4 条	云茯苓 60 g
葛　根 60 g			

28 剂,水煎服,日 1 剂。后患者以此方为主方服用 6 个月,前后共计 196 剂。

2009 年 10 月 12 日复诊:患者腰部酸胀明显缓解,纳可,大便每日 1 次,性功能改善,舌底红,苔微黄厚腐腻,脉沉,尺部无力。生化检查:FBG 6.7 mmol/L,HbA1c 7.4%,TG 1.98 mmol/L,血压 120/80 mmHg。患者经过数月的中药治疗,HbA1c 逐步降低,TG 水平下降,体内湿热得清,痰浊得化,故将汤药改为丸剂继续长期服用,以进一步巩固疗效。处方如下。

黄　连 30 g	清半夏 30 g	瓜蒌仁 30 g	葛　根 45 g
黄　芩 30 g	苍　术 30 g	赤　芍 30 g	生山楂 30 g
生　姜 3 片			

10 剂后,生姜改为干姜,制水丸,每次 9 g,每日 3 次,服用 3 个月。服西药同前。

2010 年 4 月 12 日复诊:患者已服水丸 6 个月,舌底滞,苔厚腐腻微黄,脉偏沉略滑。HbA1c 7.2%,余指标正常。予上次方加天花粉 30 g、干姜 6 g、大黄 15 g,减清半夏、生姜,增葛根至 90 g,黄连至 45 g。上方制水丸,每次 9 g,每日 3 次。服西药同前。

2010 年 7 月 5 日复诊:患者服上方水丸 3 个月,现无特殊不适主诉,口臭,晨起腰痛,苔黄厚腐腻,脉略弦滑。生化检查:HbA1c 7.1%,FBG 5.30 mmol/L,CHO 4.91 mmol/L,TG 2.21 mmol/L,LDL 2.76 mmol/L。血压 130/75 mmHg。调整处方如下。

黄　连 60 g	清半夏 30 g	瓜蒌仁 30 g	黄　芩 60 g
知　母 60 g	茯　苓 60 g	干　姜 12 g	天花粉 30 g
大　黄 15 g	葛　根 90 g	苍　术 30 g	赤　芍 30 g
生山楂 30 g			

制水丸,每次 9 g,每日 4 次。

2010 年 10 月 11 日复诊:患者服水丸 3 个月,未有明显不适,偶有乏力,舌苔腐腻。Hb1Ac 6.0%,FBG 5.6 mmol/L,2 h PG 9.6～10.4 mmol/L,予上方加苍术 60 g,西洋参 60 g。制水丸,每次 9 g,每日 2 次。减西药二甲双胍为 250 mg,每日 2 次,格列美脲 2 mg,每日 1 次。

2011 年 1 月 17 日复诊,HbA1c 6.7%。2011 年 4 月 18 日七诊,HbA1c 7.0%。2012 年 3 月 5 日八诊,HbA1c 6.4%,2 h PG 10.0 mmol/L。调整处方如下。

黄　连 270 g	知　母 270 g	天花粉 270 g	生大黄 90 g
赤　芍 270 g	黄　芩 180 g	干　姜 60 g	苍　术 270 g
红　曲 270 g			

制水丸,每次 9 g,每日 3 次,服用 3 个月。

按:患者形体肥胖,肚腹肥大,BMI 高达 28.1 kg/m^2。血糖、血脂异常,为糖脂病。患者大便偏干,舌红,舌苔厚腐腻,脉沉滑数,故辨证属脾瘅之痰热互结证。膏粱厚味,机体代谢不及,则变生膏浊,积于体内,化热生火,加之烟酒均为酿痰生热之物,日久热结心下,痰热胶灼,用小陷胸汤加味。方中黄连清内热,清半夏化痰浊,瓜蒌宽胸开结、涤痰清热,生山楂化浊清胃消积满,红曲调脂,云茯苓淡渗利湿,使体内湿热顺势而下,葛根降糖。本例患者初诊时舌苔厚腐腻,湿热之象明显,血糖、血脂、血压均升高,糖化血红蛋白达到 8.6%,血糖控制不佳。经过小陷胸汤加味治疗后,患者的糖化血红蛋白水平稳步下降,体内膏浊得化,血脂水平也趋于正常,腐厚的舌苔开始松动、化解,患者肥满的体型也开始发生改变。血糖、血脂得到了良好控制,此时调整为水丸继续服用,因丸剂药力较汤剂为缓。在治疗中,当归、蜈蚣活血通络,治疗糖尿病勃起功能障碍;红曲、生山楂降脂减肥。

3. 大柴胡汤为主方长疗程治疗 2 型糖尿病肝胃郁热证

患者,男,64 岁,2007 年 11 月初诊。患者于 2 个月前因多饮、多尿,体重减轻,查 FPG 14.7 mmol/L,尿常规提示 GLU(+)5.5 mmol/L,KET(±)0.5 mmol/L。就诊前 3 日于北京某院确诊为 2 型糖尿病,服用阿卡波糖 50 mg、格列美脲 1 mg,每日 3 次,1 日后停止服用。刻下症:口干、口黏,视物模糊,纳眠可,二便调,舌暗红,舌底瘀,苔黄厚,脉沉弦。生化检查:HbA1c 14.2%,尿白蛋白排泄率(UAER)32.9 μg/min,眼底检查未见明显异常,患者自测

FBG 在 12~15 mmol/L 之间波动。

西医诊断：2 型糖尿病。

中医诊断：脾瘅。

中医辨证：肝胃郁热证。

处方：大柴胡汤加减。

| 柴　胡 15 g | 黄　芩 30 g | 清半夏 15 g | 枳　实 15 g |
| 生大黄 3 g | 黄　连 45 g | 干　姜 9 g | 知　母 30 g |

14 剂,水煎服,日 1 剂。

患者服药 2 周,监测血糖 FPG 波动在 6.7~9.2 mmol/L,2 h PG 波动在 5.1~13.3 mmol/L; 继服 2 周,FPG 波动在 6.0~7.4 mmol/L,2 h PG 波动在 4.9~9.6 mmol/L。

2007 年 12 月二诊：患者舌面偏干,不欲饮水,易早醒,醒后不易入睡。HbA1c 11.0%, UAER 31.53 μg/min。上方加炒酸枣仁 30 g、水蛭粉 9 g、赤芍 30 g,继服。

2008 年 1 月三诊：服上方 1 个月,患者睡眠稍有改善,仍易醒,二便调,舌暗偏红,舌底瘀, 苔黄厚,脉弦数。HbA1c 7.1%,UAER 17.11 μg/min,FBG 6.4 mmol/L,2 h PG 7.5 mmol/L。 初诊处方加炒酸枣仁 45 g、五味子 9 g、水蛭粉 9 g、赤芍 30 g。

2008 年 1 月四诊：患者眠欠安,易醒,大便偏干,舌红,脉沉略弦滑,尺肤微潮。FPG 6.4 mmol/L,2 h PG 7.1 mmol/L。重新组方如下。

| 知　母 30 g | 黄　柏 15 g | 黄　连 30 g | 肉　桂 15 g |
| 生地黄 60 g | 水蛭粉 9 g | 炒酸枣仁 30 g | 五味子 9 g |

诸药打粉混匀,每次 9 g,每日 2 次,冲服。

2008 年 2 月到 2011 年 2 月期间,随诊 10 次,以四诊方为基础加减。患者血糖控制平 稳,HbA1c 波动在 4.9%~6.2%。

2011 年 3 月 7 日十五诊,睡眠改善明显,二便调,舌体胖有齿痕,底瘀,苔白稍厚。 HbA1c 5.6%,FPG 6.1 mmol/L,2 h PG 7.9 mmol/L。处方如下。

| 干　姜 90 g | 黄　连 270 g | 黄　芩 270 g | 知　母 270 g |
| 西洋参 180 g | 三　七 180 g | 葛　根 270 g | 生大黄 90 g |

诸药打粉混匀,每次 9 g,每日 2 次,冲服。

2011 年 4 月到 2015 年 1 月期间,随诊 5 次,以十五诊方为基础加减,患者血糖控制平 稳,期间查尿微量白蛋白/尿肌酐为 8.31 mg/g,眼底检查未见明显视网膜病变,HbA1c 波动 在 5.6%~6.5%。

该病案用药前后血糖水平对比如下(表 5-3)。

表 5-3　病案 3 用药前后血糖水平对比(mmol/L)

服 药 期 限	0 h	2 h
服药前	14.7	11.99
服药 1 个月	6.4	7.5
服药 1 个半月	6.4	7.1
服中药 3 年	6.1	7.9

按：患者初诊时为初发 2 型糖尿病，内热积于中焦，累及于肝，以中满内热为核心病机，辨为肝胃郁热证，治以开郁清热为主，方用大柴胡汤加减。患者服药 2 个月后血糖控制明显，HbA1c 由 14.2%降至 7.1%。该患者就诊依从性良好，此后随访期间未间断服药，在血糖控制平稳的同时，症状得到明显好转。四诊时肾阴不足，水亏火旺，不能蒸动上济于心，心火偏亢，不能下交于肾，以致失眠心悸，大便干燥。治以燮理阴阳、交通心肾，方用坎离既济汤加减。方中黄柏、知母降泻相火，心肾相交，坎离既济，水火合一，有助于调节阴阳；配少许肉桂，温养命门真阳；加用酸枣仁、五味子配伍，养心安神、敛汗除烦。十五诊时，患者病情日久，且年岁渐高，久病耗气，胃热伤阴，中焦运化不足，虚实夹杂，病程渐至郁热虚损中虚阶段，故以干姜为君温中补虚，以黄芩、黄连为臣清泻胃热，佐以西洋参以补中气之不足，健脾助运，配以知母、葛根清热生津。在患者初发确诊时即发现微量蛋白尿，故运用水蛭活血化瘀，有效逆转了患者发展为糖尿病肾病的病势。后期复诊，继续加减运用水蛭、三七、西洋参、大黄等益气化瘀通络药物，以防治并发症。随访 7 年，患者眼底、尿微量白蛋白检查均未见异常。

诊疗过程中我们根据患者病势的轻重分别处之。在患者病势重时善用重剂，取其药简不繁、药专力宏之用。患者初诊血糖控制不佳，伴有并发症的趋势症状，治疗模式以汤剂为主，剂量偏大，黄连用至 45 g，取其清火泻热之功，并佐干姜去性存用，减轻胃肠不良反应，保证用药安全性，迅速控制了病情。病情轻浅后即减量，趋于平稳期即改散剂，剂量偏小，长期服用。根据患者年岁已高，气血阴阳皆衰，脏腑虚弱的生理特点，我们在患者证候相对固定的某一阶段，守法守方，以期稳效防变。

4. 大剂量葛根芩连汤治疗 2 型糖尿病肠道湿热证

患者，男，52 岁，2010 年 3 月 15 日初诊。患者 6 年前于当地医院检查发现血糖升高（具体不详），诊断为 2 型糖尿病，予二甲双胍口服，血糖控制不佳故来就诊。既往脂肪肝病史 6 年，吸烟史 30 年，平均 2 日 1 包，无饮酒史，母亲患有糖尿病。刻下症：双目干涩，视物模糊，纳眠可，小便偏黄，有泡沫，量多，夜尿每晚 0 次，大便可，余无明显不适，平时控制饮食，舌红，苔厚偏黄腻，脉偏弦数略硬。现用药二甲双胍片 0.25 g，每日 3 次；格列美脲片 4 mg，每日 1 次。

西医诊断：2 型糖尿病，脂肪肝。

中医诊断：脾瘅。

中医辨证：肠道湿热证。

处方：葛根芩连汤加减。

葛　根 120 g	黄　连 45 g	黄　芩 45 g	干　姜 7.5 g
甘　草 30 g	鸡血藤 30 g		

56 剂，水煎服，日 1 剂，早、晚分服。

2010 年 5 月 26 日二诊：患者服上方 2 个月余，服药期间出现一次低血糖，纳眠可，二便调，余无明显不适。生化检查：2010 年 3 月 29 日查 HbA1c 9.5%，HDL‐C 1.8 mmol/L，LDL‐C 3.5 mmol/L，FBG 8.0 mmol/L；2010 年 5 月 25 日查 FBG 5.6 mmol/L，2 h PG 5.9 mmol/L；2010 年 5 月 26 日查 HbA1c 7.2%；腹部 B 型超声示轻度脂肪肝。现用药：二甲

双胍片减至每次 0.25 g,每日 2 次;格列美脲片减至每次 2 mg,每日 1 次。舌稍暗,苔厚微黄腐腻,脉偏弦略缓滑。处方给予上方加佩兰 9 g,继服。

2010 年 6 月 23 日三诊:患者服上方 28 剂,诉双眼视物渐清晰,小便黄减轻,仍有泡沫,量多,夜尿每晚 0 次,全身乏力,嗜睡。2010 年 6 月 22 日查 HbA1c 6.1%;自测血糖 FBG 7.3 mmol/L,2 h PG 6.2 mmol/L。现用药与前不变。舌暗,苔腐腻,脉沉。处方如下。

葛　根 24 g　　　黄　芩 9 g　　　黄　连 9 g　　　甘　草 4.5 g

干　姜 1.5 g　　　三　七 6 g

56 剂,水煎服,日 1 剂,早、晚分服。

2010 年 9 月 8 日五诊:患者服上方 2 个月,血糖控制可,现全身乏力,易疲倦,小便仍有泡沫,夜尿每晚 1 次,大便调,纳眠可,余无明显不适。现用药与前不变。2010 年 9 月 8 日检查 HbA1c 6.1%。

该病案治疗前后糖化血红蛋白对比如下(图 5-1)。

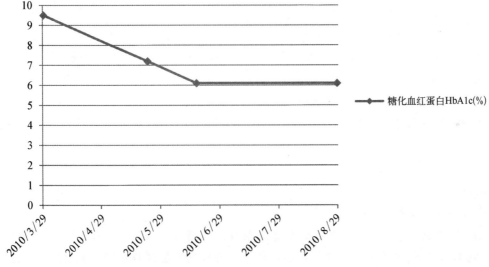

图 5-1　治疗前后糖化血红蛋白 HbA1c(%)对比

按:该患者初诊血糖较高,HbA1c 9.5%,恐常规剂量很难将血糖迅速控制在理想水平,故初诊时加大葛根芩连汤剂量以加强清热燥湿和降糖的力量。一般来说,临床应用葛根芩连汤辨证施治治疗糖尿病时,在糖尿病重症期,如临床症状明显,血糖持续居高不下的情况用量宜大,葛根 30~120 g,黄连 30~60 g,黄芩 15~45 g,汤剂荡之;血糖控制稳定期用量宜小,葛根 15~30 g,黄连 9~15 g,黄芩 9~15 g,甚至可做丸剂缓图。采取中病即减的方法,根据患者症状的改善情况,辅助参考空腹、餐后血糖及糖化血红蛋白的变化,在大剂量峻急猛攻,直挫病势,截断、控制病情以后,待病势缓解,如血糖控制平稳,适时调整用药剂量甚至改丸药以稳定病情。当然,组方配比关系改变,治疗方向亦随之改变。一般来说,在一定范围内增加葛根的用量,口干、口渴及颈项僵痛等症状缓解明显;在一定范围内增加黄连的用量,血糖等实验室检验参数也会随之下降。

由于药量大,效专力宏,服药期间患者出现一次低血糖,即减二甲双胍片由每次 0.25 g、每日 3 次改为每次 0.25 g、每日 2 次，格列美脲片由每次 4 mg、每日 1 次改为每次 2 mg、每日 1 次。三诊时患者糖化血红蛋白已经基本达标，病情稳定，故葛根芩连汤的剂量有所减小，减小剂量后其糖化血红蛋白一直维持在控制目标内，此后改为服用水丸长期调理。

5. 干姜黄芩黄连人参汤治疗 2 型糖尿病脾虚胃热、虚实夹杂证

患者，男，45 岁，2011 年 3 月 9 日初诊。患者发现血糖升高 14 年，既往有高血压（1 年）、高脂血症、脂肪肝，现在使用诺和灵 30R（早 36U，晚 32U），口服二甲双胍 0.5 g，每日 2 次。刻下症：口干，口臭，乏力，夜尿每晚 0~1 次，小便有泡沫，纳眠可，大便每日 1 次，舌淡红，舌体细颤，舌底滞，脉沉。身高 170 cm，体重 84 kg，BMI 29.07 kg/m²。生化检查：2011 年 3 月 7 日 HbA1c 10.1%，FBG 7.45 mmol/L，餐后 2 h 血糖 11.31 mmol/L，CHO 6.33 mmol/L，TG 1.41 mmol/L，FINS 303.28 pmol/l，HOMA－IR 5.8，胰岛素敏感指数（insulin activity index，IAI）17.2%。

西医诊断：2 型糖尿病，高血压，高脂血症，脂肪肝。

中医诊断：脾瘅。

中医辨证：脾虚胃热，虚实夹杂证。

处方：干姜黄芩黄连人参汤加减。

干　姜 9 g	黄　连 15 g	黄　芩 30 g	西洋参 6 g
知　母 30 g	天花粉 45 g	三　七 6 g	生地黄 30 g
钩　藤 30 g(后下)	生山楂 30 g		

28 剂，水煎服，日 1 剂。

2011 年 4 月 14 日二诊：患者稍有乏力，头晕，纳眠可，二便调，舌体细颤，舌底滞，脉沉数。生化检查：2011 年 4 月 7 日 HbA1c 8.8%，FBG 8.7 mmol/L，CHO 6.19 mmol/L，TG 3.5 mmol/L，FINS 216.5 pmol/L，HOMA－IR 4.4，IAI 22.8%。予上方加红曲 9 g、荷叶 15 g、山茱萸 15 g。水煎服，日 1 剂。

按：患者糖尿病已 14 年，既往病史有高脂血症和脂肪肝，BMI 属于肥胖，主症为口干、乏力、夜尿频多等，并兼有舌底滞的血瘀之象。以糖尿病发展过程中"郁、热、虚、损"的四阶段而言，其乃处于"虚"的阶段兼有"热与损"。口干乃胃热津伤；热迫津外泄表现为易汗出；脾气不足，四肢精气不充，清阳不升，故见乏力、头晕；夜尿频多乃糖尿病微血管肾脏络脉瘀阻，精微泄漏引起；糖尿病日久络脉瘀阻；气血不畅，故见舌体细颤和舌底滞。抓住患者脾虚胃热的核心病机，故选以干姜黄芩黄连人参汤为基础方加减配伍。干姜与黄芩、黄连的配伍寒热并用，辛开苦降，既有利于中焦脾胃枢机的运转，又能够降血糖而不伤胃；以西洋参易人参，清热益气生津；患者口干为热伤津液之表现，故加天花粉、知母、生地黄以增强清热滋阴之作用；患者平时血压高，故加钩藤以清热平肝治疗高血压；患者血脂高，则加生山楂、红曲和荷叶以消膏解脂；患者病程 14 年，考虑"久病入络"，故加三七以增强活血化瘀之作用。

临床使用干姜黄芩黄连人参汤时，若见热象明显者，多用性凉之西洋参或性平之太子参代替人参，同时加大黄芩、黄连之用量；脾气虚寒较重者，可用红参加大温补之力，或于方中加用黄芪补中益气。临床此方的常用剂量：干姜 6~15 g，黄连 15~30 g，黄芩 30~45 g，人参 6~9 g 或西洋参 6~9 g。

6. 大黄黄连泻心汤加减治疗2型糖尿病胃肠实热证

李某,女,63岁,2007年12月23日初诊。患者于3年前体检时发现血糖升高,一直未予重视,未服用任何降糖药物,近期因体重下降明显、头晕、心下胀满、口舌反复生疮遂来求诊。刻下症:心下胀满,头晕,口舌生疮,体重下降,由原65 kg降至60 kg,周身乏力,腰酸痛,双足麻木,眠差,纳可,大便偏干,小便可,舌红少苔,舌下络脉瘀滞,脉沉细弦数。当日FBG 28.2 mmol/L,2 h PG 28.8 mmol/L,HbA1c 17.1%,身高160 cm,体重60 kg,BMI 23.4 kg/m²。

西医诊断:超重,2型糖尿病。

中医诊断:脾瘅。

中医辨证:邪热结聚心下证。

治法:泻热消痞。

处方:大黄黄连泻心汤加减。

| 大　黄6 g | 黄　连30 g | 黄　芩45 g | 生姜3片 |

7剂,水煎服,日1剂,早、晚分服。

2007年12月31日二诊:患者服药7剂,心下胀满减轻50%,手足麻木减轻50%,头晕减轻30%,口舌生疮较前好转。当日FBG 15.9 mmol/L,2 h PG 24.7 mmol/L。上方加天花粉30 g、生牡蛎30 g、乌梅15 g。

2008年1月16日三诊:患者服药14剂,心下胀满减轻80%,口舌生疮好转60%,头晕及手足麻木、乏力等症明显缓解,二便调。FBG降至10.3 mmol/L,2 h PG降至14.4 mmol/L。嘱其继服前方。

患者继服药1个月,复诊前查FBG 7.9 mmol/L,2 h PG 9.5 mmol/L,HbA1c 12.0%;上方加减服用3个月后,血糖基本稳定。

按:脾瘅阶段未及时施治,病机主要矛盾发生变化。患者以心下胀满难忍就诊,其主症类似"心下痞,按之濡,其脉关上浮者,大黄黄连泻心汤主之"。因无形邪热结聚心下,以致心下胀满,热毒炽盛,上灼于口则口舌生疮,上蒸于头则头晕。大黄黄连泻心汤泻热消痞,泻火解毒,热毒火邪清解则诸症好转,故仅服药7剂而收效甚佳。二诊加天花粉、生牡蛎滋阴生津,乌梅酸以生津,酸敛气阴,因热毒炽盛日久,有伤阴伤津之虞。三诊时患者症情进一步好转,已趋于稳定,故可继服前方。

7. 大柴胡汤治疗2型糖尿病肝胃郁热证

患者,男,48岁。患者被诊断为2型糖尿病8年余,现服用二甲双胍、瑞格列奈、阿卡波糖等药物,血糖控制欠佳,近日测FBG 9.0 mmol/L,HbA1c 8.2%。刻下症见:无不适主诉,纳眠可,二便调,面色红赤,舌质红,苔黄厚腻,舌底瘀滞。身高173 cm,体重85 kg。BMI 28.4 kg/m²,

西医诊断:肥胖,2型糖尿病。

中医诊断:脾瘅。

中医辨证:肝胃郁热证。

处方:大柴胡汤加减。

| 柴　胡 12 g | 黄　芩 30 g | 白　芍 30 g | 半　夏 15 g |
| 枳　实 15 g | 酒大黄 6 g | 黄　连 30 g | 生　姜 5 片 |

28 剂,水煎服,日 1 剂。

二诊:患者服用上方 28 剂后自行又服 28 剂,至 2 个月后复诊,服汤药 2 个月期间,患者自测血糖控制尚可,停用二甲双胍、阿卡波糖。复诊前 1 周查 FBG 6.5 mmol/L,HbA1c 6.8%,体重 82 kg,BMI 27.4 kg/m²。予上方为基本方加减,继续服用 1 个月以进一步巩固疗效,后改水丸服用半年,三诊:服水丸半年后患者查 FBG 6.6 mmol/L,HbA1c 6.4%,体重 79 kg,BMI 26.4 kg/m²。

按:肝胃郁热是肥胖 2 型糖尿病(脾瘅)郁热阶段的主要证型。内热积于中焦,累及于肝,肝胃郁热则发肥胖 2 型糖尿病,其以中满内热为核心病机,以腹型肥胖为特点。由于此阶段内热尚未伤津化燥,故表现为一派壮火内炽之象。无论土壅木郁或木郁土壅,中满日久化生内热是肥胖 2 型糖尿病发病的关键。肝胃郁热,治以开郁清热为主,方用大柴胡汤加减。柴胡行气疏肝解郁,配合芍药,一收一散;黄芩清肝热;大黄、枳实通腑泄胃热;半夏化痰。诸药共用,辛开苦降,调畅气机,清热泻火。加黄连为加重苦以制甜,配生姜辛开,并有护胃防苦寒伤胃之用。

8. 乌梅汤治疗 2 型糖尿病寒热错杂证

患者,女,62 岁,2006 年 9 月 21 日初诊。患者于 2003 年体检时发现 FBG 6.19 mmol/L;2006 年查 FBG 8.1 mmol/L,HbAlc 7.9%,血糖 0 h 9.2 mmol/L、1 h 16.6 mmol/L、2 h 20.5 mmol/L,后用二甲双胍。刻下症:目赤,唇起疱疹,饭后胃有灼热感,大便不爽,夜间下肢发凉,双足跟痛,怕冷,舌稍胖,有裂纹,舌下络脉粗,脉偏沉,略弦滑数。

西医诊断:2 型糖尿病,脂肪肝。

中医诊断:脾瘅。

中医辨证:寒热错杂证。

治法:清上温下,交通阴阳。

处方:乌梅丸加减。

| 乌　梅 15 g | 黄　连 30 g | 黄　柏 30 g | 党　参 15 g |
| 当　归 12 g | 干　姜 6 g | 黄　芩 15 g | 鸡血藤 30 g |

28 剂,水煎服,日 1 剂,早、晚分服。

2006 年 10 月 19 日二诊:患者服上方 1 个月,夜间下肢发凉、双足跟痛、畏寒减轻,胃部不适感减轻,偶有胃胀,周身皮肤发痒,纳眠可,舌稍胖,底瘀,苔白,脉偏沉,略弦滑数。FBG 7.3 mmol/L,2 h PG 9 mmol/L,HbAlc 6.2%,腹部 B 超示轻度脂肪肝,超声心动示主动脉硬化。予上方加黑附片 30 g、生姜 3 片、枳实 15 g、炒白术 15 g、苦参 15 g,28 剂,水煎服。

2006 年 11 月 16 日三诊:药后患者仍周身皮肤发痒,纳眠可,夜尿无,大便调,舌稍胖,底瘀,苔厚,脉偏沉略弦。未服用降糖药。查 FBG 6.3 mmol/L,2 h PG 8.3 mmol/L。将 2006 年 9 月 21 日方改黄连为 45 g,加山茱萸 30 g、葛根 45 g、肉桂 15 g,制水丸,每次 9 g,每日 3 次。此后服水丸 1 年,缓缓图之,复诊时病情无大波动。

按:患者患糖尿病数年,中满郁而发热,灼伤阴津,体内早有虚热,故见"上热"表现;患者下焦有寒,故见夜间下肢发凉、双足跟痛、畏寒。其治疗重在寒热并治、交通阴阳,选方乌梅丸。患者下肢发凉、足跟痛为"厥",而阴阳之气不相顺接,郁热于内,则胃有灼热感。从证候分析,本例患者正是上热下寒、虚实夹杂的病机。根据糖尿病"苦酸制甜""辛开苦降"的治疗方法,首诊时使用乌梅、黄连、黄柏、党参、当归、干姜,取乌梅丸之义。其中乌梅生津止渴、酸涩敛阴,黄连、黄柏苦寒清热,三药合用,是"苦酸制甜"的组合。二诊时,加入辛热之淡附片,合干姜、党参补中下焦阳气之虚;患者偶腹胀,遂加枳实、炒白术,此为治疗胃脘部胀满的常用组合;患者皮肤瘙痒,故加入苦参以清利湿热止痒。三诊时,患者不适症状大部分消失,故在原方的基础上加山茱萸、肉桂阴阳双补,给予水丸,缓缓图之。

参 考 文 献

[1] http://www.diabetesatlas.org

[2] Weng J, Pozzilli P. Diabetes Metabolism: Research and Reviews — Chinese Diabetes Society special issue: a small but encouraging step toward the successful control of diabetes in China[J]. Diabetes Metab Res Rev, 2014, 30(6): 445 - 446.

[3] Xu Y, Wang L, He J, et al. Prevalence and control of diabetes in Chinese adults[J]. JAMA, 2013, 310(9): 948 - 959.

[4] 刘桂芳.仝小林以"胃肠"为中心诊治 2 型糖尿病的经验[J].中医药临床杂志,2012,24(2): 139 - 141.

[5] 刘喜明,陈良,董柳,等.试论 2 型糖尿病的形成及病机特点[J].世界中西医结合杂志,2007,2(12): 686 - 689.

[6] 仝小林,赵昱,毕桂芝,等. 试论中医"治未病"及"络病"理论在糖尿病微血管并发症治疗中的应用[J].中医杂志,2007,48(6): 485 - 486.

[7] 纪文娟,杨文军.黄连解毒汤联合基础胰岛素治疗肥胖型初发 2 型糖尿病 30 例临床研究[J].甘肃中医学院学报,2013,30(5): 28 - 30.

[8] 仝小林,刘文科,甄仲.从 2 型糖尿病的诊疗谈"壮火食气,气食少火"[J].中国中医基础医学杂志,2008,14(7): 523 - 524.

[9] 仝小林,毕桂芝,甄仲,等. 2518 例肥胖 2 型糖尿病中医证型分类研究[J].世界中西医结合杂志,2008,3(1): 26 - 28.

[10] Thaler JP, Cummings DE. Minireview: Hormonal and metabolic mechanis of diabetes remission after gastrointestinal surgery[J]. Endocrinology, 2009, 150(6): 2518 - 2525.

[11] Rubino F. Is type 2 diabetes an operable intestinal disease? A provocative yet reasonable hypothesis[J]. Diabetes Care, 2008, Suppl 2: S290 - 296.

[12] Li M, Wang B, Zhang M, et al. Symbiotic gut microbes modulate human metabolic phenotypes[J]. Proc Natl Acad Sci USA, 2008, 105(6): 2117 - 2122.

[13] Kootte RS, Vrieze A, Holleman F, et al. The therapeutic potential of manipulating gut microbiota in obesity and type 2 diabetes mellitus[J]. Diabetes Obes Metab, 2012, 14(2): 112 - 120.

[14] 陈霞波. 糖耐量低减与脾不散精[J].浙江中医杂志,2005,40(3): 118 - 119.

[15] Klinger S, Poussin C, Debril MB, et al. Increasing GLP - 1 induced beta-cell proliferation by silencing

the negative regulators of signaling cAMP response element modulator-alpha and DUSPl4[J]. Diabetes, 2008,57(3)：584－93.

［16］　唐咸玉,谢雯雯,何柳,等.扶脾理肝法治疗肥胖 2 型糖尿病理论探讨[J].中国中医基础医学杂志, 2015,21(11)：1365－1366.

［17］　金末淑.仝小林教授应用干姜黄芩黄连人参汤治疗 2 型糖尿病用药规律分析[J].世界中西医结合杂 志,2012,7(6)：461－463.

［18］　金末淑.仝小林运用干姜黄芩黄连人参汤治疗 2 型糖尿病临床回顾性分析[J].辽宁中医杂志,2012, 39(11)：2143－2145.

［19］　陈欣燕,金末淑,姬航宇,等.仝小林教授运用干姜黄芩黄连人参汤治疗 2 型糖尿病 80 例临床观察 [J].中华中医药杂志,2013,28(2)：463－465.

［20］　陈良,仝小林,徐远,等.从辛开苦降法论治消渴[J].新中医,2006,38(2)：1－3.

第六章 代谢综合征合并血脂异常

血脂为血液中三酰甘油、胆固醇及类脂如磷脂的总称[1]。血脂异常是临床常见病证,临床表现隐匿,通常仅在理化检查时才被发现,常以心脑及外周动脉粥样硬化性疾病为结局,有"无形杀手"及"沉默杀手"之称。随着现代社会生活方式的改变,血脂异常的发病率逐年上升,《中国心血管病报告2013》指出我国血清总胆固醇(CHO)≥6.22 mmol/L 的患病率在18岁以上男性、女性分别为3.4%和3.2%,血清三酰甘油(TG)≥2.26 mmol/L 的患病率在男性、女性分别为13.8%和8.6%[2]。血脂异常是代谢综合征的重要组分之一。Botnia 研究显示,代谢综合征各组分中血脂异常所占的比例为20.88%,代谢综合征成人组合中以肥胖+血脂异常最多见,在糖耐量正常组以肥胖+血脂异常+高血压的组合占3%~7%,而糖尿病患者中血脂异常所占的比例可高达30%[3]。血脂异常既是代谢综合征的重要组成成分,也是导致动脉粥样硬化和冠心病的独立危险因素,其表现不同于家族性高脂血症和其他疾病所致的血脂异常,而是有其自身的特征,即以三酰甘油(triglyceride,TG)增高及高密度脂蛋白胆固醇(high density lipoprotein cholesterol,HDL－C)降低最为多见;低密度脂蛋白胆固醇(low density lipoprotein cholesterol,LDL－C)水平正常或轻度升高,但会发生质的变化,增加发生动脉粥样硬化的危险。胰岛素抵抗是导致代谢综合征并血脂异常的重要原因[4]。目前,代谢综合征合并血脂异常者给予贝特类及他汀类降脂药治疗。由于西药的不良作用(胃肠道反应、增加心血管事件、肝功能损伤等),限制了其广泛应用,没有满意的改善胰岛素抵抗的药物,生活方式的改变又难于长期坚持。中医药治疗具有多靶点、多途径、整体调治、副作用小的特点,是其治疗代谢综合征血脂异常的优势所在,我们以脾瘅理论指导代谢综合征血脂异常的辨治,试述如下。

一、代谢综合征血脂异常的中医病名、病因病机

1. 代谢综合征合并血脂异常的中医病名

血脂异常是西医学病名,中医学并无此名称,但在中医学古籍文献中有丰富的类似血脂异常的描述,如"肥人""膏""血浊"等。《灵枢·卫气失常》载:"人有肥、有膏、有肉。"清代张志聪《黄帝内经灵枢集注》云:"中焦之气,蒸津液化,其精微……溢于外则皮肉膏肥,余于内则膏脂丰满。"此处的"膏脂"类似于西医学的血脂。"浊邪"一词,首见于吴崑的《医方考·中风门》:"浊邪风涌而上,则清阳失位而倒置矣,故令人暴仆。"《丹溪心法》云:"浊主湿

热,有痰,有虚。"后来又有浊症之说,取其重浊黏腻之意。《素问·经脉别论》曰:"食气入胃,散精于肝,淫气于筋。食气入胃,浊气归心,淫精于脉。脉气流经,经气归于肺,肺朝百脉,输精于皮毛。毛脉合精,行气于府。府精神明,留于四脏。"膏浊随血而循环上下,营运全身,以参与人体正常生命活动,如《灵枢·五癃津液别》:"五谷之津液,和合而为膏者,内渗入于骨空,补益脑髓而下流于阴股。"若饮食营养过剩,不能完全被运化输布,过剩为害,则生成病理性膏浊郁积于体内。膏浊致病广泛,变证丛生,尤其与糖尿病等代谢性疾病及心脑血管病的发病密切相关[5-6]。

"膏"是"痰""瘀""毒"等众多致病因子的源头。"浊"是"膏"的异化产物,多指精微物质异常沉积于血中,包括糖浊、脂浊、尿酸浊等。如果浊邪持续性增高日久,可以生痰生瘀。"浊"是连接"膏"和"痰""瘀""毒"的纽带。其中,血脂异常称为"脂浊"。由于其重浊、黏腻的特性增强,滞于营中,浸淫血脉,使血液稠厚难行,犹如沙浑水中,河水浑浊稠厚。中医认为脂浊的产生源于嗜食肥甘厚味,脾胃功能受损,清阳不升,浊阴不降,脂浊不能从正常途径排出体外,积存于血脉之中而生成,常与糖浊、尿酸浊、血浊等并见,构成脾瘅的发病基础与病理产物[5-6]。脂浊为全新的中医病理学概念,脂浊概念的提出成功地连接了中医病理学与西医学,是中医现代化的重要体现[7]。

2. 嗜食膏粱厚味是代谢综合征血脂异常形成的重要病因

各类饮食中,所含脂肪、糖分等热量较高者,属膏粱厚味之品。若长期过量摄入膏粱厚味之品,会造成营养精微物质过剩,这部分精微物质无法为人体正常利用,堆积于体内,可导致各种病变,如《素问·生气通天论》"高粱之变,足生大疔",《素问·通评虚实论》"凡治消瘅、仆击、偏枯、痿厥、气满发逆,甘肥贵人则高粱之疾也",突出强调了膏粱厚味是致病的始动因素。大量研究表明,摄取高热量、高脂肪、高糖及缺乏纤维素膳食与血脂异常、代谢综合征等疾病的发生密切相关[8]。

3. 中满内热,浊入血脉是代谢综合征血脂异常的核心病机,病机演变经历了"郁(食郁、气郁)、热(痰、瘀、毒)、虚(脾胃)、损(多脏腑)"的不同阶段

嗜食膏粱厚味是代谢综合征血脂异常的关键形成因素。长期过食肥甘,使脾胃辐重太过,难以将过量的饮食完全运化输布,机体处于"中满""郁滞"的状态。脾胃壅滞,日久化热,长期酗酒亦使湿热内生,中满内热,而成脾瘅。中焦枢机不利,大气不转,脾失运化而致清阳不升,浊阴不降,水谷精微清浊难分,清化为浊,所泌津液注于脉中则成脂浊。血本为清纯之物,脂浊入血,血流则淤;沉积于血管内或留滞在血管壁上的脂浊化为痰,痰浊阻滞气血周流,日久成瘀[7]。在疾病的早中期,病机主要以中满内热(脾滞和脾虚)为主,此时呈现出郁、热之态,并伴有痰瘀毒之邪的形成,机体的各系统、器官功能比较旺盛,均处于可代偿状态,只有一些患者呈现出脾虚痰湿之态。及中后期,中满内热日久,脾由滞而虚,进一步影响脾胃肠腑的运化功能,加重脂浊的产生。同时,各脏腑功能逐渐减退,整体机能失调而出现各种疾病。到晚期,在多种因素的作用下,全身脉络受损,出现各种并发症,如动脉粥样硬化、心脑血管疾病、糖尿病等,变证丛生。脂浊犹如河水中的泥沙,淤积至一定程度,阻碍河水正常流行,形成淤滞状态;河中淤泥相当于痰浊等病理产物,若淤泥不清,继续沉积,则进一步淤积河床,严重阻塞河流运行,此时瘀血形成;若进一步发展则化生毒邪,最终严重影响

运行,脏络受损为其最终结局。由此,可以用"郁(食郁、气郁)、热(痰瘀、毒)、虚(脾胃)、损(多脏腑)"四个阶段来概括代谢综合征血脂异常的病理过程[5,9]。

二、代谢综合征血脂异常的发生与脾胃肝密切相关

1. 脂浊产生的病理中心在脾胃

脾主运化,不仅包括消化、吸收,而且还包括脾"转化散精"的功能,即摄取水谷精微,将其进一步转化,化生精、气、血、津液以利于营养全身的过程。脾运正常,食物中的淀粉、脂肪、蛋白质经过消化,淀粉逐步水解为葡萄糖、脂肪分解为乳糜颗粒、蛋白质分解为氨基酸后被机体吸收[10]。另外,脾主升清,有吸收精微物质并将其上输于心、肺,再通过心肺的作用化生气血以营养周身的作用,正如《灵枢·决气》所云"中焦受气取汁,变化而赤,是谓血",是对精微物质转化为营血,循行全身,营养机体的阐述。胃主通降,主受纳、腐熟食物,将未被消化的食糜下传于小肠。在生理情况下,"脾宜升则健,胃宜降而和",脾胃之气升降相因,保证了饮食纳运功能的正常运行。病理情况下,脂浊的产生与脾胃关系最为密切。长期过食肥甘,脾胃辐重太过,难以将过剩之饮食完全运化输布,且肥者腻,甘者滞,肥甘之品最易影响脾胃正常运化,脾胃壅滞,不化精微,精微堆积在血脉之中,则滋生脂浊;脾胃气机不利,升清降浊功能失调,清浊不分,水谷精微不归正化,则脂浊生成。所谓"饮食自倍,肠胃乃伤"(《素问·痹论》),而"倍"主要为脂肪过量摄入;《中医汇通医经精文》曰:"凡膏油皆脾所生物……脾气足则内生膏油,透于外则生肥肉。"中土壅滞日久,由滞而虚,可进一步影响脾胃肠腑的运化功能,导致在正常的饮食情况下,正常的脂质也不能被全部代谢掉,从而加重脂浊的产生。因此,血脂异常的发生以过食肥甘为始动因素,其发生与脾胃功能密切相关,其发展经历由脾滞到脾虚的过程[5]。

2. 代谢综合征血脂异常与肝密切相关

西医学的肝脏在血脂代谢中发挥着重要作用。肝可以促进多余的脂浊排泄,使血脂不至于过高。西医学发现,肝脏是血脂代谢的重要器官,胆汁的正常分泌也有赖于肝的疏泄作用,胆汁酸是胆固醇的代谢产物,随胆汁排入肠腔,参与脂肪的消化吸收,维持血脂的平衡,因此,肝失疏泄可通过影响胆汁分泌,从而影响血脂水平。再者,肝可以通过影响脾胃消化的功能而导致血脂异常。《血证论》云:"木之性主于疏泄,食气入胃全赖肝木之气以疏泄,而水谷乃化。"正常生理情况下,肝气疏泄条达,脾胃运化正常,消食化积,运化水湿,气机得通,脂浊不生;如肝失疏泄,木壅土郁,则血脂升高。

三、脂浊的致病特点与临床表现

1. 脂浊的致病特点

膏(脂)、浊、痰、瘀均为精微物质在病理情况下化生的产物。脂浊具有以下致病特点:① 脂浊其性黏滞,外溢肌肤则形体丰满,内壅脉道则阻滞血行,脂浊潴留于体内则导致肠腑壅滞,造成大便干结或黏滞不爽。② 脂浊易阻滞气机,阻碍血行,蓄积日久则痰瘀互结。脂浊蓄积日久,留滞于脏腑经络,阻滞气机、津液的正常循行,导致痰邪滋生。《灵枢·阴阳清浊》曰"浊者其气涩",脂浊可致气涩,气涩则血涩,进而形成瘀血。瘀血亦可加重浊邪沉积,

瘀滞过久又可酿生浊邪,加重脂浊沉积。现代研究表明,高脂血症常并发血液流变学异常,如全血黏度、血浆比黏度、红细胞聚集指数、还原黏度改变等,进而引发心脑血管病变[11]。③ 致病广泛,变化多端。脾瘅生脂浊,浊既已成,则污全身,致病复杂多变。脂浊在血管内皮沉积可导致动脉粥样硬化;脂浊停于经络,则气血运行不畅,出现肢体麻木、中风偏瘫等;脂浊痹阻胸中,影响气机升降,引起胸闷、气短、喘促等症状;脂浊阻于脑络,清阳不升,则眩晕、头痛;脂浊在真皮内沉积可导致黄色瘤;脂浊存于皮下则导致腹型肥胖。④ 多见于肥胖患者,舌苔多厚腐腻,"肥人多脂""肥人多湿"。⑤ 起病缓慢,病程较长。脂浊致病也表现为缠绵难愈、病程较长的特性,如临床常见的中风、胸痹等病反复发作[12]。

2. 脂浊致病的临床表现

脾瘅生血浊,浊既已成,则污全身,致病复杂多变。浊壅脉道,血中积浊,则致血脂高黏,流变失常;脂浊在血管内皮沉积,可导致动脉硬化;脂浊在真皮内沉积可导致黄色瘤,分布于眼睑、肌腱、肘、膝、踝、臀等部;脂浊积存于皮下,最常见腹型肥胖;浊血滞于脑脉,蒙蔽脑窍,脑络受损,则成中风,神昏偏枯;浊血污心,则致胸痹,血行不利,不通则痛,可见胸痛胸闷,甚至可见手足青至节之真心痛;浊血污肺,则致咳嗽痰喘;浊血污肝,则致肝脉痹阻,烦躁易怒,胀痛积瘕;浊血污脾,则致胃胀呕逆,纳呆泄泻;浊血滞于四肢血脉,则肢体麻木疼痛,或见灼热或见肢冷,或见肢肿;浊邪入络,络脉痹阻,最易伤人肾脉及目系,若阻于精明之府,轻则视物模糊,重则失明,若阻于肾之络脉,则肾失主水液之职,水饮泛溢,变为浮肿[6]。

四、脂浊的病理演变过程

1. 脂浊与糖尿病（糖脂病）

血脂异常与 T2DM 常常相互伴随发生。西医学认为脂代谢紊乱既可导致 T2DM,T2DM 也可造成脂代谢紊乱。近年来,有学者在 T2DM 发病机制中提出"脂毒性"的理论,提出大量脂肪在肌肉、肝和胰岛 B 细胞等组织积聚可以导致胰岛素抵抗(insulin resistance,IR)、胰岛素分泌的异常和 T2DM 的发生[13]。同样,长期血糖升高加重 IR 和脂代谢紊乱,认为脂代谢障碍有可能是糖尿病及其并发症的原发性病理生理变化。脂毒性会造成糖尿病的发生,而糖尿病发生后又会引起血脂的异常,形成恶性循环。因脂毒性与葡萄糖毒性常相互交叉,故又称为"糖脂毒性"(glucolipotoxicity)。糖尿病又被称为"糖脂病"[14]。临床中,T2DM 患者中合并血脂异常者约占85%~90%,且大多见于肥胖体型[15-16]。多食肥美,食滞中焦而成中满;脾土壅滞,日久则化热,而成脾瘅,故营气不清,清化为浊,所泌津液,注于脉中,化为糖浊、脂浊;且中焦受困致枢机不利,大气不转,脾失运化而致清阳不升,浊阴不降,清浊难分,故湿浊内困,痰浊内生,瘀血内阻,搏结而聚,停于脉中,亦成糖浊和脂浊。中满内热是核心病机,糖浊和脂浊常伴随形成。

2. 脂浊与动脉粥样硬化

脂浊壅盛,痰瘀互结,沉积血脉是动脉粥样硬化(atherosclerosis,AS)形成的主要病机。患者由于恣食肥甘厚味,嗜酒豪饮,损伤脾胃,脾胃功能失常而不能将多余的脂质排出体外,可导致某些脂质成分过剩或者脂质成分失调而形成脂浊,脂浊进一步引发痰浊、瘀血的生成。痰浊着于血脉,留而为瘀,痰瘀形成后,积存于血脉,形成血脉之痰瘀结块,壅塞脉道,即成动脉粥样硬化斑块。

3. 脂浊与心血管疾病

血脂异常是冠心病的危险因素,易引起心脑血管等疾病。脂浊形成后,附着于血脉,留而为瘀,痰瘀形成后,易造成心脉痹阻,导致疾病的演变和发展[17]。名老中医田嘉禾认为冠心病病机为心脉瘀阻,并提到"脂液,因其性质黏腻,浸淫脉道,附着于脉壁,造成心脉瘀塞",其指出"脾胃受伤,运化功能减弱……过食肥甘,一方面能助阳化热,消烁阴液不能濡润脉膜,导致脉膜坚硬,影响血液供养心脏;另一方面滋长阴浊弥漫,极易化为脂液,因其性质黏腻,浸淫脉道,附着于脉壁,造成心脉瘀塞"[18]。

4. 脂浊与脑卒中

脂浊蓄积,进一步引发痰和瘀等病理产物形成,最终痰瘀互结,痹阻脑络则发为中风。如朱丹溪言"湿土生痰,痰生热,热生风也",叶天士亦在《临证指南医案·中风》中称"风木过动,中土受戕,不能御其所胜……饮食变痰……或肝阳上窜,痰火阻窍,神识不清"。有学者认为痰瘀交结是缺血性中风的中心病理环节及辨治要点[19]。张愍等[20]指出"厚味甘肥,可助阳生气、生阴,生阴者转化为脂液,浸淫脉道,脉膜变异(粥样斑块形成),进而血行不利,堵塞气之运行,则气结血瘀,引起脉痹",即饮食不节,嗜食肥甘或饮酒过度,伤及脾胃,脾运失健,则水谷精微无法正常输布,聚集为痰为饮,塞滞脉道,血运受阻,渐而形成痰瘀胶着黏缠之态而发为中风。

五、 治疗——整体治疗与消膏降浊相结合

代谢综合征血脂异常往往与肥胖、高血糖、高血压、高尿酸血症等同时并见,因此,改变生活方式,包括控制饮食、增加运动是配合治疗必要的措施。以脾瘅理论为指导治疗代谢综合征血脂异常,首先应注意针对其核心病机——中满内热,实现"肥、糖、脂、压"整体同调。另外,针对血脂异常,临床常以消膏、升清降浊为基本大法。对于"浊"的治疗,其治法主要包括转浊和化浊。转浊即切断中满内热化生为浊的路径,从根本上阻止浊的生成;化浊即促进浊邪的转化和分解,加速代谢,以减少浊在体内的积聚,降低血液黏稠度。同时应结合现代药理学研究成果,重视靶药的应用,寻找态靶结合的药物;关注疾病的前因后果,以"治未病"的思想为指导,既病防变,延缓疾病进展。

1. 整体治疗

本文所讨论的代谢综合征的证治主要局限于早、中期,即郁、热(痰、瘀、毒)阶段,到代谢综合征后期,在多种因素的共同作用下,出现冠心病、中风、糖尿病或其并发症等变证。代谢综合征后期患者多呈本虚标实证,本虚中可见气、血、阴、阳之虚,以脏腑论则可涉及脾、肝、肾;标实则以痰瘀为主。其治疗上应分别在益气、养血、滋阴、温阳的基础上,使用清化痰浊、活血通络等治法。郁、热、痰、瘀、毒是代谢综合征血脂异常早、中期经常呈现的"态",可以并存,也可以单独存在。"郁"态主要是由于饮食过量,脾胃不能正常运化,或活动量少,气血运行缓慢,脉络瘀滞所致,以食郁和气郁为核心。针对"郁"态,笔者在临床上常用厚朴三物汤或越鞠丸以理气解郁,宽中除满,去积通便[21]。针对"热"态,临床常见胃肠实热、痰热互结、肝胃郁热等证,笔者在临床上常用的方剂包括大黄黄连泻心汤、小陷胸汤以及大柴胡汤

等[22-24]。针对"痰"态,笔者常用二陈汤、平胃散等方剂;针对"瘀"态,临床常用桃红四物汤以及血府逐瘀汤以活血化瘀;针对"毒"态,临床常用黄连解毒汤或三黄汤等;针对"脾虚"之态,多应用六君子汤以益气健脾化痰[21,25]。我们应该借鉴西医学对代谢综合征血脂异常的认识与疾病分期,重新审视疾病全过程中不同的"态",找出每一个阶段"态"的核心病机,确立主要证型和治法方药,使中医的辨治理论变得更为丰富。

2. 消除膏脂法

消除膏脂即清除人体多余的脂浊,包括痰浊、瘀血等有害物质,寓有减肥的作用,临证时常用五谷虫、山楂、红曲、大黄等即是消膏降浊的体现。除直接清除人体有害物质的治"标"之法外,中医还可通过调整阴阳气血和脏腑功能的作用,尤以调理脾胃的运化功能为主,以减少膏脂的生成。

3. 化浊法

化浊,即促进浊邪的转化和分解,加速代谢,以减少浊在体内的积聚。浊之在血脉,尤污物之在江河。欲去江河之污物者,必疏通河道;欲除血中之浊者,须采用化浊法,浊去则血脉通畅。化浊法对于无症状性疾病的治疗具有独特的优势。常用的化浊药可分六类:一为化痰祛浊之品,如瓜蒌、陈皮、半夏等;二为苦寒燥湿之品,可清热利湿,化浊和胃,如黄连、黄芩、黄柏、大黄等;三为芳香化浊之品,如砂仁、苍术、荷叶、藿香、佩兰;四为化瘀解毒之品,如丹参、赤芍、红花、当归、川芎;五为淡渗利湿之品,如泽泻、白扁豆、茯苓、薏苡仁等,以淡渗利湿,分清泌浊;六为消积化浊之品,可消积化食,健运脾胃,如山楂、鸡内金等。"泄浊"是化浊法的一种方法。通腑泄浊,使得胃肠道气机通畅,促进脂质的排泄,清除人体内的痰浊、瘀血等有害物质,实为正本清源,治病求本之法。

4. 升清降浊法

针对血脂异常所表现为中焦清浊升降失调的情况,应采用升清降浊法,即应用升降之法,使清、浊二者能各归其化,脏腑功能正常,机体物质代谢和能量转换保持动态平衡。治疗须以调理脾胃升降气机为核心,一方面益气健脾,助脾升清,从源头上杜绝痰、浊、湿、热、瘀的产生;另一方面,助胃降浊,清除体内的有害物质。清阳不升为主要表现者,以健脾升清为主;浊气上逆为主者,以化湿降浊为要。但调理气机,不忘祛除影响气机升降的病理因素,如瘀血、痰浊、湿滞等。处方以半夏泻心汤为代表。在药物选用上,升清的药物气轻味薄,药性轻扬,具升发之性,除升麻、柴胡外,羌活、葛根、防风、荷叶、桔梗、独活等药均具有升发清阳之功;降浊的药物大都气味俱厚或质地沉重,具通降之性,功专泄浊驱阴,与升清药物相配合的常用降浊法有消膏降浊、泻热降浊、化痰降浊、除湿降浊、化瘀降浊、破气降浊、通便降浊、温阳降浊等法,使用药物如厚朴、半夏、大黄、代赭石、旋覆花等[26]。

郭蕾等以"浊"为关键词在维普上进行检索,发现明确标明有"降浊""泄浊""化浊"作用的药物达40种,最为常用的是泽泻、大黄、土茯苓、萆薢、苍术、茯苓、薏苡仁。其中泽泻、大黄泄浊,土茯苓、萆薢降浊,苍术、茯苓、薏苡仁化浊[27]。

5. 指标药的应用

临床许多血脂异常的患者,常常不表现有任何症状,临床常无"证"可辨。随着医学的进步,患者越来越关注血脂的异常指标是否有所改善,这需要我们借鉴现代药理学研究的结果,在处方中增加靶向用药,使治疗更为精准。对于生化检查中发现血脂升高而无任何不适症状的患者,可不拘泥于辨证,直接选用生山楂、红曲、五谷虫等中药对"症"治疗,配合五味子、藏红花等保护肝功能,改善脂肪肝。山楂的常用量为 15~30 g,红曲的常用量为 6~12 g,五谷虫的常用量为 3~30 g。药理研究显示,黄连、决明子、姜黄、何首乌、绞股蓝、虎杖、人参、罗布麻叶等中药均有一定程度的降脂作用,临床使用不仅要关注其现代药理学功用,更要与中药的性味归经相联系,选择与疾病的"态"相吻合的药物,态靶同调,以增强临床疗效[28-29]。如黄连与何首乌在现代药理研究中均具有降脂的功效。在临床应用的过程中,如患者的表现以虚证为主,宜在处方中应用何首乌,降脂的同时可起到补益肝肾的作用;而患者主要表现为郁热之态时,处方时更适合应用黄连。以下列举了近 10 年中医治疗高脂血症临床运用较多的一些中草药。

(1)**红曲**　红曲是目前研究最深、应用最广的中药降脂药,是以籼米为原料,分离出红曲霉菌经液体深层发酵精制而成。红曲具有活血化瘀、健脾消食的功效,《新安医籍丛刊·聊复集》言:"色赤入血分,行滞血,下水谷,并入脾胃,为消导之药。"明代宋应星《天工开物》、李时珍《本草纲目》对红曲做了较全面的记载,认为其"破血、活血"。药理学实验证明红曲的功效不仅在于含有抗菌物质,帮助消化养胃的各种酶类和多种氨基酸,更重要的是能产生多种降脂降压活性物质,其中最主要的为 Monacolin K(莫纳可林 K,亦称为洛伐他汀),而 Monacolin K 作为羟甲基戊二酸单酰辅酶 A(HMG-CoA)还原酶一种有效的抑制剂,能有效抑制胆固醇合成,降低 CHO、TG 和 LDL-C,升高 LDL-C,从而发挥降血脂功能。翟鹏贵等[30]通过对中药红曲复方制剂降脂作用的实验研究发现,可有效控制并降低血脂水平,其作用是通过抑制 HMG-CoA 还原酶的活性来影响血脂代谢。刘龙涛等[31]开展降脂红曲微粉治疗血脂异常合并颈动脉粥样硬化的随机对照研究,结果显示给药 6 个月后,治疗后血清 CHO、TG、LDL-C 水平较治疗前均显著降低,并能显著降低患者的中医证候积分,疗效优于洛伐他汀对照组(P <0.05),体现了中药红曲治疗的优越性。本研究使用的红曲微粉剂量为其常规用量的 1/2,表明红曲经超微粉碎后,用药剂量可明显减少。Lin 等[32]观察红曲的降脂疗效,79 例 LDL-C 水平升高(5.28 mmol/L)的患者被纳入研究,给予红曲(600 mg/次,2 次/日)治疗 8 周,结果表明患者 LDL-C 下降了 27.7%,三酰甘油下降了21.5%,胆固醇下降了 15.8%。血脂康的有效成分主要是红曲,一篇纳入 22 个临床研究、6520 例研究者的系统评价结果表明,与他汀类、烟酸类等降脂药相比,血脂康能有效降低CHO、TG 和 LDL-C 水平[37]。

(2)**山楂**　山楂为蔷薇科落叶灌木或小乔木植物野山楂及山楂的成熟干燥的果实,其性味酸、甘,微温,归脾、胃经,具有消膏解脂、消食化积、活血化瘀之功效,《本草纲目》谓之能"化饮食、消肉积、痰饮、滞血痛胀"[34]。黄允瑜等[35]通过文本挖掘的方法证实山楂为治疗高脂血症的核心药物,总黄酮是山楂降脂作用的主要成分[36]。Niu 等[37]验证山楂的降脂疗效及机制,治疗组给予高脂血症大鼠 250 mg/kg 的山楂提取物,持续疗程 7 日,结果证明可以有效降低血脂水平,其机制与激活 PPARα 与 β-氧化相关酶,促进肝脏脂质降解,减少血液脂质含量相关。山楂及其提取物、山里红水浸膏能显著降低血清 CHO 含量,增加HDL-C 浓度,其作用可能与通过提高血清中 HDL 及其亚组分浓度,增加 CHO 的排泄有关[38]。王代明等[39]给予高脂血症模型大鼠高、中、低三种剂量山楂提取物,40 日后结果显示,中、高剂量组大鼠 CHO、TG 和 LDL－C 明显降低,HDL－C 明显升高,与辛伐他汀疗效相当($P>0.05$)。谢伟华等[40]观察山楂黄酮对小鼠高脂血症的疗效,发现高、低两种不同剂量的山楂黄酮可显著降低血清 CHO、TG、LDL－C 水平,升高 HDL－C 水平。

(3) **五谷虫** 五谷虫为丽蝇科昆虫大头金蝇或其他近缘昆虫的干燥幼虫,其性味咸寒,入脾、胃经,有清热消滞的功效。壳聚糖(chcitosna,CTS)即为从五谷虫壳中提取的葡萄糖胺的聚合物,具有清热化痰、健脾和胃、泄浊降脂的功效[41],其降脂机制因其能提高载脂蛋白AI(apolipoprotein AI,ApoAI),降低载脂蛋白 B(ApoB),通过升高 ApoAI 促进 HDL－C 的合成,激活卵磷脂胆固醇酰基转移酶(LCAT),促进胆固醇的逆向转运,从而调节血脂[42]。金瑛锡[41]观察五谷降脂胶囊(以壳聚糖为主要成分)对高脂血症(痰浊阻遏证)的降脂作用,疗程为 6 周,治疗组的总有效率为 76.67%,对照组(血脂康)的总有效率为 80.00%,两组疗效相当($P>0.05$)。覃容贵等[43]探讨壳聚糖降血脂的作用,给予高脂血症大鼠低、中、高不同剂量的壳聚糖,连续给药 4 周,结果显示壳聚糖可以调节血脂水平,预防高脂血症的产生,并对高脂血症有一定的治疗效果。

(4) **绞股蓝** 绞股蓝为葫芦科绞股蓝属多年生草质藤本植物,其性寒,味苦,具有健脾化痰、清热解毒的功效。现代研究表明,绞股蓝具有一定降血脂、降血压、降血糖、抗动脉粥样硬化、抗癌、提高免疫力、消除疲劳、延缓衰老的作用,可用作代茶饮。绞股蓝的主要活性成分为总皂苷类、黄酮类物质,其调脂作用与抑制脂肪细胞产生游离脂肪酸以及合成中性脂肪有关[44]。王树桂等[45]观察复方绞股蓝胶囊对高脂血症小鼠的降血脂作用,结果证实高、低剂量的绞股蓝胶囊均能提高抗氧化能力、调节高脂血症小鼠脂质紊乱。Megalli 等[46]研究表明以 250 mg/kg 绞股蓝治疗 4 日后,高脂血症小鼠的三酰甘油降低 33%,胆固醇降低13%,低密度脂蛋白降低 33%,疗效可持续 5 周;缓慢治疗 3~5 周后,可以降低由 10 mg/kg诱导的餐后高三酰甘油血症。沈楠等[47]研究不同剂量的绞股蓝皂苷(20 mg/kg、36 mg/kg、65 mg/kg、117 mg/kg 和 210 mg/kg)对高脂血症大鼠脂代谢的影响。结果证实,绞股蓝皂苷可以抑制高脂血症大鼠血清中 CHO、TG 以及 LDL－C 的升高,增加 HDL－C,对脂质代谢失调有明显的改善和调节作用;同时绞股蓝皂苷 210 mg/kg 可降低 ALT 含量,纠正肝脏损伤,抑制脂质过氧化。

(5) **何首乌** 何首乌来源于蓼科植物何首乌的干燥块根。何首乌味苦、涩,性温,归肝、心、肾经,具有生用解毒、润肠通便的作用,制用可以补肝肾,益精血,乌须发,强筋骨[48]。何首乌降血脂的主要成分包括蒽醌类、二苯烯化合物以及卵磷脂类等,其降脂机制主要是抑制脂质的吸收,加速胆汁酸的排泄[49]。石宇等[50]观察复方首乌颗粒(以首乌为主药)治疗高脂血症的临床疗效,治疗 12 周后,结果显示治疗组的 CHO 下降 38.4%,TG 下降 80.8%,LDL－C 下降 30.9%,HDL－C 升高 91.3%($P<0.05$)。Li 等[51]证实生、制何首乌均具有较好的降胆固醇疗效,中等剂量的制何首乌降胆固醇疗效更佳,但二者均未在实验中表现出好的降 LDL－C 效果。相对于制何首乌,生何首乌能更好地调节肝细胞内的脂质含量,但是制何首乌可以更好地调节循环系统的血脂水平。王春英等[52]比较观察何首乌醋酸乙酯提取部位(EAFF－PM)与二苯乙烯苷的调血脂作用,结果表明,二者均具有调节血脂代谢、抗氧

化、抗动脉粥样硬化的功能,二苯乙烯苷为发挥药效作用的主要物质,临床可预防以及治疗高脂血症。

6. "治未病"与早期活血通络

"治未病"思想是中医的精髓及特色,早在《黄帝内经》中已经提出。以血脂组分异常为主的代谢综合征经过以肥胖为基石,伴有高血糖、高血压、高尿酸等临床综合征,最终发展至心、脑、肾等并发症的发病过程。临床治疗须将疾病看成一个纵向的、动态的发病过程,注重疾病的前"因"后"果",干预须将重心前移,以"防"为治,通过节制饮食、增加活动、减肥,保持健康的生活方式,使血糖、血脂、血压等多项指标得到纠正。在代谢综合征早、中期就应积极治络,未病先防,适当使用三七、丹参等活血之品预防并发症的出现。在洞悉疾病发展过程的基础上,针对疾病欲发之兆,"先安未受邪之脏",阻断传变。

六、小结

血脂异常是代谢综合征的重要组分之一。以过食肥甘引起的肥胖为基础,与胰岛素抵抗关系密切,常合并糖耐量低减、高血压、高尿酸血症等多种代谢性疾病。代谢综合征血脂异常的发生与脾胃密切相关,中满内热是其早期的核心病机,其病机演变经历了"郁(食郁、气郁)、热(痰、瘀、毒)、虚(脾胃)、损(多脏腑)"四个不同阶段。通过文献考证与临床实践,我们以脾瘅理论指导代谢综合征的治疗,针对代谢综合征发病过程中不同的"态",抓住核心病机,确立证型和治法方药,实现"肥、糖、脂、压"同调的目标。针对血脂异常,以消膏、升清降浊作为基本大法,具体包括消除膏脂、化浊、升清降浊等治法。同时,注重靶方与靶药的使用,把中医整体治疗的优势与现代药理研究的成果有机结合,观照疾病的前"因"后"果",为中医药治疗代谢综合征血脂异常及其相关疾病提供了新的思路。

七、案例赏析

1. 小陷胸汤加减治疗高脂血症合并代谢综合征痰热内蕴证

阎某,男,52岁,2007年9月3日初诊。患者2型糖尿病病史4个月。2007年5月患者无明显诱因出现乏力,体检时发现血脂升高、空腹血糖16 mmol/L,开始口服药物阿卡波糖50 mg,血糖控制效果尚可,饮食控制欠佳,遂来我院就诊。既往史:痛风20年,反复发作。刻下症:双足背肿痛,睡后易醒,不易再睡,双指尖有时麻木,夜尿次数3次,大便干,日1次,面红赤,舌质红,舌下脉络增粗发黑,苔厚微腐,脉沉略滑数。身高174 cm,体重86.5 kg(6年前为100 kg),BMI 28.57 kg/m^2。来诊时查HbA1c 8.2%,CHO 6.23 mmol/L,TG 8.49 mmol/l,HDL－C 1.92 mmol/L,LDL－C 4.82 mmol/L,UA 671 μmol/L。

西医诊断:高脂血症,2型糖尿病,高尿酸血症,痛风。

中医诊断:脾瘅。

中医辨证:痰热内蕴,膏浊蓄积证。

治法:化痰通腑,消膏降浊。

处方:小陷胸汤合自拟痛风方。

瓜蒌仁30 g　　　　半　夏30 g　　　　黄　连30 g　　　　干　姜6 g

黄　柏 30 g	苦　参 15 g	威灵仙 30 g	秦　皮 30 g
生大黄 6 g	水蛭粉 6 g[分冲]	五谷虫 30 g	红　曲 9 g
生山楂 30 g	土茯苓 30 g	草　薢 30 g	金樱子 30 g
怀山药 30 g			

水煎服,日1剂,早、晚分2次服。

2007年10月9日二诊:患者遵医嘱服上方40剂,双足背肿痛消失。刻下症:乏力,睡眠正常,小便正常,大便质稀,每日2次,舌底红,舌苔厚腻,脉沉略滑。血压 130/70 mmHg,UA 502 μmol/L, CHO 5.15 mmol/L, TG 2.3 mmol/L。为巩固疗效,改用丸剂:瓜蒌仁45 g,半夏15 g,黄连45 g,干姜9 g,茯苓45 g,五谷虫30 g,红曲9 g,生山楂30 g。同仁堂配水丸,每次9 g,每日3次,口服。患后长期服用,随访半年病情无反复。

按:"饮食自倍,肠胃乃伤",过食伤脾,化生痰(湿)浊,蕴而生热。痰(湿)热互结,痰热阻遏气机,致腑气不通而便秘,湿热下注则双足肿痛。患者体胖,颜面红赤,舌质红,舌下脉络增粗发黑,苔厚微腐,脉沉略滑数,考虑为痰热体质,加之20年反复发作的痛风现正为急性发作期,故给予小陷胸汤合自拟痛风方加减。小陷胸汤中黄连苦寒,解心下之热,同时苦以制甜;清半夏清化痰湿,降逆下气;瓜蒌仁清热化痰散结,且其延蔓似络,性寒凉而实下行,导心下脉络之结热从下而降也。抵当汤中水蛭乃吮血之物,灵动迅速,活血通络之力尤强,大黄推陈出新,逐瘀下血,二者活血通络效佳。生山楂消膏解脂;红曲、五谷虫化浊降脂,是减肥调脂常用之品,本案中五谷虫大剂量应用达30 g,红曲9 g。秦皮、威灵仙二药现代药理学证实能降低血尿酸。黄柏、苦参、土茯苓、草薢清热利湿功效强,伍用干姜,辛开苦降,制约诸苦寒药伤胃。金樱子、怀山药用之实为补肾以增祛邪之动力。二诊时患者血脂、血尿酸等各项化验检查较初诊时均有下降明显,双足背肿痛消失,故减治疗痛风的药物,针对患者痰热体质主用小陷胸汤,配成丸剂,丸药缓图,以收改善体质之长效。

2. 大黄黄连泻心汤加减治疗高脂血症合并2型糖尿病胃肠实热证

蒋某,男,49岁。患者血糖升高20年,血脂升高5年,脂肪肝20余年(中度)。刻下症:周身乏力,下肢发凉,偶有发麻,皮肤干燥,稍有自汗,口干、口渴,喜冷饮,口臭,纳可,眠佳,大便偏黏,1日1次,夜尿1次,无泡沫,舌淡胖齿痕,苔腻,脉滑数。身高173 cm,体重80 kg,BMI 26.73 kg/m², 血压 110/80 mmHg。生化检查:HbA1c 6.7%, FBG 8.41 mmol/L, CHO 5.45 mmol/L, TG 2.70 mmol/L, LDL − C 3.68 mmol/L, HDL − C 1.13 mmol/L, ALT 66U/L, AST 45.6U/L, 肌酐(Cr) 63 μmol/L, 尿素氮(BUN) 4.09 mmol/L, 尿微量白蛋白 1.06 mg/dL。现用药:二甲双胍500 mg,每日3次;瑞格列奈1 mg,每日1次;门冬胰岛素30注射液(早22U,晚12U)。

西医诊断:肥胖2型糖尿病,高脂血症,脂肪肝,糖尿病周围神经病变。

中医诊断:脾瘅。

中医辨证:胃肠实热证。

处方:大黄黄连泻心汤加味。

| 生大黄 9 g[单包] | 黄　连 30 g | 知　母 30 g | 红　曲 9 g |
| 红　花 30 g | 茵　陈 30 g[先煎1h] | 晚蚕沙 30 g[包煎] | 苍　术 15 g |

鸡血藤30 g　　　　夜交藤30 g　　　　川桂枝15 g　　　　生　姜3片

28剂,水煎服,日1剂,早、晚分服。

二诊:药后患者口臭、皮肤干燥减轻,双下肢发冷减轻,晨起眼睑水肿,大便日1次,略不成形,余可。生化检查:HbA1c 6.8%,FBG 8.88 mmol/L,CHO 5.26 mmol/L,TG 1.65 mmol/L,LDL－C 3.5 mmol/L,HDL－C 1.21 mmol/L,ALT 65 U/L,AST 48.2 U/L,Cr 65 μmol/L,BUN 4.82 mmol/L。在上方基础上,改加苍术30 g,去晚蚕沙,加陈皮30 g、五味子15 g、生黄芪30 g。3个月后随访,患者血脂未见异常,血糖水平下降,复查肝脏B超示转为轻度脂肪肝。

该病例用药前后血脂水平对比如下(表6－1)。

表6－1　病例2用药前后血脂水平对比

血脂类型	治疗前	治疗1个月
CHO(mmol/L)	5.45	5.26
TG(mmol/L)	2.70	1.65
HDL－C(mmol/L)	1.13	1.21
LDL－C(mmol/L)	3.68	3.5

按:患者形体肥胖,肚腹肥大,BMI达26.73 kg/m²,血糖、血脂指标升高,患有脂肪肝,并伴有转氨酶升高,为门诊常见的糖脂病。本例患者具有典型的"脏腑热,经络寒"的特点,即既有双下肢发凉、发麻等周围神经障碍的表现,同时又有口干、口渴、喜冷饮、口臭、便黏、舌淡胖齿痕、苔腻、脉滑数等脏腑内热,痰热互结的表现。患者平素嗜食膏粱厚味,脾胃壅滞,日久则滋生膏浊,积于体内,化痰生火;加之酒醴本易伤脾酿湿生热,导致热结心下,久则脾气转虚,无力运化水谷精微,聚而生湿化痰,更加重机体的痰湿浊毒,壅滞于脉道,导致脉络瘀阻。同时脾气已虚,脾阳不足,无力温养四末,导致下肢凉麻。治疗应遵循通补兼施、寒热并用的原则,故选用大黄黄连泻心汤为基础方,配以黄芪、桂枝、鸡血藤、夜交藤等药温通经络、活血通痹。此患者罹患高脂血症,但并无临床表现,运用传统中医辨证论治常无从着手,如了解患者的血脂异常主要由饮食不节而引起,临床可不拘泥于辨证,直接将现代药理学成果运用于临床,使用红曲、五谷虫等药物调节血脂,苍术、晚蚕沙化浊,配合茵陈、红花、五味子等药改善脂肪肝,降低转氨酶,大大提高临床疗效。

3. 大柴胡汤治疗无症状高脂血症

患者,男,35岁。患者于半年前体检时发现血脂增高。刻下症:形体偏胖,无明显不适,纳可,寐安,大便偏干,1日1行,小便正常,舌质淡红,苔薄白稍黄,脉滑数。身高178 cm,体重80 kg BMI 25.25 kg/m²。生化检查:CHO 7.9 mmol/L,TG 3.3 mmol/L,HDL－C 1.2 mmol/L,LDL－C 2.0 mmol/L。

西医诊断:高脂血症。

中医诊断:脂浊病。

中医辨证:膏阻气滞证。

处方:大柴胡汤加减。

柴　胡 12 g	黄　芩 30 g	清半夏 30 g	白　芍 12 g
酒大黄 9 g	枳　实 15 g	炙甘草 9 g	红　曲 6 g
生山楂 30 g	绞股蓝 30 g	生姜 3 片	

56 剂,水煎服,日 1 剂,早、晚分服。

患者服药 2 个月后复查: CHO 5.2 mmol/L,TG 1.8 mmol/L,HDL－C 1.38 mmol/L,LDL－C 1.1 mmol/L。后以上方为水丸服用,每次 9 g,每日 3 次。

该病例用药前后血脂水平对比如下(表 6－2)。

表 6－2　病例 3 用药前后血脂水平对比

血 脂 类 型	治疗前	治疗 2 个月
CHO(mmol/L)	7.9	5.2
TG(mmol/L)	3.3	1.8
HDL－C(mmol/L)	1.2	1.38
LDL－C(mmol/L)	2.0	1.1

按:患者形体肥胖、大便偏干、脉滑数,同时有"血脂升高"之症,为气机郁滞,膏浊内蕴,治疗宜行气开郁、消膏转浊。高脂血症是临床上常见的代谢性疾病,也是导致动脉血管粥样硬化、高血压、冠心病和脑血管疾病的重要因素之一。在高脂血症患者中,有相当一部分患者无任何症状,而无症状性高脂血症的特点表现为:一是患者年龄较轻,病程较短,体质壮实,即本虚或寒证的特征不突出;二是无明显的临床表现,人体的脏腑组织功能尚未累及,病理产物以湿、痰、浊为主,气机郁滞不甚。其病因病机多因嗜食肥甘,肥美多则生痰湿、膏浊,内蕴于中焦脾胃,阻滞气机形成中满;中满久蕴则生内热。鉴于上述特点,对无症状性高脂血症的治疗当行气开郁、清热泻浊、通腑除满。大柴胡汤本为张仲景《伤寒杂病论》治疗少阳阳明合病方,立意为和解少阳、内泻实热。观其组方,柴胡、枳实、半夏、生姜行气开郁,黄芩、大黄、白芍清热泻浊,大黄、枳实通腑除满。因此,大柴胡汤不失为治疗高脂血症的良方。

参 考 文 献

[1]　中国成人血脂异常防治指南制订联合委员会.中国成人血脂异常防治指南[J].中华心血管病杂志,2007,35(5):390－417.

[2]　陈伟伟,高润霖,刘力生,等.《中国心血管病报告 2015》概要[J].中国循环杂志,2016,31(6):521－528.

[3]　Isomaa B, Almgren P, Tuomi T, et al. Cardiovascular morbidity and mortality associated with the metabolic syndrome[J]. Diabetes Care, 2001,24(4):683－689.

[4]　祝之明.代谢综合征——病因探索与临床实践[M].北京:人民军医出版社,2005:295－303.

[5]　仝小林,刘文科.论膏浊病[J].中医杂志,2011,52(10):816－818.

[6]　刘喜明,仝小林,王朋倩.试论"膏浊"致病论[J].世界中西医结合杂志,2009,4(12):839－842.

[7]　秦培洁,仝小林,李敏,等.论脾瘅与血浊的关系及其意义[J].江苏中医药,2010,42(6):6－7.

[8] Zhu S, St－Onge MP, Heshka S, et al. Lifestyle behaviors associated with lower risk of having the metabolic syndrome[J]. Metabolism, 2004,53(11): 1503－1511.

[9] 仝小林,张志远.中医对代谢综合征的认识和治疗[J].中医杂志,2002,43(9):708－709.

[10] 严红梅.“脾失运化,痰浊内生”与高脂血症形成的相关性[J].内蒙古中医药,2014,12: 156.

[11] 王晶,王振兴.中医药改善冠心病血管内皮功能的研究进展[J].吉林中医药,2014,34(4): 427－429.

[12] 战丽彬,牛新萍,白长川.论脂浊致病[J].中华中医药学刊,2007,25(6): 1103－1105.

[13] McGarry JD. Banting Lecture 2001: Dysregulation of fatty acid metabolism in the etiology of type 2 diabetes[J]. Diabetes,2002,51(1): 7－18.

[14] 钱荣立.脂肪激素与脂肪因子在能量代谢及相关疾病发病中的作用将是本世纪研究的热点——2005年美国糖尿病学会学术年会侧记[J].中华糖尿病杂志,2005,13(4): 241－242.

[15] Reaven GM. Role of insulin resistance in human disease[J]. Diabetes,1988,7(12): 1595－1609.

[16] Ferrè P. The biology of peroxisome proliferator-activated receptors relationship with lipid metabolism and insulin sensitivity[J]. Diabetes, 2004,53(Supp Ⅱ): S43－50.

[17] 陆纪宏.试论中医辨治高脂血症[J].辽宁中医杂志,1991(2): 1－3.

[18] 田嘉禾.中医对冠心病的认识与辨证论治[J].辽宁中医,1975,2: 23－33.

[19] 刘红权.浅论痰瘀交阻与缺血性中风[J].四川中医,2008,26(3): 33－34.

[20] 张愍,曾昭龙.高脂血症患者之友[M].北京: 人民军医出版社,1996: 4.

[21] 仝小林.仝小林经方新用十六讲[M].上海: 上海科学技术出版社,2015.

[22] 周强,赵锡艳,逄冰,等.仝小林教授运用大黄黄连泻心汤验案解析[J].天津中医药,2013,30(5): 259－261.

[23] 周强,赵锡艳,逄冰,等.仝小林应用小陷胸汤临床经验4则[J].河北中医,2013,35(3): 329－331.

[24] 周强,赵锡艳,逄冰,等.仝小林教授运用大柴胡汤治疗代谢性疾病验案解析[J].环球中医药,2012, 5(10): 754－757.

[25] 仝小林.糖络杂病论[M].北京: 科学出版社,2014.

[26] 逄冰,刘文科,郑玉娇,等.基于中医脾瘅理论探讨代谢综合征血脂异常[J].北京中医药,2016, 36(6): 573－575.

[27] 郭蕾,王永炎,何伟,等.关于建立代谢综合征中医浊病学说意义的探讨[J].中国中医基础医学杂志, 2010,16(8): 638－641.

[28] 车慧,姬航宇,刘文科,等.中药改善理化指标在临床中的应用[J].中医杂志,2011,52(12): 1010－1012.

[29] Guo M, Liu Y, Gao ZY, et al. Chinese herbal medicine on dyslipidemia: Progress and perspective[J]. Evid Based Complement Alternat Med, 2014: 163036.

[30] 翟鹏贵,赵瑁彦,周大兴,等.中药红曲复方制剂降脂作用的实验研究[J].浙江中医药大学学报, 2012,36(1): 70－72.

[31] 刘龙涛,吴敏,王红霞,等.降脂红曲微粉治疗血脂异常合并颈动脉粥样硬化的随机对照研究[J].中国中西医结合杂志,2011,31(9): 1196－1200.

[32] Lin CC, Li TC, Lai MM. Efficacy and safety of Monascus Purpureus Went rice in subjects with hyperlipidemia[J]. Eur J Endocrinol, 2005, 153(5): 679－686.

[33] Shang Q, Liu Z, Chen K, et al. A systematic review of xuezhikang, an extract from red yeast rice, for coronary heart disease complicated by dyslipidemia [J]. Evid Based Complement Alternat Med,

2012：636547.

[34] 彭丹洋,王琳,朱德增.中药山楂防治代谢综合征的研究进展[J].现代中西医结合杂志,2011,20(29)：3760-3762.

[35] 黄允瑜,陈慕芝,郑光,等.基于文本挖掘技术的肥胖和高脂血症处方规律研究[J].中国实验方剂学杂志,2011,17(9)：236-238.

[36] 唐世英,胡桂才,李来,等.山楂降血脂作用有效部位的研究[J].云南中医学院学报,2009,32(5)：43-45.

[37] Niu C, Chen C, Chen L, et al. Decrease of blood lipids induced by Shan-Zha (fruit of Crataegus pinnatifida) is mainly related to an increase of PPARα in liver of mice fed high-fat diet[J]. Horm Metab Res, 2011, 43(9)：625-630.

[38] 田代华,王新陆,曾凤英,等.实用中药辞典[M].北京：人民卫生出版社,2003：139-140.

[39] 王代明.山楂提取物调节血脂作用的实验研究[J].中医药临床杂志,2012,56(25)：1147-1148.

[40] 谢伟华,孙超,刘淑敏.山楂黄酮对高脂血模型小鼠血脂及生脂基因转录表达的影响[J].中国中药杂志,2009,34(2)：224-228.

[41] 金瑛锡.五谷降脂胶囊治疗高脂血症(痰浊阻遏证)双盲随机对照临床研究[M].中国中医科学院,2003.

[42] 覃容贵,吴建伟,国果,等.蝇蛆壳聚糖降血脂作用机制探讨[J].中国生化药物杂志,2011,32(4)：294-296.

[43] 覃容贵,付萍,吴建伟,等.蝇蛆壳聚糖降血脂作用的实验研究[J].中国老年学杂志,2007,27(6)：1156-1558.

[44] 朴香兰,吴倩.绞股蓝研究进展[J].时珍国医国药,2010,21(7)：1758-1760.

[45] 王树桂,潘莹.复方绞股蓝胶囊对高脂血症小鼠血脂的影响[J].广西中医药,2005,28(3)：54-55.

[46] Megalli S, Davies NM, Roufogalis BD. Anti-hyperlipidemic and hypoglycemic effects of Gynostemma pentaphyllum in the Zucker fatty rat[J].J Pharm Pharm Sci, 2006, 9(3)：281-291.

[47] 沈楠,许文频,李敏,等.绞股蓝皂苷对高脂血症大鼠脂代谢的影响[J].中西医结合心脑血管病杂志,2011,9(9)：1081-1083.

[48] 管淑玉,苏薇薇.何首乌的化学成分和药理作用研究进展[J].中南药学,2008,6(4)：454-455.

[49] 李婧.何首乌降脂抗动脉粥样硬化的中医药机制研究[J].中外医学研究,2012,10(20)：150-151.

[50] 石宇,石昌顺,齐晓艳,等.复方首乌颗粒治疗高脂血症的临床观察[J].中成药,2008,30(7)：950-952.

[51] Li Na, Chen Zhen, Mao Xiao-jian, et al. Effects of lipid regulation using raw and processed Radix Polygoni Multiflori in rats fed a high-fat diet[J]. Evid Based Complement Alternat Med, 2012：329171.

[52] 王春英,张兰桐,袁志芳,等.何首乌醋酸乙酯提取部位与二苯乙烯苷的调血脂作用[J].中草药,2008,39(1)：78-83.

第七章　代谢性高血压

　　高血压是一种常见病、多发病,也是心脑血管病最重要的危险因素。有效控制血压对降低心血管事件的发生意义重大[1-2]。然而,国外临床和流行病学资料表明,高血压不是单纯的血液动力学异常引起的疾病,多数高血压患者常合并糖、脂等代谢异常[3-5]。1993 年 Pool 首先提出代谢性高血压的概念:代谢性高血压是以糖代谢、脂代谢紊乱,高胰岛素血症,胰岛素抵抗为标志的原发性高血压。有些高血压患者可以从单纯降压治疗中获益,而合并代谢异常的患者仅依靠单纯降压而不考虑到整个代谢异常必然不能显著减少冠心病的发生率[6]。1998 年 6 月国际高血压联盟主席 Jay chon 在欧洲心血管会议上也提出,高血压是诸多心脑血管疾病危险因素之一,单独治疗高血压不足以预防心脑血管事件,理想的治疗必须在降低血压的同时,针对所有的代谢异常,否则不能达到治疗目标[7]。学者们也指出,代谢性高血压为代谢异常在先,血压升高在后,而高血压合并代谢异常的患者常常是血压升高后出现代谢异常,其主要区别是因果关系不同。脂代谢异常、糖尿病及肥胖是造成代谢性高血压靶器官损害之根本原因。由于代谢异常在先,一般在表现出血压升高之前机体及很多靶器官就已经造成了不同程度的损伤,此相对于血压升高后出现的各种代谢紊乱危害更为深重,应该引起重视。

　　然而,西医学对于合并多种代谢紊乱的高血压的治疗,始终以联合用药为主,即降压药、降脂药、降糖药等联合应用,目前尚未发现可作为代谢性高血压患者的优先选择用药。这不仅会增加患者的经济负担,多种药物的联合应用也为治疗带来诸多不便。针对代谢性高血压的治疗现状,我们通过读经典,做临床,将《黄帝内经》脾瘅理论引入代谢性高血压的治疗,依据脾瘅理论论治合并代谢综合征的高血压,临床取得了较好的疗效。

一、 脾瘅与代谢性高血压

　　脾瘅是由肥胖发展为多代谢紊乱的过渡阶段,是高血压、高血糖、高血脂等多代谢紊乱的共同根基。若把脾瘅比作树根,高血压、高血糖、高血脂等则是生出的树枝。因此,脾瘅的核心病机是引起血压、血糖、血脂等多代谢紊乱的基本病机,高血压、高血糖、高血脂等代谢紊乱实际上是脾瘅的不同演变途径,它们均与脾瘅的形成和发展密切相关。对于合并多代谢紊乱的高血压,从脾瘅论治可作为临床治疗的一个重要切入点。

（一）过食肥甘是代谢性高血压发生的始动因素

《素问·奇病论》及《素问·通评虚实论》均明确指出过食肥甘厚味是脾瘅形成及发生一系列证候演变最根本、最初始的病因。过食膏粱厚味，起初脾胃功能尚强健，运化正常，若脾胃长期辎重太过，超过其正常运化能力，必然导致膏粱厚味堆积壅滞，进一步影响脾胃运化功能，所谓"饮食自倍，肠胃乃伤"。肥甘厚味，蓄积日久，易化热生湿，如《兰室秘藏》言"伤酒湿面及味厚之物，膏粱之人或食已便卧，使湿热之气不能施化"。丹波元简曰："膏者，神之油也……脂即膏也。"故膏粱肥美长久堆积，不能运化，则易生膏聚脂化浊，膏、脂、痰、浊、湿等病理产物与热胶结，充溢形体则形体肥胖，蓄积脏腑则脏腑膏浊，流入血脉则阴血浑浊，壅遏脉道则血脉不利，因而形成脾瘅，进而演变为高血脂、高血压、脂肪肝等多代谢紊乱。因此，过食肥甘是脾瘅形成以及其演变为高血压的始动因素，如同滋生脾瘅生长演变的土壤肥料。脾主运化升清，胃主受纳降浊，脾胃居中焦，斡旋气机，为气机升降之枢。若过食损伤脾胃，脾胃不和，升降失司；清气不升，脑失所养则皮质功能紊乱；水湿失运，浊气不降，湿浊流窜入脉，壅塞不去则血脂增高、血容量增加，从而血管紧张，血压升高。

（二）中满内热是代谢性高血压的基本病机

代谢性高血压的形成和脾瘅理论十分吻合。唐代王冰注："瘅，谓热也。脾热则四脏同禀，故五气上溢。生因脾热，故曰脾瘅。"意为脾脏长时间辎重过重，超过正常运转能力，影响脾胃功能。清代张琦注："食肥则气滞而不达，故内热。食甘则中气缓而善留，故中满。"过食油腻之物，使人阳气内郁而生内热；过食甜味之物，则易使中气滞缓而不行，导致脘腹胀满。长时间多食少动，引发肥胖，肥胖生中满，中满生内热，逐步导致脾失健运，致使枢机不利、大气不转，进而化热、化湿、化痰、化浊。

代谢性高血压发病原因是自身代谢紊乱，而自身代谢紊乱的最终原因又有多种，《素问·奇病论》中"肥者令人内热，甘者令人中满"揭示了其核心病机是机体中满内热。中满是因饮食停滞所致的脘腹胀满，中满出自《素问·阴阳应象大论》："中满者，泻之于内。"在中满的基础上化热，形成内热。内热是一类由于人体新陈代谢过于旺盛、产热过多导致的疾病。长期过食肥甘、恣酒无度、多静少动等，碍胃滞脾，壅滞中焦，使机体处于气血壅滞状态，积热内蕴，内生膏浊、湿热、痰火、瘀热等病理物质，从而演变为血压升高、糖代谢紊乱、脂代谢紊乱。另外，中土壅滞，土壅木郁，影响肝胆之疏泄，所谓"土壅木郁"，中焦内热上蒸肝胆，肝胆火盛，灼伤肝阴，肝阴相对不足，则阴不制阳，肝阳失潜，致肝阳化风，肝风内眩，风阳升动，上扰清空，发为眩晕；加之膏热、脂热、痰热、浊热等壅遏脉道，附着脉管，导致脉管不利，脉道不畅，血行瘀阻，从而引起血压升高。

（三）高血压的多重危险因素与脾胃相关

高血压的危险因素如肥胖、嗜盐、饮酒、吸烟等都与脾胃密切相关。由于人们膳食结构的变化、体力活动的减少、生活节奏的加快、精神紧张的加剧以及吸烟、饮酒等，造成脾胃"超载"，运化不及；肝失疏泄，木不疏土助运，膏脂沉积；食咸过多，血滞为瘀，所谓"多食咸，则脉凝泣而变色"(《素问·五脏生成》);烟性辛温燥烈,熏灼肺胃;酒浆湿热灌入胃、聚于肝,气血为之逆乱,血压升高,此即"生病起于过用"(《素问·经脉别论》)。脾胃纳运失职,水谷精微不从正化,为膏、为浊、为脂、为痰、为瘀、为热、为湿,成为高血压及其并发症发生的重要因素,危险因素带来的后果主要是直接或间接损伤心、脾、肝、肾等脏腑。

（四）肝胃郁热,膏浊瘀阻是代谢性高血压的主要证候表现

肝者,将军之官,其气刚烈,阳常有余,阴常不足,气易升,阳易亢,又主司情志,畅气机。若精神抑郁,五志失和,疏泄失职,肝气郁结,郁久则化热化火。脾为后天之本、气血生化之源,喜燥而恶润,若饮食失节、过食辛香燥烈之品,则脾胃壅滞,土壅木郁,郁久化热,膏浊瘀积,阻塞脉道,血行不利,导致血压升高。因此,以中满内热为基本病机的高血压,肝胃郁热、膏浊瘀阻是其主要证候,其临床表现为:肥胖,多为腹型肥胖,血压升高,胸满痞塞,舌胖大,苔黄腻,脉弦滑,多伴血糖、血脂异常或脂肪肝等。

二、 高血压与消化系统联系的基础分析

既往研究提示,胃肠激素与胃酸调节和胃肠运动密切相关。新近的研究证明,激素作用除经典途径外,还通过神经途径(主要是迷走神经)起作用,可直接作用于中枢神经系统,参与调节机体能量平衡的新特点。由血液所携带的胃肠激素是胃肠道向脑内传递的重要化学信号,可通过脑干的最后区直接入脑[8]。遗传与环境因素或许通过胃肠激素途径影响血压,胃肠激素变化可能为高血压的发病机制之一[9]。消化道器官与心脏之间存在交叉的神经反射[10];心脏、消化系统同由自主神经支配,痛觉主要经交感神经传导,二者的痛觉纤维和胸部躯体组织的痛觉纤维在中枢神经系统内有时彼此会发生重叠交叉,并会聚于相同脊髓节段的同一神经源而分享共同的传导通路[11]。另外,位于脑干正中缝两侧的细胞群——中缝核具有特殊的功能,研究发现,中缝核对消化道的调节主要是对咀嚼和吞咽动作以及胃运动调节,对心血管活动的调节作用主要是影响基础血压和应激性反应[12]。这说明,血压与胃肠运动具有相关性,具有一定的解剖基础。

心房钠尿肽(ANP)主要由心房肌细胞分泌,研究发现消化道不同部位存在不同亚型、不同量的心房钠尿肽及其受体,心房分泌绝大部分的心房钠尿肽,胃肠道也存在多个分泌点。外周和中心循环血中的心房钠尿肽调节其他胃肠激素的分泌,而且影响胃动力的变化[13]。那么,这种胃肠激素和胃动力变化就可能成为影响血压的某种形式。近年连续的研究发现,血管紧张素Ⅱ受体拮抗剂有降低门静脉压力、抗肝纤维化,对门静脉高压性胃病有明显的治疗作用[14-15]。这无疑提示高血压与消化系统的联系有必要进一步探索,高血压的发病机制可能比我们已有的认识要复杂。

三、 治疗——态靶因果与辨证论治相结合

代谢性高血压是代谢紊乱在先,代谢紊乱是起因,血压升高则是一种表现,是果。对其治疗应当将重点放在调节机体各种代谢紊乱上,而当前西医对此类高血压的治疗常常注重其血压的下降,忽视了患者的各种代谢紊乱情况和随之带来的血管损害和各种靶器官损害。

对于代谢性高血压的治疗,应当将降低血压与改善代谢异常并重,在降压的同时以降糖、降脂和减肥的药物为首选[6]。

中医古籍当中无高血压的病名,亦无对高血压的记载和论述。高血压是基于西医学而定义的一个具有长病程、多脏器特点的病名,在中医内科教材当中,将其类比于眩晕、头痛等病。然而在高血压的发展过程中,有很大一部分患者并无眩晕、头痛之症,还有一部分患者甚至无症可寻。基于此种认识,我们团队通过多年的临床总结及相应的循证研究,将高血压本身作为一个病种,运用"态靶因果"的理念,将其分期、分型,运用中医的方法理论对治,在临床和科研中均取得了理想的效果。基于以上认识,我们以态为经,以病为纬,对高血压分期、分类、分型,总结出高血压的发展态势——早期病气血(脉挛急),中期病脉络(脉僵硬),晚期病脏腑(心、脑、肾)。中医治疗高血压从整体入手,兼顾降压与代谢调节,具有副作用小、明显改善患者生活质量等优点,运用"脾瘅"理论来指导高血压的临床,取得了很好的降压、减肥疗效,对代谢性高血压具有综合调控的优势。

(一)态靶因果结合辨治代谢性高血压

病者,失衡之态也,当机体的平衡被打破,就会呈现出各种病"态"(如热态、寒态、湿态、燥态、虚态、实态等),使人体正常的功能和作用无法发挥,人体疾病的外在状态就是中医所谓的证候。中医通过调"态"治疗疾病,利用药物的偏性调整疾病时的偏态,使体内的自调节、自修复、自平衡的能力得以最大效能的发挥。中医目前的任务就是要按照中医思维,重新审视疾病全过程中不同阶段的"态",找出每一个阶段"态"的核心病机,确立主要证型和治法方药。在宏观调态的基础上,微观定靶,提高治疗的"靶向性"。这种靶向性有三个层面的含义:一是对疾病层面,即通过靶方以达到治疗疾病本身的目的;二是对临床指标层面,即通过寻找特效的指标靶药使之恢复正常,也使中医疗效的评价有据可循;三是对症状层面,即通过靶药迅速改善患者主要症状。态靶结合、靶方靶药的寻找过程并不是简单地把中药当西药使用,而是以西医病名为基础,在现代病理、生理研究成果的基础上,运用中医的思维方式重新思考疾病的核心病机,寻找"态靶结合"药物。寻找到的方药既要可以改变疾病的"态",又要兼顾疾病的"靶",在辨证的前提下合理选择药物[16]。

临证需强调除因降压为治本,辨证降压为治态(状态),对症降压为治标,预防心脑血管等并发症的发生为防果。临床基于辨证前提下,降压中药又可分为利水降压、活血利水降压、清肝降压、通络降压、镇肝降压、平肝降压等,既有中医理论指导,又充分借鉴现代中药药理成果,使宏观调态与微观定靶有机结合,实现药理研究的现代回归,临床必将事半功倍。中医降压,要在充分借鉴现代中药药理成果的基础上,系统研究靶药,并要区分哪些是症靶,哪些是态靶,哪些是因靶[17-18]。

1. 调态

在脾瘅条件下引起的代谢性高血压,其核心病机为中满内热和土壅木郁,但由于患者体质、饮食、生活的差异,在临床表现上有的偏痰重,有的偏热重,有的偏水重,有的偏瘀重。痰重者,多体型肥胖,是最常见的状态,除血压高外,大多同时伴有血糖、血脂、血尿酸等的异常。胖有虚实之分,实胖者多属痰热,临床伴有多食易饥、口中黏腻、大便不爽、脉弦滑而数等症。虚胖者多为脾胃虚弱,运化不利,水湿内停所致,表现为湿痰和寒痰,临床伴有气短乏力、肢体困倦、大便溏薄、脉沉细弱等症。热重者,多为实热,或与痰结,或与湿结,或与风结,其或流清窍,或注肝经,临床表现为急躁易怒、口干口苦、脉弦数。虚热者则多为病程后期,肝肾亏虚,水不涵木而致肝阳上亢及肝风内动,临床表现为手足蠕动、肌肉抽掣、口干便结、舌红少津、脉弦而细。水重者,多具有本虚标实的属性,临床多伴有水肿、肢体沉重等表现。"瘀"在高血压的病情发展过程中贯穿前后,但有程度的不同、轻重的差异。早期气血失调时,会伴有胸闷不畅、心烦失眠诸症。到中期脉络瘀阻,则表现为面暗唇紫、肢体疼痛麻木、舌有瘀点瘀斑、脉涩不畅等症。

脾瘅状态下的代谢性高血压,以土壅木郁为态,以血压的升高及其他相应症状、指标为靶,清肝泻浊消膏法则就是代谢性高血压的核心治则。在此原则下,笔者制定的清肝降浊方——大黄黄连泻心汤加用夏枯草、钩藤等,在临床研究中表明可有效降低代谢性高血压患者的血压,收缩压降低 11.87 ± 9.70 mmHg,舒张压降低 7.15 ± 6.71 mmHg。清肝降浊方降低 24 h 动态血压的整体趋势与厄贝沙坦相当。故代谢性高血压的治疗,是在清肝、降浊、消膏的总原则下,利用态靶(因果)的策略,针对不同的态,采用化痰、清热、利水、活血等治法;针对不同的指标和症状,选取相应的靶药;针对病因,鼓励患者积极正确减肥;针对果,提早开始活血通络,预防心脑血管疾病的发生。

(1)**痰态** 痰态是脾瘅最常见的状态,有寒、热之分。痰热者治疗时清肝泻浊,方用大柴胡汤加减。寒痰者则健脾化湿、升清降浊,方用半夏白术天麻汤加减。

(2)**热态** 中满内热是脾瘅的核心病机,因为滋生的内热,才有"其气上溢"的表现。热有虚、实之分,实者用天麻钩藤饮或犀角地黄汤加减,虚者用镇肝熄风汤加减。

(3)**水态** 水液代谢失常,水液停留肌腠脏腑,气机升降出入受阻。不管从中医还是西医角度分析,此均是造成血压升高的重要因素。脾瘅状态下,脾土壅滞,中焦水湿不运,停积日久,耗伤脾肾之阳。肾主水,是水液代谢的原动力。脾肾之阳耗伤,水液代谢进入恶性循环,形成本虚标实的临床表现。选方时根据阳虚的程度酌情选用泽泻汤、五苓散、真武汤、麻黄附子细辛汤等方剂加减。

(4)**瘀态** 瘀态在高血压的病情发展过程中贯穿前后,但有程度的不同、轻重的差异。早期调气血时只需适当活血,诸如丹参饮之类。中期脉络瘀阻,可用桃红四物汤配加鸡血藤、三七粉等活血化瘀药物。后期血脉瘀滞,脉道变革,则转入革态论治。此外尚有瘀水混合态,此时当活血行水,此亦与《金匮要略》中之"水分、血分"而相关联,方用当归芍药散加减。

(5)**其他** 脾瘅条件下的高血压主要是痰、热、水、瘀四态,寒态属于兼变证,革态属于病程后期出现血管硬化,多脏腑损伤的状态。寒态有虚、实之分,实寒者多有"经络寒,脏腑热"的属性,虚寒者多为病程后期阴阳两伤,阳气亏虚所致。实寒者在清内热的同时需解经络之寒,在选方上可在相应清内热的方剂上加用葛根、桂枝、麻黄等药。虚寒者可直接选用真武汤、二仙汤、独活寄生汤加减使用。革态者多为高血压病程日久,动脉壁增厚变硬,多发斑块形成,管腔狭窄,甚至血栓形成的患者。这一类是瘀损态的结合,在活血祛瘀的同时需积极补益肝肾脾胃,方用大黄䗪虫丸配加杜仲、桑寄生、怀牛膝等药。

2. 靶药

在代谢性高血压的靶药选择上,我们依据患者土壅木郁的大状态,又根据患者病邪的偏重,制定出痰、热、水、瘀四小态(寒为兼变态,革为病变后期态),并根据现代药理的研究成果遴选出不同的降压靶方、靶药。中医降压,要在充分借鉴现代中药药理成果的基础上,系统研究靶药,并要区分哪些为症靶,哪些为态靶,哪些为因靶。① 利水降压:茺蔚子、猪苓、茯苓、泽泻、蟋蟀、粉防己、车前子、玉米须。② 活血利水降压:益母草、泽兰、茺蔚子,皆可从30 g 起量用之。③ 软管降压:土鳖虫、三七、海藻、昆布、鸡血藤。④ 镇肝降压:珍珠母、生牡蛎。⑤ 镇脑安神降压:牛黄、水牛角粉、玳瑁、珍珠、生龙骨。⑥ 清肝凉血降压:夏枯草、黄芩、龙胆、野菊花。⑦ 解肌扩管类降压:葛根、罗布麻、松节。⑧ 平肝潜阳降压:天麻、钩藤、石决明、代赭石、白蒺藜、臭梧桐。⑨ 调补阴阳降压:杜仲、怀牛膝、山茱萸、桑寄生(阴阳通用),生龟甲、生鳖甲、生牡蛎、白芍(养阴降压),二仙汤、附子、干姜、淫羊藿、肉苁蓉(温阳降压)。⑩ 活血通络降压:地龙、水蛭、蜈蚣。⑪ 引血下行降压:生大黄、怀牛膝。⑫ 安神降压:石决明、珍珠母。⑬ 减肥降压:黄连、山楂,可佐以苦瓜配合减肥。⑭ 降黏降压:桑叶、沙苑子、红曲、绞股蓝。

3. 除"因"

代谢性高血压的"因"是肥胖。胖有虚、实之分,其中实胖者年龄较小,以青壮年为主,食欲旺盛,不节制饮食,喜食甜食,性格开朗,毛发浓密而有光泽,肥胖程度较轻,腹型肥胖较少,形体匀称,皮肉结实,腹部比较坚实;虚胖者年龄较大,中老年居多,食量不是很大,喜食甜食的不是很多,情绪不稳定,精神紧张,毛发浓密程度及光泽欠佳,体重指数大,肥胖程度高且腹型肥胖多,临床症状较多较复杂。亦有一类属于虚实夹杂者,前二者的表现皆有,此类最为常见。正确认识肥胖,分清虚实,积极采取运动、控制饮食、服用药物等方法降脂消膏、遏制肥胖的进展,对代谢性高血压的发展犹如釜底抽薪,百利而无一害。

4. 防"果"

代谢性高血压的"果",相当于高血压之"革"态。无论是代谢性高血压还是其他原因引起的高血压,其后期都会使得脉络瘀阻、硬化,对心、脑、肾等靶器官造成严重的损伤。为了延缓、避免"果"的出现,在治疗时提早活血通络,预防脉络并发症或络脉并发症的发生。在治疗时早期调气血,中期软脉活血,晚期掘脉化瘀。调气血时重上焦,可用丹参饮之属。活血通络时可用桃红四物、地龙、水蛭之属。化瘀软坚时注重脾肾的亏虚,可用大黄䗪虫丸加淫羊藿、枸杞子之属。

(二)辨证论治降压

1. 清肝降浊消膏

肝胃郁热,膏脂痰浊蓄积胶结是代谢性高血压的核心病机,是以过食肥甘厚味为始动因素,以肥胖为土壤,以脾瘅为根基的多代谢紊乱。因此,对于代谢性高血压的治疗始终不能脱离肥胖、脾瘅的大背景,针对中满内热的基本病机,治疗以开郁清热为旨,重在清肝火,泻胃热,疏肝气,消中满;针对膏脂充溢,痰浊蓄积的病理核心,治疗应注重消膏降浊,解脂化痰,膏、脂、痰、浊等既是高血压、高血脂、高血糖等多代谢紊乱的病理基础,同时多代谢紊乱形成后也会不断地产生膏、脂、痰、浊等病理产物,从而导致恶性循环,通过消膏降浊、化痰解脂以清除膏、脂、痰、浊等则是打破这种恶性循环的关键。故临床中,常用天麻、钩藤、地龙清肝平肝;黄连、大黄泻胃清火;瓜蒌仁、清半夏开郁消中;生山楂、红曲、五谷虫、橘红等消膏降浊,解脂化痰;若症见头晕目眩、耳鸣等,同时伴有血压高于正常值,治以清降为主。除清热外,还可应用天麻、钩藤、怀牛膝、决明子、地龙等药物平肝潜阳,引火下行以降压,生龙骨、生牡蛎等镇肝息风,诸药共奏清肝降浊之效。

2. 活血化瘀通脉

膏、脂、痰、浊等淤积脉道,附着脉管,导致血行不利,瘀滞不畅,影响脉络正常生理功能,淤积日久必损伤脉络,形成脉络损伤的病理状态。现代研究也表明,多代谢紊乱会促使血管内皮功能障碍和动脉粥样硬化的发生,代谢异常所致的大血管内皮损害是合并多代谢紊乱高血压的基本病变。这与中医对膏、脂、痰、瘀等损伤脉络的认识基本一致。因此,临床治疗一方面要清除导致脉络损伤的膏、脂、痰、浊等病理因素,治病以求本;另一方面针对脉道瘀阻,脉络损伤的病理状态要注重活血化瘀通脉,以畅通脉道,修复脉络损伤,故常用水蛭、桃仁、生大黄、川芎、鸡血藤等,若形成动脉粥样硬化斑块,则需消癥化积,常用三棱、莪术、海藻、昆布等。

3. 调气通腑从下除

在高血压的发病过程中,常因肝胃郁热,邪热结于大肠,与肠中糟粕相结致腑气不通,浊气难降而上逆。故应在清泻火热的基础上,强调调气通腑,使腑气通畅,浊气自降,邪热自去,同时又可扩张血管,改善微循环,促进血压的正常。此时当选用清热泻火兼有下行之性的药物,如决明子、大黄、芦荟等。

综上,代谢性高血压是代谢综合征的重要组分之一,在多代谢紊乱的条件下,其常伴有血糖、血脂、血尿酸的异常。而在所有的高血压患者中,又有将近一半之众可诊断为代谢综合征。如此众多的代谢性高血压患者,传统降压方式又难以达到理想的降压效果。中医将代谢综合征类比于脾瘅,代谢性高血压则可理解为脾瘅状态下的高血压。脾瘅以中满内热为核心病机,经历"郁、热、虚、损"四个阶段。我们在此认识的基础上,运用"态靶因果"的理念方法,抓重点,分层次,肥、糖、脂、压、酸同步调理。对代谢性高血压分期分型,以清肝泻浊消膏为核心治法。又根据代谢性高血压的病程及临床表现,提出在"土壅木郁"大状态下的"痰、热、水、瘀"四小态,并依据传统方药及现代药理研究,在不同态型下选择相应的降压靶药。这种古今融合、除因防果、态靶结合的治疗方式提高了代谢性高血压的临床疗效。

从《黄帝内经》脾瘅论治代谢性高血压,不仅仅着眼于降低血压,更强调了高血压及其他代谢紊乱形成的根本原因和病理基础,将高血压的治疗紧密结合到多种代谢紊乱的共同根基——脾瘅的背景中,从形成代谢紊乱的核心病机和共同病理基础论治,可以解决临床中多种药物联合应用的矛盾。我们对既往门诊病例的临床回顾性分析已初步证实了从脾瘅论治代谢性高血压的有效性,下一步将展开多中心、平行、随机对照的前瞻性临床试验研究,进一步证实从脾瘅论治代谢性高血压的正确性,从而为临床治疗合并多种代谢紊乱的高血压提供一条新途径。

四、案例赏析

1. 小陷胸汤加减治疗代谢性高血压痰热互结证

患者,男,40岁,2015年5月初诊。患者10年前诊断为高血压病、2型糖尿病,均未系统治疗;8年前开始服用二甲双胍缓释片,每次1g,每日3次,未服降压药。既往胆结石,肝囊肿,脂肪肝。刻下症:双眼视物模糊,眼胀,双小腿胫前部皮肤瘙痒,乏力,活动后头晕,汗多,脾气急躁,纳可,眠欠安,易醒,大便调,小便有泡沫色黄,夜尿每晚1次。舌红,舌底瘀,苔黄腻,脉沉滑数。2015年5月6日生化检查: HbAlc 6.93%,FBG 10.27 mmol/L,ALT 47 U/L,AST75 U/L,CHO 4.67 mmol/L,TG 2.55 mmol/L,HDL－C 1.27 mmol/L,LDL－C 3.12 mmol/L,尿微量白蛋白244 mg/L,血压170/120 mmHg,身高171 cm,体重81 kg,BMI 27.7 kg/m²。

西医诊断: 2型糖尿病,代谢性高血压,高脂血症,脂肪肝,胆结石。

中医诊断:脾瘅。

中医辨证:痰热互结,膏浊蓄积证。

处方:小陷胸汤加减。

黄　连15 g	清半夏15 g	瓜蒌仁30 g	荷　叶15 g
山　楂15 g	红　曲3 g	茵　陈30 g(先煎1 h)	赤　芍30 g
知　母30 g	决明子30 g	茺蔚子30 g(包煎)	钩　藤30 g(后下)
生大黄6 g	水蛭粉3 g(分冲)	黄　芪30 g	生　姜3片
大　枣3枚			

28剂,水煎服,日1剂,早晚分服。

药后患者双小腿胫前皮肤瘙痒缓解80%,乏力减轻90%,小便泡沫缓解50%。HbAlc 6.1%,FBG 6.0 mmol/L,血压160/120 mmHg。上方加茵陈45 g、赤芍45 g、夏枯草45 g。

服上方28剂后,患者小腿皮肤瘙痒、乏力、眼胀、双眼视物模糊消失,体重下降2 kg。HbAlc 6.0%,FBG 7.17 mmol/L,2 h PG 12.23 mmol/L,ALT 40U/L,AST 23U/L,CHO 3.69 mmol/L,TG 0.96 mmol/L,HDL 1.22 mmol/L,LDL－C 2.19 mmol/L,尿微量白蛋白112 mg/L,血压140/90 mmHg。

该病例用药前后指标对比如下(表7－1)。

表7－1　病例用药前后指标对比

	治疗前	治疗2个月
HbAlc(%)	6.93	6.0
FBG(mmol/L)	10.27	7.17
CHO(mmol/L)	4.67	3.69
TG(mmol/L)	2.55	0.96
HDL－C(mmol/L)	1.27	1.22
LDL－C(mmol/L)	3.12	2.19
尿微量白蛋白(mg/L)	244	112
SBP(mmHg)	170	140
DBP(mmHg)	120	90

按：患者形体肥胖，膏脂痰浊内蕴，气机升降紊乱，土壅侮木，久而化热，则脾气急躁，眠差易醒；膏浊水湿与热相搏，浊气上溢，致使血糖、血压、血脂等异常；浊气泛溢经络肌表，湿邪随经下注，则双小腿前部皮肤瘙痒；眼络受损，则视物模糊、眼胀；久而脾胃日损，肝肾亏虚，则气阴两虚，表现为乏力汗多。结合舌脉，可诊患者为痰热互结之证。故以小陷胸汤清热涤痰，宽胸开结；黄连、清半夏、瓜蒌仁清化痰热；结合荷叶清化中焦，配以山楂、红曲、茵陈、赤芍、知母、决明子清除肝胃郁热，兼消血脂；配以芫蔚子活血行水，钩藤平肝清热，兼以降压；配以生大黄、水蛭粉通腑通络。此案标本明确，态靶结合，故收效显著。

2. 大柴胡汤加减治疗高血压肝胃郁热证

患者，男，64 岁。患高血压病 10 余年，血压常波动在 140～150/80～100 mmHg，长期服用复方利血平氨苯蝶啶片、复方丹参片等药控制血压。1 周前因与家人争执致头晕加重。刻下症：头晕头胀，耳鸣，急躁易怒，口苦咽干，大便秘结，3 日 1 行，小便黄赤，舌红，苔黄腻，脉弦数。血压 160/100 mmHg。

西医诊断：原发性高血压。

中医诊断：眩晕。

中医辨证：肝胃郁热证。

处方：大柴胡汤加减。

柴　胡 9 g	清半夏 15 g	黄　芩 30 g	龙　胆 9 g
枳　实 15 g	酒大黄 15 g	厚　朴 15 g	白　芍 12 g
夏枯草 30 g	钩　藤 30 g(后下)		

7 剂，水煎服，日 1 剂，早、晚分服。

二诊：患者头晕明显减轻，大便畅通，1 日 1 行，血压 130/80 mmHg，耳鸣时作。上方去酒大黄，加灵磁石 30 g（先煎）。服 28 剂后，患者头晕、耳鸣消失，病愈。

按：患者以"头晕"为主诉，情志为其诱因，肝气郁结则心烦易怒；气郁化火，熏蒸胆腑则口苦咽干；肝火循经上逆则头晕头胀；少阳火热内犯阳明，致阳明腑实，形成胃肠积热，可见便秘苔厚。考虑原发性高血压的特点，"诸风掉眩，皆属于肝"，当以清肝热、通腑实为治则。故投大柴胡汤解郁泻火、和胃通便。大柴胡汤为和解少阳阳明之方，因柴胡、黄芩入少阳而清少阳之热，加重黄芩为清热之用；龙胆、黄芩清肝泻火，夏枯草、钩藤清肝平肝，祛风定眩，引火下行；白芍有养肝、柔肝、清肝、敛肝之用；酒大黄、枳实、厚朴为小承气汤去积滞、通腑实、泻浊热，釜底抽薪，以清热源。高血压的治疗当以清降为主。王肯堂《证治准绳·杂病·眩晕》言："因实热而动者，治其热；因邪搏而动者，治其邪；因厥逆上者，下治所厥之邪。"大柴胡汤以疏肝清肝、祛风平肝、清腑泻热为治则，切合病机。本案虽不为代谢性高血压，但其运用大柴胡汤通腑泻热、和解少阳的治法治则在土壅木郁、肝胃郁热、膏浊中阻的代谢性高血压治疗中，亦为常用可靠之法，大柴胡汤亦为常用之方。

3. 葛根汤加减治疗高血压风寒入络证

患者，女，61 岁，2014 年 5 月初诊。患者患有高血压 13 年，平素服用缬沙坦片，每日 1 片，血压控制不稳定。既往糖尿病 5 年，口服中药控制，血糖控制良好。刻下症：晨起眼睑水肿，肩背部发紧僵硬，腰酸，乏力，舌麻，纳眠可，大便质黏腻，夜尿 1 次，舌暗，苔黄白相间，微腻,脉细弦数。HbAlc 5.8%,FBG 6.3 mmol/L,血压 160/90 mmHg,身高 163 cm,体重 63 kg,BMI 23.7 kg/m²。

西医诊断:高血压,2 型糖尿病。

中医诊断:脾瘅。

中医辨证:风寒入络,肝胃郁热证。

治法:解肌散寒,清肝降浊。

处方:葛根汤加减。

葛 根 30 g	川桂枝 9 g	白 芍 15 g	鸡血藤 15 g
天 麻 15 g	怀牛膝 30 g	钩 藤 30 g^(后下)	水蛭粉 1.5 g^(分冲)
黄 芪 15 g	生 姜 9 g		

患者服上方 28 剂(水煎服,日 1 剂,早、晚分服)后,眼见水肿明显减轻,舌麻好转 60%,血压 130/70 mmHg。

按:此案属"寒"态高血压,以"肩背部发紧僵硬"为主要辨治要点。另外根据舌脉可知患者亦有"内热"的蕴积,故其具有"经络寒,脏腑热"的特点。本案以葛根汤为主方加减解肌散寒;配伍鸡血藤、水蛭以通络活血;配伍天麻、钩藤、怀牛膝以清肝降浊、补肾平肝,兼以降压。本案在辨证准确的前提下,寒热并举,经络脏腑双向切入,有针对性地选择具有降压特效的靶药收效明显。

4. 葛根芩连汤、天麻钩藤饮加减治疗代谢性高血压验案

郭某,女,56 岁,2006 年 12 月 6 日初诊。患者发现血糖升高 6 年,高血压 4 年。患者 6 年前因口干口渴于医院检查,发现血糖升高,FBG 7.7 mmol/L,诊断为 2 型糖尿病,口服阿卡波糖等,血糖控制一般;4 年前因头晕检查发现血压升高,当时血压 170/110 mmHg,开始服用苯磺酸氨氯地平 5 mg,每日 1 次,血压控制在 140~150/90~95 mmHg。刻下症:头晕,恶心,口干,纳少,睡眠差,易醒,大便不爽,舌暗,苔白黄腻,脉沉滑略数。12 月 6 日查 FBG 8.5 mmol/L,2 h PG 10.4 mmol/L,当日血压 150/90 mmHg。

西医诊断:高血压,2 型糖尿病。

中医诊断:脾瘅。

中医辨证:湿热内蕴,肝阳上亢证。

治法:清热祛湿,平肝潜阳。

处方:葛根芩连汤加减。

| 葛 根 30 g | 黄 芩 30 g | 黄 连 30 g | 干姜 9 g |
| 天 麻 9 g | 怀牛膝 30 g | 地 龙 15 g | 生大黄 6 g |

2007 年 2 月 10 日二诊:患者服用上方 2 个月,头晕减轻 60%,血压下降,近日血压 140~145/90 mmHg,烘热汗出阵作,怕热,面色隐红,舌干,苔少,脉沉弦。当日 FBG 7.4 mmol/L,2 h PG 8.7 mmol/L,血压 140/80 mmHg。辨证为阴虚内热,气阴两伤,肝阳上亢证。治以清热泻火,益气补阴,平肝潜阳。调整处方为当归六黄汤加减。

| 当 归 12 g | 黄 芪 15 g | 生地黄 30 g | 黄 连 9 g |
| 黄 柏 15 g | 干 姜 6 g | 肉 桂 3 g | 怀牛膝 30 g |

地　龙30 g　　　　钩　藤15 g^(后下)　煅龙骨30 g^(先煎)

煅牡蛎30 g^(先煎)　　浮小麦30 g

2007年3月19日三诊：患者烘热汗出、面色潮红好转,怕热消失,饮食正常,偶有头晕,睡眠差,易早醒,二便调,夜尿1次,大便正常,舌暗,苔白黄,脉沉弦。FBG 7.1 mmol/L,2 h PG 7.1 mmol/L,BP135/80 mmHg。证属肝阳上亢,治以平肝潜阳,处方以天麻钩藤饮加减。

天　麻15 g　　　　钩　藤15 g^(后下)　怀牛膝30 g　　　　地　龙30 g

黄　连30 g　　　　干　姜9 g　　　　炒酸枣仁30 g　　　夜交藤30 g

以本方加减治疗2个月,患者血压稳定在120/80 mmHg。

该病例用药前后血压变化如下(图7-2)。

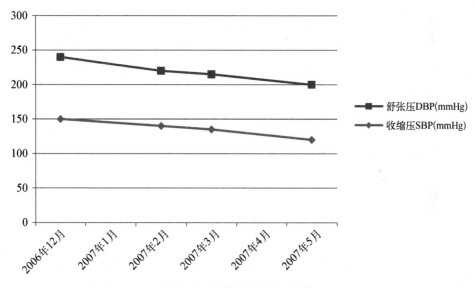

图7-2　病例用药前后血压变化

按：本案以"痰热"态为主,兼有"革"态。患者病初之时以头晕、口干、大便不爽为主要表现,并且舌苔腻,均为湿热内阻之象,故选用葛根芩连汤加减治疗。本方临床治疗胃肠湿热证效果明显,方中葛根通阳明之津,黄芩、黄连清里气之热,甘草缓中和药,方中葛根、黄芩、黄连又具降糖之功,病证相应。同时配以天麻、钩藤、怀牛膝、地龙,平肝潜阳,引火下行,地龙、怀牛膝兼有降压之效。湿性黏滞,病势缠绵难愈,故调治4个月,湿热方除。标实已去,阴虚之本逐渐显露,故见烘热汗出、舌干苔少之症,以当归六黄滋阴清热、益气固表,同时配以地龙、怀牛膝、钩藤等平肝降压,此外龙骨、牡蛎重镇收敛,可潜阳敛汗。诸药合用,恰合病机。肾主骨生髓,肝肾阴虚则髓海不足,髓海不足则脑转耳鸣、胫酸眩冒。肝肾阴虚则水不涵木,风阳上扰,故最后以天麻钩藤饮滋补肝肾、平肝潜阳而收功。

5. 茺蔚子、泽泻药对合天麻钩藤饮加减治疗代谢性高血压验案

高某,女,49岁,2008年6月30日初诊。患者发现血压升高13年,血糖升高12年。患

者 12 年前因视物模糊查眼底出血,血糖升高,FBG 13.3 mmol/L,开始口服阿卡波糖、格列喹酮等,6 年前改用胰岛素,现诺和灵 30R 早 20U、晚 20U。血糖控制一般,血压控制差,一般 160~200/110~120 mmHg。刻下症:头晕,头痛,耳鸣,双下肢水肿,按之凹陷,右胁下疼痛、麻木,易疲乏,夜尿 2~3 次,大便可,舌暗,舌底瘀,苔厚,脉弦细数。当日血压 170/110 mmHg,FBG 7.8 mmol/L,2 h PG 9.5 mmol/L。现服氨氯地平 5 mg,每日 3 次;缬沙坦 80 mg,每日 1 次;尼群地平 10 mg,每日 1 次。

西医诊断:高血压,2 型糖尿病。

中医诊断:脾瘅,眩晕。

中医辨证:肝阳上亢,血瘀水停证。

治法:平肝潜阳,活血行水。

处方:天麻钩藤饮加减。

天　麻 15 g	钩　藤 30 g^(后下)	怀牛膝 30 g	地　龙 30 g
茺蔚子 30 g	泽　兰 30 g	泽　泻 30 g	茯　苓 120 g
生黄芪 30 g	生大黄 3 g	水蛭粉 9 g^(分冲)	三　七 9 g
黄　芩 30 g			

28 剂,水煎服,日 1 剂,早、晚分服。

2008 年 8 月 11 日二诊:患者水肿减轻 70%,耳鸣减轻,乏力甚,二便调,饮食可,舌暗,舌底瘀,苔白,脉弦硬细数虚。当日血压 150/90 mmHg。上方去三七、黄芩、怀牛膝,加丹参 30 g、党参 15 g、生姜 15 g。

2008 年 8 月 25 日三诊:患者尿频,夜尿 2~3 次,口干多饮,纳可,眠差多梦,大便调,舌红、苔黄厚,脉疾数。FBG 4.5 mmol/L,2 h PG 8.0 mmol/L,血压稳定于 140/80 mmHg。处方以交泰丸合滋肾通关丸加减。

黄　连 30 g	肉　桂 6 g	黄　柏 30 g	知　母 30 g
生地黄 30 g	山茱萸 30 g	地　龙 30 g	怀牛膝 30 g
炒酸枣仁 30 g	五味子 9 g	制鳖甲 30 g^(先煎)	制龟甲 30 g^(先煎)

56 剂,水煎服,日 1 剂,早、晚分服。

服用上方 2 个月,患者长期随诊,血压稳定于 130~140/80~85 mmHg。

按:脾瘅日久,转为消渴,病入肝肾络脉。此案属高血压之"水、瘀、革"态。消渴病燥热偏胜,损伤阴津。肾为人体元阴所在,伤津日久,损及肾阴,肝肾阴亏,则肝阳上亢。此外患者下肢浮肿,为水饮内停之象,水饮内停必然会导致水液代谢障碍,水液代谢障碍又会成为高血压的病理基础。由于瘀阻水道,水液外溢而致水肿,故方中加入茺蔚子、茯苓、泽泻等活血利水,且用量较大,通过降低血容量而达降压的作用。

随着病程的迁延,燥热伤阴耗气而致气阴两虚;同时脏腑功能失调,津液代谢障碍。气虚无力行血,气血运行受阻,痰浊瘀血内生,全身脉络瘀阻,故二诊时患者出现明显乏力、脉虚等气虚的表现,因此在前方基础上加大了益气活血药的运用。三诊时患者以夜尿频、失眠、舌红脉数为主要表现,是肾亏于下,热邪亢上的表现,故用滋肾通关丸养肾阴、清虚热,以交泰丸交通阴阳,同时配以地龙、牛膝补肝肾、降血压。

6. 当归芍药散治疗高血压肝郁脾虚、血水不利证

患者,女,69 岁。3 个月前,患者因感冒后出现眼睑、下肢水肿,感冒愈后眼睑水肿好转,下肢水肿未缓解,近 1 周因劳累下肢水肿加重。患者高血压病史 10 年余,现服用苯磺酸氨氯地平、厄贝沙坦片,血压平稳,140/90 mmHg。刻下症:全身乏力困倦,双下肢可凹形水肿,伴有下肢疼痛,多汗,大便稀、不成形,小便量少,眠可,舌质暗红,边齿痕,舌底络脉发紫,苔白腻,脉弦细。身高 155 cm,体重 74 kg,BMI 30.80 kg/m^2。生化检查示:血糖正常,甲状腺功能正常,肝肾功能正常。24 小时尿蛋白定量 355 mg/24 h。

西医诊断:高血压,高血压性肾病。

中医诊断:水肿。

中医辨证:肝郁脾虚,血水不利证。

治法:疏肝健脾,活血利水。

处方:当归芍药散加减。

当　归 30 g	白　芍 30 g	川　芎 12 g	白　术 30 g
茯　苓 120 g	泽　泻 30 g	泽　兰 30 g	怀牛膝 30 g
地　龙 30 g	鸡血藤 30 g	生大黄 2 g$^{(后下)}$	

14 剂,水煎服,日 1 剂,早、晚分服。

二诊:患者服上方 21 剂,疗效初见,下肢水肿明显减轻,病情好转,乏力减轻,双下肢痛减(仍觉疼痛,劳累后疼痛加剧),血压 130/70 mmHg,舌质暗红,舌底络脉略紫,苔白腻,脉弦细。上方加生黄芪 30 g、黄柏 30 g,继服 28 剂,水肿消退,24 小时尿蛋白定量 97 mg/24 h,症状缓解。

按:患者水肿由外感诱发,表现为尿蛋白异常,伴有大便稀、乏力等,为正虚邪犯,脾气虚弱所致。气虚不能运化水液,气血水不利,则发为水肿。又久病及络,可见舌暗红、舌底络脉紫。邪犯于卫,卫气不固,营不内守,则汗多。又有高血压,治疗当利水降压、活血通络。选用当归芍药散柔肝健脾、活血利水,血水并治以消水肿。本方以当归、白芍为主药,配伍益母草、泽兰、牛膝行血瘀、活血利水;生大黄既能活血通络、利水湿,又能通腑泻浊,消膏转浊以清热源。本方重用茯苓 120 g,以健脾利水消肿,与白术合用,健脾益气,以运化水湿,防止水湿再生。地龙通络滞,《本草纲目》论地龙"性寒而下行……下行故能利小便"。且全方当归、川芎味辛,而益母草、泽兰味辛苦,鸡血藤、生大黄味苦,辛苦相配,辛开苦降,以调畅气机而除中满。由于本案患者水肿的程度和疾病的病情较重,故加用大量活血利水之药,如益母草、泽兰、牛膝、地龙等,同时具有利水降压的作用。本方特点有四:① 辛开苦降,寒温并用。② 气血水并治,治血为主。③ 补泻兼施,以益气养血为主。④ 通利二阴,以利小便为主。诸药配伍,以活血利水消肿为治则,又健脾淡渗利湿。二诊时患者水肿已减轻,仍下肢痛。水性趋下,当利下焦之水湿,故加黄柏 30 g,既除下焦湿热,又能利小便;用生黄芪 30 g,以健脾益气、利水消肿。

附:从脉辨治高血压

中医药治疗高血压病,不能简单地和头痛、眩晕挂钩,更不能以传统的头痛、眩晕分型,

来套用到高血压的辨证分型上。除因降压为治本,辨证降压为治态(状态),对症降压为治标。根据临床多年经验,我们提出从脉法辨证高血压[18],脉洪大(水多),其基本病机(态)为火、水、肥,三者又有虚实、病位之别,病位五脏皆有关联,以肝为主,同时有肺、脾、肾、心的表现。根据不同病机,分别选用镇肝熄风汤、天麻钩藤饮、葛根汤、泽泻汤、真武汤、大柴胡汤、半夏白术天麻汤等方剂,现将经验简介如下。

一、寒

高血压病之"寒"可分为实寒和虚寒。实寒在肺,主因为风寒外束,营卫不调,至肺失宣降,水道不调;以肩背肌肉拘紧或伴头痛为主要表现,无汗或少汗,脉紧或弦。寒主收引,寒凝经脉,可引起细小动脉痉挛,血管壁缺氧,日久皆可产生玻璃样变,管壁增厚、变硬,管腔狭窄,引起血压升高。治疗以宣肺散寒为法,以葛根汤为主方加减。虚寒在脾肾,或因素体禀赋不耐,或后天饮食不节、调养失摄,或病程迁延由实转虚,导致脾肾阳虚或阳虚水停;症见体倦乏力,畏寒肢冷,或下肢浮肿,舌淡胖,脉沉迟弱或沉滑。治疗上可选用独活寄生汤、真武汤、二仙汤、大黄附子汤等温补脾肾。

结合现代药理研究,本型高血压靶药可选葛根、附子、干姜、淫羊藿等[19-20]。其中葛根能扩张血管,降压作用强烈,肩背部肌肉拘紧是其主要辨证要点。葛根能散寒解肌,能使肩背局部血运通畅而降压,用量范围为30~120 g。附子、干姜对血压的影响均有双重作用。值得注意的是,益气温阳药物使用不当则容易导致血压的升高,故当在辨证准确和剂量得当的前提下应用。此外,在温肾药物中佐以利水药物可以减轻这一副作用。

二、热

火性上炎,上扰清窍,则表现为头痛、眩晕等症。火有虚、实之分,其中实火为肝火亢盛或肝胆湿热;虚火为肝肾不足,肝阳上亢所致,属于肝风内动。从高血压的现代病机机制分析,此型高血压多属于交感神经系统亢进,导致小动脉收缩增强,故脉多弦,病位多在肝。《素问·至真要大论》云:"诸风掉眩,皆属于肝。"《素问·标本病专论》云:"肝病,头目眩,胁支满。"皆指出眩晕与肝脏关系密切。其中,脉见弦数者为肝经实热证,当清肝泻火、清利湿热;脉见弦细者为肝肾阴虚,肝阳上亢,治疗当滋阴潜阳。

1. 肝经实热证

弦数脉为肝经实热证高血压患者的主脉,弦脉为肝之主脉,火热内扰则脉数,故弦数脉为肝火内盛实热证的表现。《临证指南医案》云:"郁则气滞,气滞久必化热。"过度抑郁使肝气郁结,肝气有余,日久化火,火性炎上,上扰清窍,故头晕胀痛;同时兼见面红目赤,甚者其面如醉,口干、口苦,便秘溲黄,心烦易怒,舌红苔黄。火热上攻则面红目赤;火热伤津则口干、溲黄便秘;肝火扰胆,胆经火热则口苦;肝胆之火偏亢,上扰心神,则心烦易怒、舌红苔黄。治疗当清肝泻火,选用天麻钩藤饮加减,见肝经湿热证者合龙胆泻肝汤。全方以天麻、钩藤清肝疏风,黄芩、栀子、龙胆、夏枯草、赤芍、决明子、罗布麻清泻肝火。在治疗高血压时,诸药常用量为:天麻15~30 g,钩藤30~60 g,夏枯草30~60 g,黄芩30~60 g,龙胆10~30 g,赤芍30~120 g,决明子30~120 g,罗布麻30~120 g,其中钩藤宜后下。

2. 肝肾阴虚、肝阳上亢证

弦细脉为肝肾阴虚、肝阳上亢型高血压患者的主脉,肝肾不足则脉道无力而空虚,故见细脉,肝阳上亢而表现为脉弦,故见弦细脉,临床以老年人多见,多表现为血管硬化、脉压差大。肝火亢盛日久,耗气伤阴,导致肝肾阴液亏虚不能涵敛阳气,水不涵木,阳气亢逆上冲,而出现眩晕、头痛。同时兼见耳鸣耳聋,失眠健忘,腰膝酸软,头重脚轻,口燥咽干,两目干涩,或见手足心热,颧红盗汗,舌红少苔。治疗当滋阴潜阳,选用镇肝熄风汤为主方加减,以白芍、牛膝、杜仲、山茱萸为主药。

三、 水

从水辨治高血压主要是指患者水液代谢紊乱,水液潴留,与现代病理之水钠潴留类似,其脉道充盈,则多见洪脉,肺气失宣者,脉多见洪而浮,当促进肺的宣发使水液从皮肤出,即发汗法;肾气不足,膀胱气化不利,小便排除困难,水液潴留,脉多洪而沉,当促进肾之化气使水液从小便出,即利小便。同时血水同源,血不利则为水,治水当与治血同用,血水并治。

与水液代谢密切脏器主要是肾、肺、脾,如《灵枢·五癃津液别》云:"天暑衣厚则腠理开,故汗出,寒留于分肉之间,聚沫则为痛;天寒则腠理闭,气湿不行,水下留于膀胱,则为溺与气。"由此可见,肺肾是促进水液排泄的主要器官,而排出水液的主要形式为汗和尿。肾气充足则化气利水,使水液代谢产物从膀胱以尿液的形式排出;肺通调水道,肺的气化使水液从呼吸和皮肤而排出,从皮肤出者即为汗。

1. 肺气失宣证

脉洪而浮为肺气失宣型高血压患者的主脉。其或因风寒外束,营卫不调,或因肺气不足,宣发无力,以无汗或少汗为主要表现,同时兼见容易外感、乏力气短、声低懒言等症,治疗以宣肺发汗为法。以葛根汤为主方加减,可以选用葛根、桂枝、生麻黄、杏仁、白芷、藁本等。其中葛根用量以 30~120 g 为佳,同时根据体质调整麻黄、桂枝用量,以微微出汗为佳,切不可大汗淋漓。现代药理研究证实,葛根及葛根汤均具有扩张血管以降低血压的作用。

2. 肾气失化证

脉洪大而沉是肾气失化型高血压患者的主脉。肾气虚,膀胱气化不利,小便不能排出,导致水液潴留,同时兼见腰酸、肢凉、头晕等症,治疗当以补肾利尿为法。选用泽泻汤、五苓散、五皮饮为主方,可以选用防己、车前子、桑寄生、五加皮、茯苓、猪苓、杜仲、萹蓄、生姜皮等。其中泽泻为主药,利水渗湿,用量 30~60 g;云茯苓健脾益气渗湿,用量 30~240 g。药理研究显示,猪苓在利尿的同时,可以促进钠、钾、氯等电解质排出,抑制肾小管对水和电解质的重吸收。茯苓素可能是一种醛固酮受体拮抗剂,可促进机体的水盐代谢功能。泽泻能使尿中钠、钾、氯及尿素的排泄增加,作用机制与安体舒通相似,此三者为最常用之品[21]。又有脉见多沉滑尺弱者,为肾气亏虚日久,导致脾肾阳虚,以肾性高血压为主,兼见全身怕冷、下肢水肿、肢凉、贫血貌等症。当温肾利水消肿,以真武汤为主方,可以选用制附子、桂枝、泽泻等药。用温肾药物时当注意,益气温阳的同时容易导致血压的升高,故用量当慎重,在温肾药物中佐以利水药物可以减轻这一副反应。

3. 血水不利证

脉洪而涩为血水不利型高血压患者的主脉。此型高血压患者多与血流动力学改变机制有关，血不利则为水，血瘀、血滞患者亦可见水液潴留的表现。治疗当活血利水，以当归芍药散为主方加减，可以选用泽兰、益母草、茺蔚子、地龙、当归、三七等活血利水的中药。益母草、泽兰、茺蔚子用量为30~120 g，地龙可以打粉冲服6~30 g，当归15~45 g，三七粉3~15 g。当患者没有瘀血症状时，也可以配伍使用，以增强活血利水之功。

四、肥/痰

肥主要指肥胖型高血压，此类患者多为代谢综合征合并高血压，以胰岛素抵抗为病理因素，多伴有代谢综合征，合并高脂血症、高血糖，易导致血脂长期在大、中动脉内膜上沉积，进而产生大、中动脉粥样硬化。肥胖可分为实胖和虚胖，脾土壅滞是其基本病机。实胖型高血压患者，因多食膏粱厚味，导致中焦壅滞，加之肝郁气滞，横逆克脾土，则导致土壅木郁，中满内热。患者临床见多食易饥，口臭口黏，大便黏腻，心烦易怒，脉弦而滑数等症。治疗当清肝泻浊，选用大柴胡汤加减。虚实夹杂者，多由于肝风内动，痰湿蒙蔽清阳，肝风夹痰上扰清空所致。临床多见眩晕，头痛，胸膈痞闷，恶心呕吐，舌苔白腻，脉弦滑等症。治疗当化痰息风，健脾祛湿。虚胖患者，因脾气亏虚，致水液运化失常，土不制水，化生为痰浊，痰浊上逆，蒙蔽清窍则眩晕。临床见气短乏力，四肢困倦，大便溏稀，肌肉松弛，脉沉细弱等症。治疗当健脾化痰，选用半夏白术天麻汤、二陈汤等加减。这类患者必须在降压的同时兼顾减肥、降糖和降脂，以降低血黏稠度，除因降压。

1. 土壅木郁证

脉弦而滑数为土壅木郁型高血压患者的主脉。此型高血压多见于实胖患者，因多食膏粱厚味，脾胃不能运化，聚而成痰，导致中焦壅滞，形成土壅。气机郁滞，肝气不疏，肝气横逆克脾土，则导致土壅木郁，肝气郁滞，上逆扰神则眩晕。患者临床见多食易饥，口臭口黏，大便黏腻，心烦易怒等症。治疗当清肝泻浊，选用大柴胡汤加减。

2. 土不制水证

脉沉细弱为土不制水型高血压患者的主脉。土不制水多见于虚胖患者，因脾气亏虚，脾不能主运化，致水液运化失常，化生为痰浊，痰浊上逆，蒙蔽清窍则眩晕。临床见气短乏力，四肢困倦，大便溏稀，肌肉松弛等症。治疗当健脾化痰，选用二陈汤等加减。

3. 肝风夹痰上扰证

脉沉缓滑为肝风夹痰型高血压患者的主脉。此型高血压多由于肝风内动，痰湿蒙蔽清阳，肝风夹痰，上扰清空所致。患者多见眩晕，头痛，胸膈痞闷，恶心呕吐，舌苔白腻，脉弦滑等症。治疗当化痰息风，健脾祛湿。半夏白术天麻汤是治风痰的要剂，兼有降血脂的作用。

五、瘀

在高血压的发病过程中，血瘀是高血压的重要病理机制之一，血瘀贯穿于高血压的整个病程中，既是高血压的病理产物，也是其发病因素。禀赋、饮食、情志、寒冷、衰老等均可引起和加重血瘀，而血瘀是高血压病对心脑肾等靶器官造成损害的关键因素之一。以血瘀为主要原因者,脉络瘀阻,症见面色偏暗或黧黑、唇甲青紫、肢麻或疼痛、舌暗或边有瘀点、脉涩,可选用抵当汤合大黄䗪虫丸为主方。此外,血水同源,血瘀脉中,气机不畅,脉道不利,故血不利则为水。此型多与血流动力学改变机制有关。治疗当活血利水,以当归芍药散为主方。

结合现代药理研究成果,本型高血压的靶药可选如下几种:① 活血利水降压:茺蔚子、益母草、当归、三七,益母草、茺蔚子,皆可从 30 g 起量用之。② 活血通络降压:地龙、水蛭、蜈蚣,地龙、蜈蚣,常打粉入药,每日 1~3 g 分冲。妇女经期用活血药剂量需谨慎[22-24]。

六、革

革类似于老年高血压伴有血管硬化者。随着年龄的增加,血管内膜可有局部脂质、糖类及钙质等沉着,纤维组织增生,并有动脉中膜的钙化和逐渐退化,导致动脉壁增厚、变硬、失去弹性和管腔狭小,甚至出血和血栓形成。随着全身细小动脉硬化和大、中动脉粥样硬化的发生,血压升高和血管病变可导致重要器官(如心、脑、肾)的缺血性损伤。肝肾不足,脉络瘀阻(动脉硬化),脉弦硬有力。此型高血压与人体老化有密切的关系,治法以补益肝肾为要,软管降压,选用大黄䗪虫丸为主方加补肝脾肾之品,缓缓补之,以求累积起效。

结合现代药理研究成果,本型高血压的靶药可选如下几种:① 补肝肾降压:杜仲、桑寄生、怀牛膝、淫羊藿、肉苁蓉、山茱萸。② 软管降压:鸡血藤、土鳖虫、海藻、昆布、何首乌[25-30]。

七、小结

本章节提出了"态靶结合"降压中药遴选原则,将高血压的病机提纲挈领地概括为"寒、热、水、痰、瘀、革"六种类型,系统梳理了高血压的中医病因病机。在辨证准确的前提下,并充分利用现代药理研究成果,有针对性地选择降压的靶方靶药,在主证方的基础上将靶方靶药地有机结合,所谓全方位关照,加之诸药在剂量、用法上的宝贵经验,对临床具有重要的指导价值。

────────── 参 考 文 献 ──────────

[1] Franklin S, Khan SA, Wong DA, et al. Is pulse pressure useful predicting riskfor coronary heart disease? The Framinghaln Heart Study[J]. Circulation, 1999, 100: 354－360.

[2] Stamler J, Wentworth D, Neaton JD. Is relationship between serum cholesterol and risk of premature death from coronary heart disease continuous and graded. Findings in 356, 222 primary screens of the Multiple Risk Factor Intervention Trial (MRFIT)[J]. JAMA, 1986, 26: 2823－2828.

[3] Reaven GM. Role of insulin resistance in human disease[J]. Diabetes, 1998, 37: 1595.

[4] Andreadis EA, Tsottrous GI, Tzavara CK, et al. Metabolic syndrome andincident cardiovascular morbidity and mortality in a mediterranean hypertensive population [J]. Am J Hytpenens, 2007, 20(5): 558.

[5] Nakagami T, DECODA Study Group. Hyperglycemia and mortality from all cause and from cardiovascular disease in five populations of Asian origin[J]. Diaberolgia, 2004, 47: 385－394.

［6］ Lind L, Lithell H, Pollare T. Is it hyperinsulinemia or insulin resistance that is related to hypertension and other metabolic cardiovascular risk factors［J］.Hypertens Suppl, 1993, 11（4）：s11-16.

［7］ Hansson L, Lindholm LH, Niskanen L, et al. Effect of angiotensin converting enzyme inhibition compared with conventional therapy on cardiovascular morbidity and mortality in hypertension：the Captopril Prevention Project（CAPPP）randomized trial［J］.Lancet, 1999, 353：611-616.

［8］ Lijian W, Lv Z, RuiT. Role of the area postrema of medulla oblongata in the regulation of canine inter-digestive migrating motor complex［J］. Chin Med J, 2002, 115（3）：384-388.

［9］ 金华,金钊,张蕾蕾.基于胃肠激素观点的高血压发病机制思考［J］.医学与哲学(临床决策论坛版),2011,32（6）：33-34.

［10］ 程望林,黄发育,熊学丽,等.消化系统疾病对心脏的影响机制［J］.医学综述,2006,12（21）：1318-1320.

［11］ 王丽娟,李华荣.老年消化系统疾病所致胸痛 72 例临床分析［J］.中国老年学杂志,2005,25（8）：975-976.

［12］ 孔晓霞,谢玉丰.中缝核功能研究进展［J］.医学综述,2002,8（8）：487-488.

［13］ 张喜娟,严祥.心房钠尿肽在消化系统的研究进展［J］.国际消化病杂志,2010,30（1）：33-35.

［14］ Castano G, Viudez P, Frider B, et al. Discussion on randomized comparison of long-term losartan versus propranolol in lowering portal pressure in cirrhosis［J］. Gastroenterology, 2002, 122（5）：1544-1545.

［15］ 霍丽娟,黄会芳,杨保元.缬沙坦对肝硬化门静脉高压大鼠胃黏膜微循环及超微结构的影响［J］.山西医科大学学报,2007,38（2）：121-123.

［16］ 孔令义,李意.淫羊藿降压有效部位中活性成分淫羊藿甙含量的 RP-HPLC 分析［J］.中草药,1997,11：656-658.

［17］ 何莉莎,逢冰,叶茹,等.仝小林教授态靶结合遴选降压药经验［J］.世界中医药,2016,11（10）：2069-2072.

［18］ 周强,逢冰,彭智平,等.仝小林教授从脉辨治高血压经验［J］.四川中医,2014,32（7）：1-2.

［19］ 张年宝,程慧珍,崔卫东,等.葛根素对肾性高血压大鼠的降压作用及对肾组织 ANGⅡ的影响［J］.中药药理与临床,2010,26（2）：26-29.

［20］ 陈沪生,王培仁,邵建华.葛根素的降压效果及机理的研究［J］.山东医科大学学报,1987,03：28-33.

［21］ 刘伟芳,黄晓瑾,夏淋霞,等.中药利尿降压作用的研究进展［J］.上海中医药杂志,2011,45（9）：73-78.

［22］ 高文义,李银清,蔡广知,等.茺蔚子降血压活性成分筛选的实验研究［J］.长春中医药大学学报,2008,24（2）：142-143.

［23］ 阮金兰,杜俊蓉,曾庆忠,等.益母草的化学、药理和临床研究进展［J］.中草药,2003,34（11）：112-116.

［24］ 静仪,梅其炳.大叶三七的扩血管降压作用［J］.西北药学杂志,1989,4（3）：5-6.

［25］ 蒋厚文.虫类药药理与临床应用［J］.宁夏医学杂志,1991,13（4）：249-251.

［26］ 李月华,苏秉珠,曾枫,等.鸡血藤降压作用及其机制的初步研究［J］.广东医药学院学报,1987,3（1）：1-5.

［27］ 王凤霞,吉爱国.药用土鳖虫化学成分及药理作用研究进展［J］.中国生化药物杂志,2009,30（1）：61-64.

［28］ 陈华,钟红茂,范洁伟,等.海藻中活性物质的心血管药理作用研究进展［J］.中国食物与营养,2007,

10：51－53.

[29]　邵磊,辛现良,耿美玉.昆布多糖药理作用的研究进展[J].中国海洋药物,2005,24(2)：57－60.

[30]　王文静,薛咏梅,赵荣华,等.何首乌的化学成分和药理作用研究进展[J].云南中医学院学报,2007,
　　　30(3)：60－64.

第八章 代谢综合征合并高尿酸血症

高尿酸血症(hyperuricemia,HUA)是由于嘌呤代谢紊乱使得尿酸生成过多和肾脏对尿酸的排泄减少所引起,好发于体型肥胖的中青年男性及绝经期女性,起病隐匿,早期无明显临床症状,仅表现为血尿酸值的升高(男性>420 μmol/L,女性>360 μmol/L)的病症。痛风是一组由嘌呤代谢紊乱和(或)尿酸排泄减少所致的疾病,其临床特点为高尿酸血症及尿酸盐结晶沉积引起的痛风性急性关节炎反复发作、痛风石沉积、痛风石性慢性关节炎和关节畸形,常累及肾脏引起慢性间质性肾炎和尿酸肾结石形成,甚至发展为终末期肾脏病。西医治疗该病主要是通过抑制尿酸合成或促进尿酸排泄为主,降低血尿酸水平,如别嘌呤醇、丙磺舒等,还有消炎镇痛等药物,长期应用有损害肝肾功能、抑制骨髓等毒副作用,且停药后血尿酸极易反跳[1]。近年来,随着人们生活水平的提高和饮食结构的变化,蛋白质及富含嘌呤成分的食物摄入量明显增加,高尿酸血症和痛风的发病率呈逐年上升趋势,且发病年龄提前,HUA 及痛风与肥胖、糖尿病、高脂血症、高血压、胰岛素抵抗、冠心病和脑卒中的发生密切相关[2-3],已成为识别代谢综合征的早期标志。2013 年广州地区糖尿病合并中心性肥胖患者中的高尿酸血症总患病率为32.6%[4],2011 年江苏启东地区 2 型糖尿病患者人群中高尿酸血症患病率为 22.6%[5],与既往的患病率报道比较后,提示在 2 型糖尿病患者人群中,高尿酸血症患病率高于一般人群[6]。中医将本病归属于"白虎历节""痹病""痛风"等范畴,如合并糖脂代谢异常、高血压等则归属于"脾瘅"范畴。中医治疗高尿酸血症,尤其是代谢综合征合并高尿酸血症,以脾瘅为核心,多靶点、多途径整体调节,不仅能降低血尿酸指标,更能从整体上改善患者的 BMI、血糖、血脂、肾功能损害的情况,体现出整体治疗的优势,并且可明显降低心脑血管的发病率[7-8]。

一、代谢综合征合并高尿酸血症的病因病机

1. 病因：高嘌呤饮食和嗜酒

高嘌呤饮食和长期嗜酒容易导致痛风的发作,若长期过量摄入高嘌呤饮食和饮酒,会造成营养精微物质过剩,这部分精微物质无法为人体正常利用,堆积体内,滋生尿酸浊,生痰化湿,酝酿成热,最终导致脏络受损,所谓"膏粱之人,多食煎炒、炙煿、酒肉热物蒸脏腑,所以患痛风、恶疮痛疽者最多"。所以,中医关于痛风之饮食禁忌与西医学痛风限制高嘌呤食物观点几乎一致,如"不可食肉,肉属阳,阳能助火""须将鱼腥、面酱、酒醋皆断去之"。《张氏医

通》指出："膏粱过浓之人每多味痰。"《儒门事亲·内伤门》云："凡膏粱之人,起居闲逸,奉养过度,酒食所伤,以致中脘留饮。"朱丹溪《格致余论》云："痛风者,大率因血受热已自沸腾,其后或涉水,或立湿地……寒凉外搏,热血得寒,寒浊凝滞,所以作痛,夜则痛甚,行于阳也。"

2. 病机：中满内热为核心,肾虚酸蓄为基础

过食肥甘厚味、辛辣炙搏之品,或饮酒过度,导致脾胃受损,所谓"饮食自倍,则肠胃乃伤"。脾胃健运失司,水谷精微失于输布,生膏生脂,停滞中焦,形成中满;土壅中满,使得肝木不舒,肝气内郁,郁久化热,再加膏浊内聚滋生之热形成内热。中满内热进一步发展,脾胃由滞而虚,脾虚失于运化,湿浊自内而生,聚湿为痰,则痰、浊、湿、热内蕴;湿浊之邪,重着黏滞,易夹热流注于下,湿注经络,留滞关节,气血运行受阻,日久成瘀,不通则痛。《医学正传》曰："肢节肿痛,痛属火,肿属湿,兼受风寒而发动于经络中,湿热流注于肢节之间而无已也。"进入痛风期,表现为全身小关节肿胀,局部红肿剧痛,屈伸不利,或沉重疼痛,痛有定处,反复发作,关节畸形,并可以形成"痛风石",从经络循行路线来看,痛风之好发部位乃足第一跖趾关节,恰是足太阴脾经循行处。

综上而言,脾胃运化失常,肝木疏泄失职,肾虚排泄不畅,使得尿酸积于体内,血尿酸升高。酸浊之毒流注经络关节,使得痛风发作。故中满内热浊聚为代谢综合征高尿酸血症的核心病机,土壅木郁为其基本态,肾虚络瘀则为痛风发作的必要条件。临床上高尿酸血症与痛风很少单独为病,多与高脂血症、脂肪肝、高血压、高血糖等相兼为病,这也从另一方面体现出代谢综合征是以脾瘅为核心,以中满内热为核心病机。

二、辨治经验

临床辨治代谢综合征高尿酸血症,依据其中满内热的核心病机,运用"态靶因果"的治疗方法,并根据其是否表现有相关的临床症状,确立治法治则。高尿酸血症早期大多没有任何临床症状,这时治疗主要依据患者血尿酸值,结合现代药理学的研究成果,采取靶方、靶药进行治疗,使血尿酸值降至正常。如患者表现出相应的临床症状,应首先辨清患者的"态",抓住核心病机,确立主要证型和治法方药,并在处方中注意阻断高尿酸血症向痛风的传变。辨治痛风,首先依据痛风的自然病程,一般分为三期[9],即急性期、间歇期、慢性期。具体辨治经验如下。

（一）无症状高尿酸血症期

此类患者仅表现为血尿酸水平的升高,无关节炎、痛风石、尿酸盐结石出现及相关临床表现,称之为无症状性高尿酸血症,为痛风的前期状态[10]。更有很多患者是因为血尿酸指标的异常而就诊,没有任何临床症状,临床常无证可辨。所以治疗上应把血尿酸值的改善作为临床疗效判定的重要标准。一些中药具有明确的治疗痛风作用,比如《本草纲目》描述威灵仙为痛风要药,上下皆宜;《临证药王歌诀》中称威灵仙为"治疗痛风之王"[11]。现代药理学证实威灵仙具有明显的促进尿酸排泄作用,用量一般为15~45g。秦皮中的秦皮苷具有明确的利尿、促进尿酸排泄作用;秦皮总香豆素能明显降低高尿酸血症小鼠的血尿酸水平,这可能与抑制黄嘌呤氧化酶类的活性相关[12]。威灵仙与秦皮祛风除湿,是治疗高尿酸血症的

常用药对[13]。大剂量马鞭草同样为降血尿酸值的靶药,用量为45~60 g,此多依据名老中医的临证经验,其作用机制至今不十分清楚。动物实验证明,马鞭草提取液能明显降低高尿酸大鼠肾组织中草酸和钙含量,减少乙二醇诱导的草酸钙结晶在肾中沉积,从而显著抑制大鼠草酸钙肾结石形成,这可能与其降尿酸的作用机制相关[14]。大剂量土茯苓性平,味甘淡,具利湿化浊、祛风通络、降低血尿酸的作用,可用至30~45 g。

(二)有临床症状的高尿酸血症期

高尿酸血症发展到一定阶段,可表现出一系列临床症状,多见于形体丰腴之人,或有长期饮酒史,根据患者所表现出的"态",首先抓住疾病的核心病机,根据临床表现,高尿酸血症主要分为以下5种证型。同时应该结合针对高尿酸血症的靶方,如二妙丸等,针对血尿酸指标的靶药,如威灵仙、秦皮、秦艽、土茯苓、萆薢等,以及针对其他相应症状和指标的靶药,增强治病的精准性。久病入络,痰热阻脉,导致血脉瘀阻不利,且高尿酸血症是痛风发作的基础,为了防止高尿酸血症向痛风发展,应在处方中加入生大黄、水蛭粉、鸡血藤、夜交藤等活血化瘀通络药物;加入黄芪、党参、淫羊藿等药以补益脾肾,以"先安未受邪之脏",阻断疾病传变;同时应兼顾患者其他代谢异常的情况,加入黄连、黄芩等药,调理糖、脂、肥,以达到整体治疗的效果。

1. 痰热内结证

形体肥胖,尤以腹型肥胖为主,身体重着乏力,头身或周身胀感,痰多,口渴,大便黏臭不爽,舌体胖大,舌苔黄腻,脉滑数,其中"肥胖、热"为主症。治法为清热涤痰,方用小陷胸汤。方中黄连用9~15 g,清泻心胃之火,清半夏涤痰化饮,二药合用,辛开苦降,善治痰热内阻。瓜蒌仁30 g荡热涤痰,理气宽胸。三药共奏清热化痰、宽胸散结之功,对血尿酸、体重、糖脂代谢均有疗效,提示本方并非单独控制血尿酸,而是通过调治代谢紊乱,从多靶点、多角度降低血尿酸[7,15]。

2. 湿热下注证

下肢关节肿痛或足膝红肿热痛,或湿热带下,或下肢湿疮,恶风,发热,口渴,汗出,心烦不安,小便短赤,舌苔黄腻,脉滑数。治法为清利湿热、活血通络,方用四妙散合丹参、三七、鸡血藤等。其中黄柏苦寒清热燥湿,苍术苦温,燥湿健脾,黄柏合苍术通治上中下湿气;牛膝补肝肾,祛风湿,薏苡仁渗湿泄浊,引湿热于小便出,利湿清热。现代中药药理表明,四妙散具有抑菌、解热、抗炎、镇痛、镇静作用;另外,苍术、牛膝、薏苡仁有利尿作用,促进尿液排出从而增加尿酸的排出量[16]。

3. 胃肠湿热证

大便不成形,色黄褐或黏臭,伴有心烦,口渴,小便短赤不利,舌红,苔黄腻,其中黏臭便、黄腻苔为主症。治法为清热、利湿、化浊,方用葛根芩连汤。方中黄芩、黄连苦寒,清热燥湿,厚肠胃;葛根辛凉,能升津液,起阴气而止利,用量30 g以上;甘草和中,调和诸药。四药相配能清利湿热而止利。

4. 胃肠实热证

腹满疼痛,面赤唇红,多食易饥,渴喜冷饮,小便黄赤,大便秘,其中口渴、大便秘结为主症。治法为泻下热结,方用大黄黄连泻心汤,以奏清热降浊消膏之效。方中大黄6~30 g泻热,和胃,开结,推陈致新;黄连9~15 g,清心胃之火热,且厚肠胃。苦寒二药合用,多针对实证为主。

5. 肝胃郁热证

胸胁或腹部胀满,口渴,口干口苦,心烦易怒,大便秘结,舌红,苔黄,其中口苦、烦躁易怒、大便秘结为主症。治法为开郁清胃,方用大柴胡汤。柴胡、半夏、枳实辛开行气开郁化浊;柴胡、黄芩、白芍清肝泻热;枳实、大黄行通腑泻浊,消积导滞。方中柴胡用量9~15 g,黄芩15~30 g,白芍30 g,枳实15~30 g,众药配伍可使热清满消。

(三) 痛风

临床按照痛风的自然发病进程——急性期、间歇期、慢性期三期论治。每一期的治疗重点有所不同,比如急性期,根据“急则治其标”的原则,以缓解疼痛、控制急性关节炎发作为主,采用清利湿热、活血通络止痛为法则,配合靶向治疗,消除患者痛苦的症状以及降低血沉、血尿酸值;而间歇期与慢性期应以调养为主,减少痛风的发作或复发次数,预防各种并发症的发生。

1. 急性期

急性期以邪实为主,起病急骤,多由于湿热下注,流注经络,痹阻关节,气血运行受阻所致。临床特点为受累关节的剧烈疼痛,局部红肿热痛,常于夜间发作,因关节剧痛而醒;局部肿胀变形,屈伸不利,活动受限,或沉重酸痛,痛有定处;常伴有发热,恶寒,口干,大便秘结,小便黄赤,舌红苔黄腻或白腻,脉弦数或滑数等症状;化验检查常伴有血沉增快或血尿酸升高。西医常使用非甾体抗炎药(NSAIDs)、秋水仙碱、别嘌醇以及糖皮质激素等药物,长期服用肝肾功能损害、消化道反应、药物过敏、严重皮损等副作用明显。中医治宜清热利湿、活血化瘀止痛,方用上中下通用痛风方、四妙散或加减三仁汤等,促进湿热浊邪排泄。若疼痛甚者,加当归拈痛汤以清热疏风、活血止痛;若见抽搐痉挛,加芍药甘草汤以缓急解痉;动脉斑块形成者,加酒大黄、水蛭粉取抵当汤之义,或者重用莪术活血化瘀散结;若关节出现红肿热痛,加桂枝芍药知母汤;湿热互结者,用六一散分利湿热,重者用三石汤。

(1) **上中下通用痛风汤**　上中下通用痛风方为元代医家朱丹溪在《丹溪心法》中创立,由苍术、黄柏、威灵仙、羌活、白芷、桂枝、防己、天南星、桃仁、红花、川芎、龙胆、神曲组成,有清热利湿、化痰祛瘀、通络消肿止痛的功效。方中黄柏用量为30 g以苦寒燥湿清热,为“治三阴湿热之专药”;苍术15~30 g,其性味辛苦而温,燥湿健脾。二者相伍合为二妙,为湿热作痛、不拘上下之良方。威灵仙15~30 g,其性味辛咸性温,于经络无所不入,功擅祛风湿、通经络、止痹痛,乃治痛风之要药。桂枝15~30 g,其功祛风温经、散寒止痛,配伍性捷走血分之鸡血藤30 g,二药温经和血、舒筋通络。防己、羌活祛风除湿、止痛利关节;天南星燥湿化痰、祛风;桃仁、红花、川芎活血化瘀、行气止痛;龙胆清利湿热。现代研究显示,上中下通用痛风汤对急性痛风性关节炎症有较好的抗炎镇痛作用,其作用机制可能与降低白介素以及炎症因子的水平有关[17]。方中可配伍清热解毒,主风寒湿痹之秦皮30 g,具有显著止痹痛、降低血尿酸的作用。现代药理研究证明,秦皮可增加尿酸排泄,抑制尿酸重吸收[18]。关节疼痛剧烈者多属风寒湿闭阻关节经络,可加用制川乌、制草乌祛除痹着于筋骨、经络、血脉之凝寒痼冷,与桂枝合为乌头桂枝汤以温经散寒止痛。乌头最大剂量可用至60 g,为避免其毒副作用,乌头与炙甘草或者生姜配伍以减少其毒性,且乌头大于15 g时先煎2小时,大于30 g时先煎8小时,须患者口尝无麻木感,再将药汁与他药同煎[19]。

（2）**当归拈痛汤** 当归拈痛汤源于《医学启源》,由金元医家张元素所创,全方由羌活、防风、升麻、葛根、苍术、白术、当归、人参、苦参、黄芩、知母、茵陈、猪苓、泽泻、甘草组成,具有通络止痛、调和气血、疏风清热利湿的作用,被称为治疗"湿热疼痛之圣方"。《景岳全书》云:"湿热之为病者,必见内热之证、滑数之脉,方可治以清凉,宜二妙散及加味二妙丸、当归拈痛汤之类主之。"方中重用羌活、茵陈为君。羌活辛散祛风,苦燥胜湿,善疗关节疼痛而走上走表;茵陈清热利湿,而走下走里,《本草拾遗》言其能"通关节,去滞热"。两药配伍,寒热并用,表里同治,上下共疗,可谓宗"湿淫于内,治以苦热"之旨而用药者也。《经》云"治湿不利小便,非其治也",故用猪苓、泽泻利水渗湿,导湿下行;黄芩、苦参、知母清热燥湿,配合淡渗利湿之猪苓、泽泻使湿去热孤,热清湿解,而解除湿热胶结之势;防风、升麻、葛根解表疏风,取"风可胜湿"之义,亦可引脾胃清阳之气上升,亦有"升清除湿"之旨;苍术、白术健脾燥湿,使湿邪得以芳化,并防寒凉害胃;人参、当归益气养血,扶正祛邪,以防燥湿、利湿诸品伤及气血。全方上下分消,其湿气得以宣通矣。相关研究表明当归拈痛汤及各拆方组可以降低血尿酸水平以及C反应蛋白,其机制可能与抑制炎症因子的水平有关,且治疗急性痛风性关节炎安全有效[20]。

（3）**三仁汤** 三仁汤出自清代医家吴鞠通《温病条辨》,其中杏仁宣降肺气,畅达上焦;白豆蔻行气燥湿,畅中焦之脾气;薏苡仁色白入肺,味甘入脾,可降肺气,利湿热;佐以淡竹叶、通草、滑石、半夏、厚朴等助君药宣上畅中以化湿清热。诸药合用,共奏宣畅气机、清热利湿之功。此方适合湿气偏盛型痛风,患者多伴有重着黏腻的表现,应用时可根据实际情况灵活化裁。有研究表明,三仁汤不但可以改善痛风患者的临床症状和血尿酸值,还可以降低患者血糖、三酰甘油水平,其机制与调整三焦气化功能有关[21-22]。

2. 间歇期

经过1~2周的治疗,急性痛风性关节炎一般都能被控制,关节红肿热痛的症状明显好转,血尿酸等实验室指标较前改善,即进入临床缓解期。此期炎症虽然消除,但嘌呤代谢障碍并未解除,血尿酸依然高于正常值,若饮食不慎,不注意调养,关节疼痛还会复发,所以缓解期仍需坚持治疗。此期要注意加用养血祛风、健脾和胃或补益肝肾之药调整治疗,以调补脾肾为主,使血尿酸生成减少,并促进其排泄,使得治疗更加彻底。

3. 慢性期

病情迁延日久,损伤气血阴阳,导致虚实夹杂,可出现痛风石与慢性痛风关节炎,日久可进一步影响血管与肾,造成严重肾功能衰竭,治疗时应当攻补兼施、扶正祛邪。实验室指标基本正常,但久病及肾,此时患者应以脾肾亏虚为基本病理表现,故治疗时宜标本兼顾,重在健脾益气,调补肾阴肾阳。加之平素嗜食膏粱厚味,使湿热内生,湿热之邪流注经络,舍于关节,郁化热毒,壅遏气血而成。但究其根本,脾失健运,清浊代谢失常为本,湿邪浊毒瘀阻经络为标。脾虚、浊蕴、瘀结贯穿了整个疾病的始终,只有健脾、泄浊、化瘀三法同时进行,标本同治,才能有利于排出体内的湿浊之邪,并制约湿浊痰瘀的继续产生。药用党参、白术、茯苓健脾除湿,萆薢、虎杖、车前子利尿泄浊,黄柏清热解毒燥湿,青风藤、鹿衔草祛湿通络止痛,地龙搜风通络。现代中药药理学研究表明,泽泻、白术、车前子、茯苓能增加尿酸的排泄。同时应注意调养,养治结合,控制复发。伴尿路结石者,加金钱草、海金沙、鸡内金、瞿麦、滑石等以祛湿排石;伴高脂血症者,加山楂、麦芽等。

气血不足,血行瘀滞,见肢体麻木、怕风肢凉者,方用黄芪桂枝五物汤加当归补血汤以益气和血、温经通痹。血瘀络阻甚者,加用藤类药以通络;有热象者,用络石藤配伍忍冬藤各30 g凉血通络;血虚者,用鸡血藤30 g配伍夜交藤30 g养血通络;疼痛甚则用天仙藤15～30 g,但须配伍鸡血藤30 g或生甘草15～30 g解其肾毒性。风寒湿邪郁而化热,耗伤阴分,失于濡润,见口干苔燥者,方用瓜蒌牡蛎散加味,方中瓜蒌仁30 g甘寒生津,生牡蛎30～120 g咸寒养阴,二药共用养阴生津润燥效佳。若出现痛风石者,方用四金汤清热利湿排石,方中金钱草30 g清利湿热,为化石、溶石、排石之要药;海金沙30 g甘寒下降,通利水道,清化湿热;郁金15 g辛苦而寒,活血止痛,行气解郁;鸡内金15～30 g化坚消石。气虚血瘀则津液不行,血水互结,水停为肿者,方用防己黄芪汤益气利水,并重用茯苓30～60 g以淡渗利湿,肿甚者可用至240 g,并加益母草、泽兰、泽泻各30 g以活血利水。筋脉肌肉失于濡养,关节屈伸不利者,方用芍药甘草汤滋阴养血,缓解拘挛。方中白芍30～45 g酸寒益阴敛阴,养血柔肝止痛,配伍炙甘草15 g缓急补虚。二药相伍,酸甘化阴,调和肝脾,有柔筋止痛之效。

三、　治疗要点

痛风是嘌呤代谢紊乱、尿酸排泄障碍所致的血尿酸增高的一种常见代谢性疾病。人体内尿酸主要从肾脏和肠道排出体外,其中2/3以原型通过肾脏排泄,1/3通过肠道排泄,肠道排出尿酸功能的降低是导致高尿酸血症及痛风的一个重要原因。其特点为夜间发作,关节突然红肿热痛,病机为本虚标实,本虚为脾虚、肾虚、肝肾不足,标实为湿浊、湿热、瘀血阻滞、痰瘀互结、浊毒内生。治疗当以清泄湿浊瘀热,兼顾补益脾肾。其治疗包括内清、外清、清补三清之法,"内清"即是清热化瘀,使痰浊、瘀热从内而解;"外清"即是使邪有出路,使湿浊之邪从二便而出,此清泄之法亦是根据临床多数高尿酸血症患者有大便干结、小便黄赤、口干口苦、口中异味等邪热内结等表现而施之;"清补"则是选择能够健运脾气、通荡肾气的药物,平补清补,辅助机体排除浊毒,同时扶正不而敛邪,无闭门留寇之患[2]。

无症状性高尿酸血症者,多见口干、口中异味、大便干结、小便黄赤等症,另外多见舌苔黄腻或黄厚、脉象滑数等湿热内蕴之象。在体质及生活方式上,高尿酸血症患者多素体肥胖,嗜食膏粱厚味,饮酒多,地居沿海,喜食海产品,部分患者喜食动物内脏等高嘌呤食物。高尿酸血症无论有无症状,治疗都以泄浊化瘀兼补脾肾为法。泄浊化瘀可荡涤污垢,推陈致新,不但可以解除痹痛,而且能够改善人体内环境,促进血液循环,排泄和降低尿酸。调益脾肾,正本清源,可以恢复和激发机体整体的功能,以杜绝和防止湿浊痰瘀的产生,从而抑制和减少尿酸的生成。

国医大师朱良春依据此"浊瘀痹"理论,创立高尿酸血症、痛风的治则,即"泄化浊瘀"法,又审证加减,以使浊瘀逐渐泄化,血尿酸亦随之下降,从而使人体分清泌浊之功能恢复,水谷精微化生及湿浊排泄趋于正常。其所用"痛风方"可促进湿浊泄化,溶解瘀结,明显改善症状,降低血尿酸浓度[4]。方中以土茯苓益肾敛精,健脾除湿,清热解毒,通利关节,为主药,剂量可大些,常用量30~120 g;草薢祛风除痹,分清泄浊;晚蚕沙祛风除湿,和胃化浊,活血通经;威灵仙祛风湿,通经络,消痰涎,散癖积,止痛;车前子清热利尿,渗湿通淋;鬼箭羽、泽兰、赤芍活血化瘀,重在泄浊活血,使络脉气血畅通,湿浊、湿热诸邪从下而出。浊瘀、湿热又互相影响,平素治疗也要重视健脾益肾,脾健湿运,肾之开阖功能正常,湿浊则可从下而出。健脾可用茯苓、陈皮、苍术、生薏苡仁,益肾可用何首乌、地黄、怀山药,利湿利水可用六月雪、益母草、泽泻等。另外大黄味苦性寒,清热泻火,泄浊排毒,凉血解毒,活血止痛,为君药。《神农本草经》称其"下瘀血,血闭寒热,破癥瘕积聚,留饮宿食,荡涤肠胃,推陈致新,通利水谷,调中化食,安和五脏",《本草新编》又称其"……止疼痛,败痈疽热毒,消肿胀,俱各如神"。《本草纲目·百病主治·痛风》说:"大黄泄脾胃血分湿热,酥炒炙服,治腰脚风痛。"本方用大黄主要促使肠中浊毒排出,即中医所谓邪有出路之义,其药理作用有:① 大黄的泻下作用对于摄入过多嘌呤食物的患者来说,能起预防痛风发作的作用。② 降血脂的同时也有降低血尿酸的作用,临床观察生大黄也有降低血尿酸的作用。③ 抗炎作用。大黄的消炎抗炎作用,一方面是通过抗菌抑菌作用,抑制炎性反应;另一方面是通过降低毛细血管通透性,减少渗出来实现的。其抗炎作用在痛风发作期用之更为适宜。④ 大黄素对黄嘌呤氧化酶有较强的竞争性抑制作用,黄嘌呤氧化酶对次黄嘌呤、黄嘌呤都有催化作用,它在尿酸形成过程中起重要作用。大黄素可抑制黄嘌呤氧化酶的活力,也就可影响尿酸的形成。土茯苓,味甘淡,性寒,入肝、胃经,有解毒利湿、舒经通络之功,为臣药。李时珍谓其"健脾胃,强筋骨,去风湿,利关节,止泄泻。治拘挛、骨痛、恶疮、痈肿",《本草正义》言其"利湿去热,能入络,搜剔湿热之蕴毒"。土茯苓与大黄配伍,开泄前后二阴,使热毒浊毒随大小便而出,邪去正安,同时通经络,止痹痛,标本兼顾。

临证时朱氏也常将"痛风方"与虫类药同用,能够快速改善症状,增强疗效。关节灼热、红肿痛者,可配羚羊角或水牛角、地龙清热通络;关节剧痛,痛不可近者,伍以全蝎、蜈蚣搜风定痛;关节肿大、僵硬畸形,配伍穿山甲、蟅螂虫开瘀破结;伴有结节、痛风石者,佐僵蚕、牡蛎化痰软坚;腰背酸楚、骨节冷痛者,加鹿角霜、露蜂房温经散寒。在高尿酸血症、痛风湿浊毒瘀胶结,气血凝滞不宣,经络闭塞阶段,配伍虫蚁搜剔钻透、化痰开瘀之品,往往出奇制胜,收到常规药物难以达到的疗效。

1. 常用处方

针对血尿酸异常,应辨清虚实,临证常用大黄黄连泻心汤治疗实证,虚证则以防己黄芪汤为基础加减用药。

(1) **大黄黄连泻心汤**　如上所述,实证多因摄入过多致胃肠湿热,湿浊郁积,表现为胃热痞满气滞,心烦,易饥,渴喜冷饮,大便不爽,溲色深,舌红,苔黄,脉浮数或滑数,治宜用通腑泻浊,故用大黄黄连泻心汤。《本草害利》曰:"心下痞满,按之濡者,用大黄黄连泻心汤,亦泻脾胃湿热,非泻心也。"

(2) **防己黄芪汤**　虚证发病源于气血不足,精亏虚少,代谢缓慢,临床多见于老年男性,病久伴发尿酸性肾病、痛风石性慢性关节炎,方用防己黄芪汤,诸药相合,共助益气健脾,加强泻浊排浊之力。《张氏医通》中亦描述此为治疗"关节疼痛"之方。水湿内停,须给邪以出路,予汉防己15~30 g祛风湿、利小便,黄芪益气固卫,二药合用取防己黄芪汤之义以益气利水固表。患者兼有水肿者多用生黄芪,最小剂量为30 g,常佐以小剂量陈皮、砂仁等理气之品,使补而不滞。

若高尿酸血症发展为痛风发作,针对湿热下注,经络痹阻表现的足膝红肿、关节疼痛,可选择运用四妙散、上中下通用痛风方及当归拈痛汤。四妙散由二妙丸加牛膝、薏苡仁而成,二妙乃清热燥湿的基础方,加用牛膝引药下行与薏苡仁利湿除痹后,直达病所,断湿热之源,增通筋脉之功;上中下通用痛风方与二妙丸同出自元代医家朱丹溪的《丹溪心法》,诸药共奏祛浊痰郁滞之功,使通络消肿而痛止。当归拈痛汤以当归活血止痛为君药,合清热燥湿健脾利水之药,共奏祛湿止痛之功。《景岳全书》亦云:"湿热之为病者,必见内热之证、滑数之脉,方可治以清凉,宜二妙散及加味二妙丸、当归拈痛汤之类主之。"

2. 常用药对

(1) **土茯苓和熟大黄**　土茯苓,《本草纲目》云其"健脾胃,强筋骨,去风湿,利关节……治拘挛骨痛",《本草再新》言"祛湿热,利筋骨",《本草正义》云其"利湿祛热,能入络,搜剔湿热之蕴毒",具有除湿、解毒、通利关节之功效。熟大黄泻下之力缓和而不伤脾胃。《药品化义》:"大黄气味重浊,直降下行,走而不守,有斩关夺门之力。"大黄使浊毒从下而走,邪有出路而病愈。土茯苓清热解毒、通利小便,熟大黄清热解毒、通腑泻热,二者共为臣药,使浊毒随二便泄下,清泄骨节中浊毒,用于祛除络中浊瘀而止痛。

(2) **陈皮和苍术**　陈皮消痰泄气,苍术"浊痰尽化,平胃中之敦阜"(《本草便读》),二者配伍针对湿浊蕴积脾胃,除痰强脾,行气燥湿,合并脂浊壅滞时加用红曲、神曲配伍降脂和胃。

(3) **黄柏和苍术**　二药合为二妙散,为主治湿热下注的基础方,出自《丹溪心法》,临证治疗筋骨疼痛、足膝红肿疼痛、小便短赤、舌苔黄腻。现代药理研究表明二者均可抑制尿酸合成,同时可减轻高尿酸血症对肾脏的损害。

(4) **生薏苡仁和怀牛膝**　生薏苡仁健脾去湿,舒筋除痹,治疗风湿痹痛、筋脉挛急,而怀牛膝善走而不善守,偏行下肢,补肝肾,强足膝。《本草简要方》中记载薏苡仁酒中此二味药各二两,治骨痛及痹,故临证可治疗下肢痿软无力。

(5) **知母和天花粉**　湿热伤阴,湿浊未化,阴液已伤,故在清热燥湿、通腑泻浊的同时不忘益阴生津,知母、天花粉配伍,共清阳明胃热,清火生津。阴伤较重时可选择瓜蒌和牡蛎,二者为散主治渴不瘥者,益阴之力更宏。

(6) **黄芪和当归**　二药合为当归补血汤,为益气补血的基础方,为李东垣所创,针对虚证或久病,合用可加强代谢,补益气血,利于尿酸浊的运行与排泄。

(7) **金钱草和海金沙**　金钱草利水通淋、清热解毒,海金沙"治小便不通,脐下满闷,主湿热肿满,膏血诸淋,乃专利小肠,湿热之药"(《冯氏锦囊秘录》),针对尿酸浊沉积于脏,二药共奏清下焦湿热、通腑排石之功。

(8) **忍冬藤和络石藤**　《本草便读》提到凡藤蔓之属,皆可通络宣风,治疗络道闭塞,故在久病入络,关节受累时,注重藤类药物的使用,临证中偏热宜忍冬藤、络石藤为伍,偏于寒性则选择鸡血藤、夜交藤合用通经活络。

（9）**土鳖虫和水蛭**　《雷公炮制药性解》中描述土鳖虫"主留血壅瘀,心腹寒热洗洗,祛坚积癥瘕",《本草新编》云"血瘀蓄而不散,舍水蛭实无他药之可代",《神农本草经百种录》亦有"水蛭最喜食人之血,而性又迟缓善入,迟缓则生血不伤,善入则坚积易破,借其力以攻积久之滞"的论述,故二药合用可通调血脉,治疗瘀在筋骨脏腑作痛者。

（10）**三七和血竭**　三七散血定痛,血竭专破积血,然治诸痛,二药相配可活血散瘀,消肿定痛。亦可乳香、没药合用,"定诸经之痛",和营舒筋,行瘀散血。

中医学具有整体论治、标本缓急、个体治疗的特点。对于高尿酸血症,急性期重在清热利湿,宜选择汤剂,使有效成分吸收全面,提高利用率。缓解期重在调理脾胃,祛除湿热之源,可运用丸散剂,有利于延长药效,降低刺激性,方便长期服药。临床上应根据病势不同而参考用药。同时临证结合患者具体情况,相应扩大用药剂量,如秦皮、威灵仙一般使用剂量为6~10 g和6~12 g,但若要充分发挥降低尿酸作用,秦皮可用至15~30 g,威灵仙则通常使用30~45 g。此外,针对尿酸升高合并的糖脂等其他代谢指标异常,应重视肥、糖、脂、酸整体同调,针对痰热、湿热、实热,加减运用小陷胸汤、葛根芩连汤及大柴胡汤,综合改善体质,以治其本。

综上,高尿酸血症患病率逐年升高,约有1/6患者因饮食不节、体质因素发展为痛风,但二者应区别差异,不可等同。尿酸浊的形成无外邪侵袭,主要是由膏粱厚味、内蕴胃肠,湿热下注而致,因此不可按照历节病辨治,其病理中心在胃肠,常伴脂浊、糖浊的发生,故治疗需从整体辨治,把握通腑泻浊大法,辨清虚、实、急、缓,加减用药,实则通腑祛滞,虚宜加强代谢,急则清利湿热,缓则调理脾胃。尿酸浊亦有病位之区分,在腑活血祛瘀,在节化浊消肿,在脏通淋排石,在络通经活络。方药上加强特效药的运用及剂量的选择,在整体论治基础上所向有专攻,从而直达病所。

四、案例赏析

1. 大乌头煎加味二妙散治疗痛风性关节炎合并高尿酸血症验案

李某,男,61岁,2009年7月29日初诊。主诉:双膝疼痛,难以屈伸1周。患者于1997年出现足跟、手腕肿胀疼痛伴血尿酸升高,西医诊断为痛风性关节炎,未采取任何治疗措施。刻下症:双膝疼痛、屈伸不利,喜温恶寒,局部无红肿,无关节畸形,舌暗,舌底静脉迂曲,舌苔厚腻,黄白相兼,脉偏数略弦滑。2009年7月24日实验室检查示:UA 487.0 mmol/L,血脂、肝功能、肾功能未见异常。

西医诊断:痛风性关节炎,高尿酸血症。

中医诊断:痹病。

中医辨证:寒湿痹阻经络,湿热下注证。

治法:散寒除湿,活血通络止痛,清利湿热。

处方:大乌头煎加味二妙散。

黄　柏 30 g	苍　术 15 g	汉防己 30 g	秦　皮 30 g
威灵仙 30 g	桂　枝 15 g	鸡血藤 30 g	制川乌 30 g（先煎8 h）
制草乌 30 g（先煎8 h）			

14 剂,水煎服,日 1 剂,早、晚分服。

二诊:患者双膝疼痛明显减轻,但见屈伸不利明显,舌底红,舌苔白微厚腻,脉偏数略弦滑,查 UA 458.2 mmol/L。效不更方,上方加黄芪 30 g、葛根 60 g,改苍术为 30 g,继服 14 剂。

三诊:患者双膝疼痛消失,仅见轻微屈伸不利,舌苔根部微厚黄腻,脉沉略弦,守方改丸药继服,并嘱患者坚持门诊调理。

按:患者下肢经络为寒湿邪气痹阻,故可见双膝疼痛、屈伸不利,且喜温恶寒;舌苔厚腻,黄白相兼,脉偏数略弦滑,湿热内蕴之象亦跃然纸上;舌底静脉迂曲,可知瘀血内盛,脉络不通。故以川乌、草乌散寒止痛,配以黄芪、桂枝、鸡血藤益气温经活血,通络止痛;黄柏、苍术清热祛湿,配以防己、秦皮、威灵仙通络祛湿,宣通湿热邪气对经络的痹阻,同时威灵仙兼有降低血尿酸的作用。整个治疗过程寒热并举,刚柔相济,在清化脏腑湿热的同时温通经络的寒痹,在开痹止痛之余兼降尿酸值。

2. 黄芪桂枝五物汤加味威灵仙、秦皮治疗代谢综合征合并高尿酸血症验案

谷某,男,56 岁,2008 年 3 月 27 日初诊。2007 年 5 月患者因下肢疼痛至医院检查发现血糖升高,FBG 18 mmol/L,2 h PG 25 mmol/L。最初予以阿卡波糖及中药治疗,血糖控制尚可,先用格列齐特缓释片 30 mg,每日 1 次,二甲双胍 500 mg,每日 3 次,FBG 6~7 mmol/L,2 h PG 7~8 mmol/L。刻下症:下肢发凉,自觉冷风由骨缝深处向外钻冒,手足凉,麻木疼痛,夜尿每晚 3~4 次,腰酸痛,头晕乏力,大便干,舌暗,齿痕,舌底瘀滞,苔白腻,脉沉细弦。2008 年 3 月 20 日查 BUN 9.18 mmol/L,UA 721 μmol/L。2007 年 12 月发现肺结核,现用抗结核药物。

西医诊断:2 型糖尿病,高尿酸血症。

中医诊断:消渴并病,血痹。

中医辨证:肾虚络瘀,寒湿下注证。

治法:养血活血通络,温阳益肾,清利湿浊。

处方:予以黄芪桂枝五物汤加减。

黄　芪 60 g	桂　枝 30 g	白　芍 30 g	鸡血藤 30 g
威灵仙 30 g	秦　皮 15 g	秦　艽 30 g	炒杜仲 60 g
续　断 30 g	葛　根 30 g	黄　连 30 g	生　姜 15 g

28 剂,水煎服,日 1 剂,早、晚分服。

2008 年 4 月 30 日二诊:服上方 30 剂后,患者手足麻木疼痛缓解,腰部酸痛明显好转,乏力减轻,夜尿减少,每晚 1~2 次,大便可,下肢仍发凉,双目视物模糊。2008 年 4 月 26 日查 BUN 7.63 mmol/L,UA 597 μmol/L。4 月 29 日查 2 h PG 6.4 mmol/L。予上方去葛根、黄连、炒杜仲、续断,加防己 15 g、熊胆粉 0.5 g(冲服)。

2008 年 6 月 28 日三诊:患者服上方 50 余剂后,双下肢及手足发凉缓解 80%,手足麻木疼痛减轻约 60%,视物模糊改善。6 月 18 日查 BUN 6.17 mmol/L,UA 434 μmol/L,Cr 77 mmol/L。予二诊方加夜交藤 30 g、生大黄 3 g(单包)、水蛭粉 3 g(冲服)。

2008 年 7 月 30 日四诊:患者服药 30 余剂后,诸症好转,7 月 28 日查 BUN 4.88 mmol/L,UA 376 μmol//L,Cr 79 mmol/L。患者多次复诊,血尿酸基本稳定于正常范围。

按:寒湿浊邪下注,可致尿酸增高。肾阳亏虚,失于温煦,血虚络损,寒滞脉络,以致下肢发凉、手足麻木疼痛、腰部酸痛等。故以威灵仙、秦皮、秦艽祛风利湿,促进尿酸排泄,以黄芪桂枝五物汤养血活血通络,以炒杜仲、川续断温阳益肾,葛根疏通经络,黄连苦寒降糖,生姜护胃。二诊患者腰酸、乏力明显好转,故去炒杜仲、川续断;血糖控制良好,故去黄连,并加汉防己增强祛风利水之功。三诊患者尿酸下降明显,可守方继服,并加夜交藤、生大黄、水蛭粉活血通络。四诊时,患者血尿酸已至正常水平。

3. 大黄黄连泻心汤、小陷胸汤合并水陆二仙丹治疗代谢综合征(糖尿病肾病、高脂血症、高血压)合并高尿酸血症验案

患者,男,40岁,2009年12月14日初诊。患者17年前因多饮、多尿发现血糖升高,确诊为2型糖尿病,10年前开始间断服药治疗,血糖控制在空腹血糖8~9 mmol/L,餐后2 h 血糖15~16 mmol/L,发现血压、尿酸升高2年余,现服药物控制。患者嗜烟酒20余年,现仍吸烟,已戒酒,其父亲、弟弟均患有 DM。刻下症:全身乏力,晨起明显,头晕,背部沉重,活动后缓解,双下肢及面部水肿,双手时觉麻、胀、凉,听力下降,夜间偶有耳内轰鸣,双目视力模糊,眼干涩,易流泪,精神差,嗜睡,小便少,大便无明显异常,舌苔黄腻略厚,脉沉滑。身高181 cm,体重98 kg,HbA1c 10%,UA 924.5 μmol/L,TG 3.0 mmol/L,CHO 6.88 mmol/L,HDL-C 1.5 mmol/L,LDL-C 4.38 mmol/L,24 h 尿蛋白定量3.2 g/24 h,Cr、BUN 正常。

西医诊断:2型糖尿病,糖尿病肾病Ⅳ期,糖尿病周围神经病变,糖尿病视网膜病变,高血压3级(极高危),高脂血症,高尿酸血症。

中医诊断:脾瘅。

中医辨证:浊热内蕴,气瘀阻滞证。

治法:清热泻浊,行滞通络。

处方:大黄黄连泻心汤和水陆二仙丹加减。

酒大黄6 g	黄 连45 g	三 七5 g	黄 芪90 g
芡 实30 g	金樱子30 g	水蛭粉3 g^(分冲)	葛 根45 g
知 母45 g	红 参6 g	生姜5大片	

水煎服,日1剂。嘱患者戒烟,控制体重,清淡饮食。

2010年4月21日二诊:患者服药后下肢肿较前减轻,自觉双腿有发紧感,时有疼痛,双手偶发胀,腰酸痛,畏寒,无汗,小便量正常,夜尿1~2次,食欲可,睡眠一般,多梦,舌苔黄腻,脉沉。检查:UA 571.6 μmol/L,TG 6.23 mmol/L,CHO 6.2 mmol/L,HDL-C 1.4 mmol/L,LDL-C 3.31 mmol/L,24 h 尿蛋白定量2.2 g/24 h。眼底检查:中度非增殖性糖尿病视网膜病变。调整处方为小陷胸汤加减。

黄 连30 g	清半夏15 g	瓜蒌仁30 g	紫苏叶9 g
生山楂30 g	酒大黄15 g	水蛭粉3 g^(分冲)	威灵仙30 g
云茯苓60 g	黄 芪45 g	红 曲15 g	炒杜仲60 g
淫羊藿30 g			

水煎服,日1剂。

2010年11月3日三诊:药后患者乏力较前减轻,晨起眼肿,纳差,偶有头晕,大便干,

2～3日一行,小便可,舌苔黄腻,脉沉滑。生化检查:UA 475.9 μmol/L,TG 4.39 mmol/L,CHO 5.85 mmol/L,LDL - C 3.55 mmol/L,24 h 尿蛋白定量 3.12 g/24 h。调整处方如下。

黄　芪 60 g	酒大黄 9 g	水蛭粉 3 g^(分冲)	红　曲 15 g
威灵仙 30 g	炒杜仲 60 g	淫羊藿 30 g	当　归 15 g
蜈　蚣 4 条			

水煎服,日 1 剂。

2011 年 6 月 20 日四诊:药后患者双下肢水肿较前减轻,食欲、大小便可,睡眠可,舌苔黄腻,脉沉滑。生化检查:HbA1c 7.5%,UA550.0 μmol/L,TG 2.6 mmol/L,CHO 5.72 mmol/L,HDL - C 1.13 mmol/L,LDL - C 3.45 mmol/L,24 h 尿蛋白定量 0.28 g/24 h。调整处方为小陷胸汤合水陆二仙丹加减。

黄　连 30 g	清半夏 15 g	瓜蒌仁 30 g	云茯苓 60 g
酒大黄 9 g	红　曲 6 g	水蛭粉 3 g^(分冲)	黄　芪 45 g
金樱子 30 g	芡　实 30 g	韭菜子 15 g	威灵仙 30 g

嘱坚持服药巩固疗效,随诊患者病情平稳,实验室检查指标未出现波动。

按:患者过食肥甘,嗜烟酒,有明确的家族史,体型肥胖,伴有糖尿病、血脂代谢紊乱,已有心血管损害,可明确其代谢综合征的诊断,于是将该患者列为脾瘅、膏浊之范畴,治疗时选用大黄黄连泻心汤加减。方中大黄泻热和胃、荡涤陈浊,大剂量黄连清中焦胃热,顽疾必用大剂量方可去之,黄连兼具降糖之用,二药共奏清热降浊之效;黄芪"直入中土而行三焦,故能内补中气",大剂量使用行气散满,畅中调气,改善土壅之滞;葛根"具清热降火、排毒诸功效",且葛根对高血压、高血脂、高血糖和心脑血管疾病有一定的疗效,于此合黄连寓葛根芩连汤之义,去胃肠之湿热;水蛭粉破瘀血不伤新血,与大黄配伍可祛瘀通经散结;红参温润,三七行瘀,合黄芪气运血通,气行血行则"浊"不沉积。患者有大量蛋白尿漏出,已进入糖尿病肾病临床期,故加用水陆二仙丹固肾涩精,临床上用于治疗肾脏疾病引起的蛋白尿具有显著疗效,可减缓肾病进展。

复诊患者尿酸由 924.5 μmol/L 降至 571.6 μmol/L,说明清热降浊之法卓效,药证相符。因为舌苔黄腻明显,故在初诊处方基础上采用清热化痰、补脾益肾、祛瘀通络之法,方用小陷胸汤。方中大剂量黄连清热泻火,半夏辛温,涤痰化饮,二者配伍去性存用。瓜蒌甘寒清润,清化热痰,理气宽胸,散结润下,有奏分消痰热、宽胸散结之功。患者蛋白浊较前减少,此诊诉有腰酸痛,双下肢发紧感,易水陆二仙丹为炒杜仲、淫羊藿,意为重于补肾治其本,是急则治标、缓则治本思想的体现。患者脂浊顽固,故用红曲、山楂加大化浊祛浊之力,同时加用威灵仙巩固血尿酸水平。

三诊时患者尿酸浊、脂浊改善明显,但诉有纳差,偶有头晕,大便干,故于此调整用药加用当归,一则配伍黄芪为当归补血汤之义,二则患者虽湿热膏浊体质,但久病必积损而虚,治疗须顾护气血以资化源,当归亦可润肠通便。此诊另加用蜈蚣活血通络,攻毒散结,补虚强体,可显著改善微循环。

四诊时患者症状明显改善,各项检查指标良好,故守法守方,清热化浊,通络行滞,标本兼顾。

本案虽病症丰繁,但治疗时抽丝剥茧,以脾瘅为核心,通腑泻热,清化膏浊,兼以补肾通络,标本兼治,病证结合,经过数次诊疗,收效明显。

参 考 文 献

[1] Yu KH, Ho HH, Ge F, et al. Gout complicated with necrotizing fasciitis report of 15 cases[J]. Rheumatology, 2004, 43(4): 518 - 521.

[2] 王超英,何金红.高尿酸血症与高血压、肥胖、高血脂、糖尿病的关系分析[J].实用医学杂志,2010, 26(5): 819 - 821.

[3] 刘成桂.高尿酸血症与冠心病和高血压病关系探讨[J].实用医院临床杂志,2008,5(4): 69 - 71.

[4] Wang J, Chen RP, Lei L, et al. Prevalence and determinants of hyperuricemia in type 2 diabetes mellitus patients with central obesity in Guangdong Province in China[J]. Asia Pac J Clin Nutr, 2013, 22(4): 590 - 598.

[5] 施亚男,施羽,李晓峰,等.江苏启东地区2型糖尿病人群合并高尿酸血症的现患调查[J].实用糖尿病杂志,2014,10(6): 54 - 55.

[6] 蒙剑芬,朱玉静,谈文峰,等.江苏省高邮市农村高尿酸血症流行病学调查[J].中华风湿病学杂志, 2012,16(7): 436 - 441.

[7] 李君玲,田佳星,张宸,等.仝小林治疗高尿酸血症140例疗效分析[J].中华中医药杂志,2013, 28(2): 1997 - 2000.

[8] 王诗源.无症状性高尿酸血症辨治思路浅析[J].山东中医药大学学报,2012,36(5): 397 - 398.

[9] 刘苇苇,倪青.倪青主任治疗高尿酸血症与痛风[J].吉林中医药,2014,34(4): 352 - 354.

[10] 206.刘孟渊.加味四妙散治疗高尿酸血症及急性痛风性关节炎的临床研究[J].辽宁中医杂志,2011, 38(4): 675 - 677.

[11] 杨建宇,陆锦锐.威灵仙——治疗痛风之王[J].中国中医药现代远程教育,2013,11(17): 78.

[12] 曹瑞竹,张三印,代勇,等.秦皮总香豆素降低小鼠急性高尿酸血症血尿酸水平及机理研究[J].辽宁中医杂志,2010,37(2): 362 - 363.

[13] 仝小林.糖络杂病论[M].第2版.北京:科学出版社,2014: 256.

[14] 王海燕,杨静.马鞭草提取液抑制鼠草酸钙结石形成的实验研究[J].四川中医,2011,29(7): 58 - 59.

[15] 李修洋,李敏,常柏,等.利湿化浊法治疗肥胖性高尿酸血症患者83例观察[J].中华中医药杂志, 2009,24(8): 1100 - 1101.

[16] 劳献宁,李运兰,刘宝英.四妙散加减治疗药物性尿酸增高症的疗效观察[J].广州中医药大学学报, 2005,22(4): 273 - 274.

[17] 周丽雅,邹佳宏,李欣.上中下通用痛风汤治疗急性痛风性关节炎及对Th17细胞的影响[J].中国实验方剂学杂志,2014,20(9): 200 - 202.

[18] 余江毅,熊宁宁,刘芳,等.秦皮总香豆素治疗原发性高尿酸血症临床研究[J].中国临床药理学杂志, 2008,24(1): 3 - 5.

[19] 逄冰,赵锡艳,彭智平,等.仝小林应用大乌头煎验案举隅[J].中国中医基础医学杂志,2013,19(1): 101 - 103.

[20] 沈维增,吕红梅,谢峥伟,等.当归拈痛汤对急性痛风性关节炎患者血IL-1、IL-8和TNF-α的影响

[J].中国中医急症,2011,20(3)：353－355.

[21]　许林,杨斐,朱明双.三仁汤加减联合痛风宁口服液治疗急性痛风性关节炎临床观察[J].实用中医药
　　　杂志,2014,30(11)：1000－1001.

[22]　刘卫红,张琪,张蕾,等.三仁汤对大鼠高脂血症模型血脂及代谢产物谱的影响[J].中国中西医结合
　　　杂志,2011,31(1)：52－57.

第九章　代谢综合征合并脂肪肝

非酒精性脂肪肝病（nonalcoholic fatty liver disease，NAFLD）是一种无过量饮酒史，由多种原因导致肝脏脂肪代谢障碍，脂类物质动态平衡失调，致使肝细胞内脂质蓄积过多，肝脏发生弥漫性脂肪浸润（脂肪变性），以及一系列病理变化的临床综合征。脂肪肝是肝纤维化和肝硬化的早期病变[1]。非酒精性脂肪肝被认为是代谢综合征在肝脏的主要表现形式[2]，是发生心血管疾病的潜在发病因素之一[3]。近年来，脂肪肝的发病率逐年上升，普通成年人患病率为 20%~33%[4]，肥胖人群为 57%~74%，在糖尿病人群中达 70%~80%[5]，T2DM 合并肥胖者的发病率几乎达到 100%[6]。非酒精性脂肪肝的发生与胰岛素抵抗（insulin resistance，IR）及内脏性肥胖密切相关。由胰岛素抵抗导致的血胰岛素水平升高、脂肪组织过度分解且释放的游离脂肪酸增多，造成肝细胞内脂肪积聚；而过量的游离脂肪酸增加三酰甘油合成并沉积在肝脏，使肝脏对代偿增高的胰岛素清除率降低，同时干扰肌肉组织对胰岛素的敏感性，进一步加重胰岛素抵抗，形成恶性循环[7]。非酒精性脂肪肝进一步发展将导致肝纤维化、肝硬化、肝癌等，如不及早干预，后果严重。目前，非酒精性脂肪肝的西医治疗尚无特效药物，针对代谢综合征合并非酒精性脂肪肝多应用调脂药物和护肝药治疗，其主要作用是调节血脂及降转氨酶。另外，胰岛素增敏剂、抗氧化剂也越来越受到人们的关注[8]。大多数降脂西药都存有潜在的肝毒性，不宜长期大量服用。而中医药在对本病的预防与治疗上，无论是在改善临床症状，还是在恢复肝功能、调降血脂、阻止肝纤维化发生等方面，都具有一定的优势[9]。我们用"脾瘅"理论指导代谢综合征合并脂肪肝的防治，试述如下。

一、 脂肪肝的中医病名

非酒精性脂肪肝是现代检查手段检测的结果，属现代疾病范畴。古代中医文献没有对其的相关记载，我们根据症状的相关性，将非酒精性脂肪肝归为中医"胁痛""肝癖""积证""痞满"等范畴。如《杂病源流犀烛·积聚癥瘕痃癖痞源流》曰："其原皆由荣卫失调，经络闷隔，而又起居饮食无度，伤脾伤胃，有所劳力，强忍作劳，以致精伤血轶，邪冷之气搏结不散，藏于隐僻之所，故名曰癖。"[10]

二、代谢综合征合并非酒精性脂肪肝的病因病机

1. 嗜食肥甘厚味为代谢综合征合并非酒精性脂肪肝形成的重要病因

（1）**嗜食肥甘厚味** 过食肥甘厚味多会有"膏粱之疾""膏粱之变"，脂肪肝当属其中。一者，过食肥甘厚味，超过脾的转输能力，过多的水谷精微聚而化湿生痰，外溢于肌肤则为肥胖，内积于肝则为脂肪肝。如张志聪在补注《黄帝内经》时指出："中焦之气，蒸津液化，其精微……溢于外则皮肉膏肥，余于内则膏肓丰满。"其二，因"肥能令人中满"，肥甘太过可壅滞中焦，损伤脾胃，化湿生热，炼津为痰，痰浊内蕴，蕴结于肝，而变生本病。《临证指南医案·湿》云："而但湿从内生者，必其人膏粱酒醴过度。"

（2）**多逸少劳** 正常的劳作与休息可以使人气血通畅，筋骨强劲，保持健康，即《素问·上古天真论》所谓"起居有常，不妄作劳，故能形与神俱"。过劳少逸或贪逸少劳，均可损伤人体而致病，如《素问·宣明五气论》有"久视伤血，久立伤骨，久行伤筋，久卧伤气，久坐伤肉"的论述。王孟英亦说："过逸则脾滞，脾气困滞而少健运，则饮停湿聚矣。"代谢综合征合并非酒精性脂肪肝患者由于少劳多逸，使气血运行缓慢，脉络瘀滞，从而肝脾郁滞，精微不能运化，郁而生脂、生湿、生热而致病。朱华荣等调查非酒精性脂肪肝患者 390 例，不运动者 240 例，占61%，有暴饮暴食习惯者占92.3%。这些研究表明，肥甘厚味进食过多以及消耗热量的运动锻炼不足已成为非酒精性脂肪肝的重要病因[11]。

（3）**情志郁结** 《素问·宝命全形论》："土得木而达之。"肝气条达，气机通畅，则气血运行，脾胃运化正常，膏脂痰瘀无从化生。肝属木，喜调达，气机的调畅依赖于肝疏泄功能的正常。肝的疏泄功能正常则气血和调，津液敷布全身；若疏泄失常，则气机不调，水道不通，气津不化，气血津液输布障碍，水停饮聚，凝而成膏成脂；同时，木郁则土壅，若肝之疏泄功能失常，直接影响脾的运化功能，表现为肝失疏泄，脾虚不运，精微不布，聚湿生痰，壅于肝脏而发病。

2. 代谢综合征合并非酒精性脂肪肝的核心病机与"中满内热"密切相关

脂肪肝患者多合并有肥胖、高脂血证，由于嗜食肥甘厚味，积而日久，超出脾胃的运化能力，化生脂膏；膏脂过多，"溢于外则皮肉膏肥，余于内则膏肓丰满"，故多余的脂膏滞中焦之气，有碍脾胃升降，而致中满；"土壅"日久，郁而化热，于脏腑则表现为肝热、胃热、肺热、肠热，或肝胃俱热、胃肠俱热等，而形成"中满内热"。其一方面会导致脾胃运化功能受损，水谷精微及津液运化失调，酿脂为膏，聚湿成痰，"津液稠黏，血为之浊"，异位沉积于肝内，阻滞肝络，形成非酒精性脂肪肝，入血浑于脉管中则会形成斑块之属；另一方面，脾胃运化功能受损，影响肝之疏泄，进而产生"木郁"，或所思不遂，情志不舒亦可导致肝气郁结，气血运行不畅，则痰、湿、瘀、毒等阻于肝脏不得排泄，肝气积滞，气机不畅，血行艰涩，肝络受损，则造成肝纤维化、肝硬化等变证。因此，代谢综合征合并非酒精性脂肪肝的核心病机多为肝郁脾滞，中焦大气不转，气机升降受阻，木郁土壅，致津液失调，精微物质不归正化，酿脂为膏，集聚肝脏，阻滞肝络，进而形成非酒精性脂肪肝[8,12]。

3. 代谢综合征合并非酒精性脂肪肝的病机经历"气郁"—"气结"—"血瘀"三个阶段

非酒精性脂肪肝的发展过程主要表现为气机瘀滞，血脉凝结，积聚形成。在非酒精性脂

肪肝的早、中期,病情多以脂膏积聚于肝脏为本;随着病情进展,膏浊致使肝络闭阻,血瘀之征渐露;当发展至肝纤维化和肝硬化时,血瘀居多。故第一阶段以气郁为表现。此阶段膏浊阻滞气机,气机不畅,肝失疏泄,临床检查可见血脂高或肥胖症日久,但还未形成脂肪肝或仅有轻度脂肪肝。而根据气郁的寒热虚实转化不同,又有痰热、痰湿、湿热、寒湿、气虚痰阻之区别,应当区别以治之。第二阶段以气结为表现。此阶段已经形成有形实邪,肝细胞出现脂肪变性,表现为轻中度脂肪肝。第三阶段以血瘀为表现。因气郁日久致气结而脂肪沉积,而脂肪沉积超过一定的数量,肝脏体积增大,且沉积日久致肝细胞坏死,正常肝细胞逐渐减少,形成血瘀证候。血又因膏浊而运行缓慢,因气机阻滞而血行不畅,又加重血瘀之证,以此恶性循环。脂肪肝是由于膏脂堆积的早期和中期,尚属于肝络"瘀滞"状态。如不提早防治,最终导致肝络受损[8,12]。

三、代谢综合征合并非酒精性脂肪肝的发生与肝、脾密切相关

非酒精性脂肪肝之病位在于肝,中医之肝为刚脏,体阴而用阳,肝主疏泄,喜条达而恶抑郁;肝主疏泄,可调畅一身之气机,助脾胃运化,调畅全身气、血、津液。肝的疏泄功能正常,则气机调畅,气血和调,机体的饮食运化、水液代谢等诸种生理活动正常。如果肝的疏泄功能异常,气机的畅达就会受到阻碍,从而形成气机不畅、气机郁结的病理变化。气机郁结,则津液的输布代谢障碍,导致膏脂痰浊阻于肝络,形成脂肪肝。肝失疏泄,木不疏土,还可致脾失健运,水谷精微不归正化,膏脂痰湿内生,形成脂肪肝。《血证论》亦云:"木之性主于疏泄,食气入胃,全赖肝木之气以疏泄之,而水谷乃化。"而脾失健运,痰湿内生,又可致土壅木郁,反过来引起肝气不疏,气血运行不畅,气郁血滞,瘀血内生,终致膏、浊、痰、瘀互结,遂成本病。另外,膏脂的消化吸收需要胆汁的辅助,而胆汁来源于肝,为肝之余气所化,胆汁分泌于小肠,又有赖于气机的调畅。所以胆的活动、胆汁的分泌与排泄,实际上取决于肝主疏泄的功能。肝的疏泄功能正常,则胆汁排泄通畅,有助于食物特别是膏脂的消化。因此,任何因素影响到肝的正常功能,均可能导致脾的运化功能和胆汁的分泌,进而影响膏脂的运化吸收。明代戴思恭认为:"情之交攻,五志之遽发而乖戾失常,使清者变化为浊,行者抑遏而反止。"说明肝郁气滞在形成膏脂痰浊中的重要作用[13]。而西医学的肝脏是糖原合成、脂肪合成和胆固醇代谢的中枢器官,在维持机体糖脂代谢平衡中起着重要作用。肝脏能合成、分泌各种载脂蛋白及上述各种酶,直接参与血脂、脂蛋白的转运和代谢,肝脏功能异常可致脂质代谢紊乱。因此,与代谢综合征及非酒精性脂肪肝关系更为密切。

膏脂的正常代谢有赖于脾胃功能的正常。脾为后天之本、气血生化之源,主运化水谷精微,即饮食入胃,经胃之"腐熟"和小肠的"化物"之后,脾将水谷精微运输到全身;脾又主水液,为胃行其津液,乃津液输布之枢纽,人之膏脂的化生、转运、输布与脾密切相关,《素问·经脉别论》指出:"食气入胃,散精于肝,淫气于筋。食气入胃,浊气归心,淫精于脉。脉气流经,经气归于肺,肺朝百脉,输精于皮毛。"《灵枢·营卫生会》中说:"人受气于谷,谷入于胃,以传于肺,五脏六腑,皆以受气,其清者为营,浊者为卫,营在脉中,卫在脉外。"说明膏脂在脾胃等脏腑的共同作用下运化输布,和调于五脏,洒陈于六腑,充养周身百骸,而各种因素影响到脾的正常功能,均可能导致膏脂的运化失常,阻滞于肝脉。临床多见饮食不节,过食肥甘,

嗜酒过度而致脾胃受损,脾气壅滞,气机被遏;或者由脏腑功能失调,三焦气化不及,脾失运化,水谷精微不化,水聚成湿,不能化脂降浊,膏脂痰浊瘀阻肝脉而发为本病。

四、代谢综合征合并非酒精性脂肪肝的主要病理因素与临床表现

1. 代谢综合征合并非酒精性脂肪肝为食、气、血、火、痰、湿"六郁"及"膏"的异常沉积的病理状态

食郁和气郁是非酒精性脂肪肝的首要病机。非酒精性脂肪肝往往由于过食肥甘厚味,饮食失节,或恣饮醇酒,使脾胃之气为饮食壅滞(食郁),脾气不升,胃气不降,升降失调,致中焦气机受阻,或思虑过度,情志不疏,肝气郁结,气郁由此而发。久坐少动亦可致气郁,《吕氏春秋·尽数》谓:"形不动则精不流,精不流则气郁。"气郁日久,升降出入运动失调,可致水谷精微代谢障碍,在体内堆积成为脂浊,膏脂聚于肝脏,形成非酒精性脂肪肝。"膏"是痰、瘀、毒等众多致病因子的源头,"浊"是"膏"的异化产物,是连接"膏"和痰、瘀、毒的纽带。当脾失升清,肝失疏泄,精微物质不归正化,聚而为膏,凝于脉中,入血为浊。膏浊与气滞并见,气血运行不畅,而瘀血内生,浊瘀交阻,积结肝内。气、痰、血、火、食、湿诸郁互为因果,彼此影响。中焦壅滞,情志不疏,郁而化火,虚火内生,肝胃郁热,炼液为痰,阻于气道,使得气郁加重。气机不畅,血行艰涩,血郁不化,水液代谢受阻,可为痰为湿,阻遏气机,导致气化失常,使水湿、膏脂、痰浊、瘀血停聚于内,相互纠结即脂肪蓄积,阻于肝脏脉络,发为非酒精性脂肪肝。

2. 非酒精性脂肪肝的临床表现

糖尿病前期、早期的患者由于检出率的提高以及降糖西药的及早干预,大部分患者并无明显的"三多一少"典型症状。而同样,在非酒精性脂肪肝早期,患者也无明显的症状,多数患者由腹部超声确诊为非酒精性脂肪肝。临床上貌似"无症可辨",但是并非"无证可辨"。在此阶段,虽无典型症状,但由于病因简单,病机单一,通过现代医学先进的检验手段,可发现该病的预警因子,找到可以使之"显化"的临床证据。病程进展到后期,患者会出现胁腹胀闷、食欲不振、倦怠无力、舌胖大紫暗等一派肝郁脾虚、痰浊留聚的征象。有些患者会出现肝区胀闷不适,甚者右胁疼痛,此为气血痰瘀相互搏结,而致肝络瘀阻不通而痛。少数者可有臌胀、下肢浮肿及蜘蛛痣等征象,此为气滞水停,痰瘀化毒,毒损肝络所致。由此推断,该病后期病机以痰、浊、瘀、毒为关键[13]。

五、非酒精性脂肪肝的证候演变规律

非酒精性脂肪肝的发展是个动态的过程,明确患者所处的病理阶段,抓住主要矛盾或病情的本质,分阶段施以合理针对性的治法,是提高疗效的关键之一。非酒精性脂肪肝的发病原因与病理结果,或病理与症状之间的关系不是固定不变的,而是随着疾病的发展,不断转化,相互影响,使病证由浅入深,由轻转重,由实致虚,由虚致实,导致病情复杂化。故该病早期中焦不疏,大气不转,水谷精微不归正化,而为膏为浊;肝气不疏而肝气郁结,继之气滞血瘀,日久则为肝气虚弱;对于脏腑虚实的转化,早期多见脾气滞、肝气郁结,而为膏浊积聚于肝;继之气血运行不畅,而为气滞血瘀;日久气滞血瘀,膏浊痰湿聚而为毒;病程后期肝脾肾

俱虚,既有肝脾气血亏虚,又伴肾精耗损。

六、 代谢综合征合并非酒精性脂肪肝的证治方药

对于代谢综合征合并非酒精性脂肪肝的防治原则,不仅应从"大处着眼",即将该病放在代谢综合征的大背景下,进行整体防治;而且应以"小处着手",即针对该病的具体表现,进行减肥、降糖、消脂、保肝、降酶、抗纤维化,以及针对非酒精性脂肪肝每一阶段所表现的核心病机,分阶段治疗,或行气开郁为主,或活血散结,或化瘀消癥。

1. 整体治疗与消膏降浊相结合

非酒精性脂肪肝往往与肥胖、2 型糖尿病、血脂紊乱、高血压、高尿酸血症等并见,因此,治疗除调节肝脏代谢能力外,减轻体重从而减轻胰岛素抵抗是关键环节。控制饮食,减少糖类、脂类的摄入,增加运动是配合治疗必要的措施。以脾瘅理论为指导治疗代谢综合征合并非酒精性脂肪肝,除针对非酒精性脂肪肝局部用药外,应调理中焦脾胃,实现"肥、糖、脂、压"整体同调。该病始动的核心病机——土壅,造成过多膏脂积聚于脏腑,浊毒化生,久之则肝络受阻。因此,"郁""膏"是导致疾病发生的根本,开畅气机、消膏转浊是代谢综合征合并非酒精性脂肪肝的前期,是早期治疗的重要治则,用药以苦清降,以辛开郁,以酸敛阴。

(1) **消膏降浊消异脂** "膏浊"为精微物质过剩,不归正化,异位沉积而成。膏浊停聚日久则化为毒,而一旦化为毒则变证百出。故用消膏降浊法使异位沉积之脂消除,促使各脏腑组织恢复正常功能。未化毒前注重调气机,代表方为大柴胡汤、小陷胸汤、泻心汤类方、防风通圣丸、二陈汤等。毒已生成注重排毒、解毒、化毒,毒留营血解之,毒聚于腑排之,毒攻于脏化之,代表方为三黄汤、承气汤类方、抵当汤等。

(2) **辛开苦降畅气机** 非酒精性脂肪肝多伴有肥胖及高脂血症,代谢综合征合并非酒精性脂肪肝的前期、早期,病在中焦,胃肠郁滞,使中焦大气运转受阻,大气不转,肝失疏泄,故当辛开苦降,开畅中焦,则郁开热散。苦能泻热,苦能燥湿,苦能坚阴;酸能收敛,酸能软化,酸能解脂;苦酸配伍,泻热毒而敛气阴,同时制甜而降糖。

(3) **整体调治寻靶药** 现代医学研究证实,某些中药能够增加胰岛素敏感性,如黄连、大黄、知母、葛根、生地黄等[14]。合并其他代谢性疾病时,可随症状、指标的不同而选择相应方药,如肥胖,以行气清热、祛痰化浊为法,方用越鞠丸等,配合橘红、决明子、黄连、莱菔子、车前子等行气祛痰、利湿清热;糖尿病前期可以用小陷胸汤以清化痰热,用大柴胡汤以开畅中焦,用葛根芩连汤以清肠化湿,用大黄黄连泻心汤以通腑清热,配合石膏、知母、天花粉清热生津;血脂紊乱者,以升清降浊为法,方用半夏泻心汤、小陷胸汤等,选加泽泻、山楂、五谷虫、何首乌、荷叶、决明子等药;高血压病者,以清肝降浊为法,方用龙胆泻肝汤等,配合黄芩、夏枯草清热平肝,地龙、牛膝等清热息风、活血通络;高尿酸血症者,以清利降浊为法,方用二妙丸等[15],配合秦皮、威灵仙等排浊通络;对合并有肝功能异常者,应及早应用保肝降酶及退黄药物,如田基黄、垂盆草、山豆根、五味子、甘草、茵陈等,并及早应用活血通络药,尤其要配以通肝络之品,以防肝纤维化的形成,如丝瓜络、地龙、柴胡、郁金、青皮、赤芍、泽兰、枳壳等;对合并有肝纤维化者,应同时进行抗纤维化治疗,以益气养血、活血化瘀、化痰散结为基

本治则,可选用冬虫夏草、红参、党参、黄芪、砂仁、白术、茯苓、当归、熟地黄、何首乌、鸡血藤、白芍等健脾益气、养血柔肝,丹参、醋鳖甲、龟甲、炮穿山甲、红花、桃仁、生牡蛎、莪术、土鳖虫、水蛭、海藻、昆布等活血化瘀、化痰散结;对于出现肝硬化的患者,代偿期可按肝纤维化的治法,失代偿期患者,除抗纤维化基本治疗外,应针对并发症治疗。临床治疗时往往随所患组分不同而选择不同的方药,重点论治,灵活加减。

2. 及早防治,扭转病势

(1) **从肥胖入手可使防治重心大大前移** 肥胖是非酒精性脂肪肝、2型糖尿病、血脂异常、高血压、冠心病等诸多疾病的"共同土壤",故应防微杜渐,预防肥胖的发生。肥胖的病因多与先天禀赋异常,嗜食肥甘厚味,久坐少动或暴饮暴食有关。因此,首先应养成合理的饮食习惯,建立营养均衡的饮食结构,如《素问·五常政大论》云"谷肉果菜,食养尽之,无使过之,伤其正也",即必须注意饮食调节,避免饮食过度,才能保养身体,强健脾胃,使精微物质转化有常,机体健壮,则"正气存内,邪不可干";其次,要培养劳逸结合的生活方式,益气保精,起居有常,使机体气血运行通畅,脏腑功能正常,则"精神内守,病安从来"。

(2) **活血通络早介入以防微杜渐** 早期适量应用活血通络之法,可积极有效预防并推迟糖尿病并发症及肝纤维化、肝硬化的发生。运用中医"治未病"思想,对可预见症进行早期干预,运用活血化瘀通络药对代谢综合征合并非酒精性脂肪肝前期、早期治疗,以防出现肝纤维化、肝硬化之变。

3. 审证求因,分阶段论治

从代谢综合征合并非酒精性脂肪肝的形成机制考虑,膏脂、酒浊内蕴为其根本病因,表现为气机郁滞,血脉凝结,积聚形成。代谢综合征合并非酒精性脂肪肝的发展过程,可以简单分为以下三个阶段。

(1) **气郁——行气开郁,消膏转浊** 第一阶段以气郁为表现。这一阶段总的治则宜以行气开郁、消膏转浊为主,以大柴胡汤、四逆散、小陷胸汤、越鞠丸、栀子柏皮汤、茵陈蒿汤等为基本方,而生山楂、红曲、五谷虫、炒麦芽、化橘红、佛手、红花、土茯苓、萆薢、秦皮为消膏转浊的常用药。而对浊的治疗,其治法包括两个主要途径:转浊和化浊。转浊即切断中满内热化生为浊的路径,从根本上阻止浊的生成;化浊即促进浊邪的转化和分解,加速代谢,以减少浊在体内的积聚,降低血液黏稠度。又痰热宜清热化痰,选用半夏、浙贝母、瓜蒌仁;痰湿宜燥湿化痰,选用陈皮、苍术、半夏;湿热宜清热化湿,选用茵陈、栀子、苍术、薏苡仁、黄连、黄柏、苦参、川楝子、虎杖、香橼;寒湿宜温阳化湿,选用附子、干姜、肉桂;气虚痰阻宜益气健脾化痰,选用白术、茯苓、猪苓等药物。

(2) **气结——行气消膏,活血散结** 第二阶段以气结为表现。故此阶段当在第一阶段的基础上加强行气、消膏之力,并加强散结之功。散结又有行气化痰散结、软坚散结、活血散结之不同。行气化痰散结如浙贝母、夏枯草、香橼、佛手,软坚散结如生牡蛎、鳖甲、龟甲、白芍,活血散结如丹参、赤芍、丹皮、酒大黄、炮甲珠。

(3) **血瘀——行气消膏,活血散结** 第三阶段以血瘀为表现。此阶段可选用大黄䗪虫丸、抵当汤、桂枝茯苓丸、当归芍药散、桃核承气汤等。因气郁日久致气结而脂肪沉积,而脂肪沉积超过一定的数量,肝脏体积增大,且沉积日久致肝细胞坏死,正常肝细胞逐渐减少,形成血瘀证候。血又因膏浊而血行缓慢,因气机阻滞而血行不畅,为血瘀之诱因又加重血瘀之证,以此恶性循环。治疗宜增强行气破血之功,又能生新为佳。行气破血可选用郁金、三棱、莪术、土鳖虫、王不留行、藏红花、水蛭、桃仁,活血生新宜选用丹参、三七。

4. 针对脂肪肝相关指标的经验药对

(1) **生山楂、红曲** 可针对早期脂肪肝。山楂善消膏脂之滞,《滇南本草》曰其"消肉积滞,下气。治吞酸,积块"。红曲健脾消食,降血中之浊,《饮膳正要》曰其"健脾,益气,温中"。现代医学研究证实,山楂及山楂黄酮提取物能明显降低实验性高脂血症的家兔和乳幼大鼠的血脂,并对实验性动脉粥样硬化有治疗作用[16]。红曲的发酵产物中具有强效降血脂的洛伐他汀成分,临床试验证实,以红曲提取物为主要成分的血脂康治疗脂肪肝,与治疗前相比患者 B 超声像图有明显改善($P<0.01$)[17]。二药配合,消食减脂,脂浊得以转化消散。董柳等[18]研究证实,消膏转浊方(山楂 30 g,红曲 6 g)与罗格列酮组相比,能够显著提高肥胖型非酒精性脂肪肝大鼠的葡萄糖输注率 G 胰岛素抵抗($P<0.01$),其胰岛素受体(InsR)、胰岛素受体底物-2(胰岛素抵抗 S-2)的基因表达均显著高于模型组。

(2) **五味子、田基黄** 可治疗非酒精性脂肪肝、肝功能损害。五味子酸敛,可以补肝、柔肝。田基黄清热解毒,利湿退黄,活血消肿。五味子的醇提物对化学物质引起的小鼠肝损伤均有不同程度的降低血清转氨酶的作用[19]。田基黄中的异槲皮苷、槲皮苷、田基黄苷均有保肝退黄作用[20]。

(3) **赤芍、虎杖、丹参、藏红花** 可预防并治疗非酒精性脂肪肝导致的肝纤维化、肝硬化。赤芍归肝经,清热凉血,祛瘀止痛,《名医别录》曰其"通顺血脉,缓中,散恶血,逐贼血"。虎杖,苦、平,功能祛风利湿、破瘀通经,古今医家多利用虎杖单用或配伍治疗脂肪肝,尤其适用于湿热型胁痛、黄疸,虎杖苷是虎杖的主要活性成分之一[21]。丹参活血消癥,用于慢性肝炎及早期肝硬化,《神农本草经》曰其"主心腹邪气……破癥除瘕,止烦满,益气"。经实验及临床证实,丹参有护肝作用,可使肿大的肝脾回缩变软[22]。藏红花活血祛瘀、凉血解毒,作用与红花相似,但力量较强,可改善微循环,治疗肝硬化[23],同时具有利胆的作用,可配合山楂、决明子、泽泻等用于非酒精性脂肪肝的治疗[24]。

七、总结

非酒精性脂肪肝病多在代谢综合征早期出现,以过食肥甘引起的肥胖为基础,与胰岛素抵抗关系密切,常合并高脂血症、糖尿病、高血压病等多种代谢性疾病。"中满内热"作为代谢综合征合并非酒精性脂肪肝的核心病机,其病机经历从气郁、气结到血瘀的三个阶段,其发病与肝、脾密切相关。代谢综合征合并非酒精性脂肪肝是食、气、血、火、痰、湿"六郁"及"膏"的异常沉积的病理状态。我们把脾瘅理论作为整体治疗代谢综合征合并非酒精性脂肪肝的理论基础,以行气开郁、消膏化浊为基本治则,把中医整体治疗的优势与现代药理研究有机结合,"肥、糖、脂、压"同调,同时在"治未病"理论下,指导防治代谢综合征合并非酒精性脂肪肝,将防治重心前移,防止其进展为肝纤维化、肝硬化等疾病,审因论治,分期治疗,为中医药治疗代谢综合征及其相关疾病提供了新的思路。

八、案例赏析

1. 小陷胸汤治疗脂肪肝痰热互结证

张某,男,42岁,2012年2月13日初诊。患者于2004年做肝脏B超检查时发现中度脂肪肝,肝功能异常。患者平日饮酒量多,饮食多属于大鱼大肉、膏粱美酒之列,来诊时胁肋胀满,口干渴,双目干涩,寐差梦多,纳食可,大便黏,臭味重,每日一行,小便调,舌红,苔黄微腻,脉滑数。腹部B超检查示中度脂肪肝。生化检查示 ALT 122 U/L(正常值 0~40 U/L),AST 74 U/L(正常值 0~40 U/L),γ-谷氨酰转移酶 48 U/L,FBG 5.8 mmol/L,TG 1.91 mmol/L,CHO 6.02 mmol/L,BMI 22.86 kg/m^2。

西医诊断:中度脂肪肝,酒精性肝炎,高脂血症。

中医诊断:肝浊。

中医辨证:痰热内蕴证,膏聚肝脏证。

治法:清热涤痰,消痞散结。

处方:小陷胸汤加减。

黄 连 30 g	清半夏 15 g	瓜蒌 30 g	生山楂 30 g
藏红花 2 g(分冲)	五味子 30 g	鬼箭羽 30 g	生 姜 3 片

水煎服,日1剂,分早、晚2次服。

患者连续服药3个月,其间肝肾功均正常,3个月后复查肝脏B超,脂肪肝转为轻度。后以上方制水丸,每次9 g,每日2次服用以善后。

按:患者胁肋胀满,为肝气不疏的典型表现,治疗当针对其根本原因,以祛除有形实邪为治则,切不可单一用疏肝理气之法。患者饮酒多,加之饮食多肥甘厚味,皆是生痰、生湿之品,日久郁积痰湿,痰热壅滞中焦,形成土壅。周而复始,体内热、痰、湿胶着,缠绵难愈。当务之急为清热涤痰。患者表述的症状以及舌脉均为胃热壅滞之象,在清热涤痰的总则之中,又应以清热为要,故重用黄连30 g以清胃中沉痼之热,犹如釜底抽薪。患者伴有血脂、肝功能异常,故当考虑降脂、降转氨酶治疗,故加入生山楂、藏红花活血消瘀、消膏降脂,以期标本同治。

2. 大柴胡汤治疗脂肪肝膏浊内蕴,气机郁滞证

患者,男,47岁,2008年3月8初诊。患者平日常食饮肥甘,时右胁肋部胀满隐痛,纳食后胀痛尤甚,2004年在当地医院确诊为"中重度脂肪肝,非酒精性肝炎"。刻下症:右胁肋胀满不适,心中烦闷,纳差,乏力,口苦,晨时干呕,小便黄,大便干,面色熏黑,舌暗红,舌底瘀,苔黄厚腻腐,脉弦数。身高171 cm,体重78 kg,BMI 26.67 kg/m^2。生化检查示 ALT 102 U/L,AST 78 U/L,肾功能正常,CHO 6.02 mmol/L,TG 4.2 mmol/L,HDL-C 1.41 mmol/L,LDL-C 3.22 mmol/L。肝脏B超示中重度脂肪肝。

西医诊断:中重度脂肪肝,非酒精性脂肪性肝炎,高脂血症。

中医诊断:肝浊。

中医辨证:膏浊内蕴,气机郁滞证。

治法:行气开郁,消膏转浊。

处方：大柴胡汤加减。

柴　胡 9 g	黄　芩 15 g	半　夏 12 g	枳　实 12 g
酒大黄 6 g	白　芍 15 g	炙甘草 9 g	郁　金 30 g
赤　芍 30 g	生山楂 30 g	藏红花 2 g^(分冲)	红　曲 6 g
生　姜 3 片			

水煎服，日1剂，分早、晚饭前2次服用。嘱患者戒酒，低脂饮食。

患者以上方为基本分加减服用半年，脂肪肝消失，肝功正常，血脂仍偏高。为巩固疗效，缓图根治，改上方制水丸，每次9 g，每日3次，继续服用。半年后患者复查，血脂已恢复正常。

按：患者的主症为右胁肋胀满，同时苔黄厚腻腐，此因嗜酒荤味，久损肝脾，滋生痰湿，化为脂浊，沉伏于肝，肝失疏泄，脂浊难化而久羁于肝，故病脂肪肝；肝病致胆气郁遏，泌精无权，可见口苦、干呕等症；脾失散精，清阳不升，浊阴不降，清浊交织不分，可见呕吐、便秘或腹泻、纳差等症。患者体质健壮，酒为湿邪，湿邪伤及中焦脾胃，脾失健运，胃失和降，故而干呕；湿聚日久而生热，湿热上冲清窍而心中烦闷；湿热积聚，而煎熬津液，故而大便不下、溺赤短少。该患者为中重度脂肪肝，治法宜行气开郁、消膏转浊，并加强其破血逐瘀之功。方选大柴胡汤中。方中柴胡、黄芩开郁清热，现代研究证实，柴胡除疏肝解郁外，有明显的保肝降脂作用；酒大黄活血逐瘀、泻浊消膏；黄芩、酒大黄配伍清浊降脂、健脾开窍，使脂浊下行二窍；半夏、枳实行气开郁泻浊；生山楂、红曲消膏化浊；半夏、生山楂、枳实、红曲和胃醒脾、燥湿化痰，可开结散痞，降低外源性胆固醇的吸收；白芍柔肝养肝，郁金、赤芍、藏红花破血逐瘀、养血柔肝，增强肝血循环，降低血液黏度，促进脂肪代谢，防止脂肪痰浊沉积于肝，可逆转肝细胞脂肪变性，扶正祛邪兼顾。全方既行气疏肝，助脾运化，宣降脂浊，又活血柔肝，养肝护肝。

3. 茵陈蒿汤治疗脂肪肝合并代谢综合征肝胆湿热、浊瘀内阻证

患者，女，30岁，2013年10月21日初诊。患者有2型糖尿病合并脂肪肝10年，平素口服胰岛素和二甲双胍，血糖控制不理想。刻下症：口干口渴，易饥多食，双眼易发结膜炎，偶有失眠，自汗，大便排出不畅，2~3日一行，大便黏臭，伴腹胀，夜尿2~3次，无泡沫，月经正常，舌暗红，舌底络脉瘀滞，苔微黄腻，脉滑略数。生化检查：HbA1c 7.2%，FBG 15 mmol/l，ALT 46 U/L，AST 28.6 U/L，BUN 2.6 mmol/l，Cr 42 μmol/L，CHO 6.61 mmol/L，TG 3.24 mmol/L，HDL－C 1.21 mmol/L，LDL－C 4.25 mmol/l，FFA 0.91 mmol/L，血压170/110 mmHg，腹部B超示中重度脂肪肝。

西医诊断：2型糖尿病，中重度脂肪肝，高脂血症，高血压。

中医诊断：脾瘅。

中医辨证：肝胆湿热，浊瘀内阻证。

处方：茵陈蒿汤加减。

茵　陈 30 g^(先煎1 h)	虎　杖 15 g	赤　芍 30 g	红　曲 12 g
川黄连 15 g	知　母 45 g	天花粉 45 g	鸡血藤 30 g
生大黄 6 g	生　姜 3 片		

以上方为基本方,加减服用 3 个月后,患者复查 HbA1c 6.3%,ALT 44 U/L,CHO 5.13 mmol/L,TG 2.38 mmol/L,HDL 1.13 mmol/L,LDL 3.24 mmol/L,腹部 B 超示中度脂肪肝。予上方加减继服半年,患者血脂转为正常。

该病例用药前后血脂水平对比如下(表 9-1)。

表 9-1 病例 3 用药前后血脂水平对比(mmol/L)

	CHO	TG	HDL - C	LDL - C
服药前	6.61	3.24	1.21	4.25
服药 3 个月	5.13	2.38	1.13	3.24

按:患者患有脂肪肝,合并 2 型糖尿病、血脂代谢异常。患者口干口渴、易饥多食为肝胃郁热,大便黏滞臭秽、排出不畅为肠腑湿热,结合舌脉,患者兼有血行瘀滞,故最终辨证为湿热内蕴、浊瘀内阻,病位在肝胃肠。予茵陈蒿汤加减以清热利湿,降浊化瘀。方中茵陈、虎杖,清热解毒利湿,在此基础上配以红曲为利胆退黄降脂的经验对药,能改善酒精性肝炎、脂肪肝及脂肪性肝炎、胆汁瘀滞症状;川黄连、知母、天花粉苦寒直折胃肠之热,是"苦酸制甜"的常用降糖对药;赤芍清热凉血,为治疗肝经瘀热要药,鸡血藤活血通络,配合赤芍行血中之滞,是在治疗糖尿病中所倡之"全程治络"的临证活用;红曲为降脂之特效药;方中少佐生姜以防苦寒伤胃。本案患者的湿热之征较为明显,故选茵陈蒿汤。患者血糖控制不理想,故合用大黄黄连泻心汤。研究证实大剂量黄芩与黄连配伍时,能拮抗黄连的降糖效应,故去黄芩,加知母、天花粉,以加强降糖力度。

4. 葛根芩连汤合大黄黄连泻心汤治疗脂肪肝胃肠湿热证

柴某,男,47 岁,2009 年 10 月 12 日初诊。患者平素应酬较多,喜食肥甘,吸烟 30 余年。因肝区不适,患者于 2009 年 8 月 21 日行腹部 B 超,结果示 NAFLD、胆囊炎。患者曾查血压 140/90 mmHg,TG 4.67 mmol/L,CHO 5.31 mmol/L;曾因血糖升高已行中药治疗 5 个月,初诊 HbA1c 11.1%,现 HbA1c 8.4%。刻下症:易饥饿,食后肝区不适,眠可,大便略干,舌底瘀,舌苔白厚,脉偏弦涩数。身高 175 cm,体重 93 kg,BMI 30.37 kg/m²。

西医诊断:肥胖,2 型糖尿病,非酒精性脂肪性肝炎,高脂血症。

中医诊断:脾瘅。

中医辨证:肝胃郁热证。

处方:葛根芩连汤合大黄黄连泻心汤加味。

葛 根 120 g	黄 连 30 g	黄 芩 45 g	酒大黄 15 g
红 曲 15 g	山 楂 30 g	藏红花 1.5 g^(分冲)	党 参 20 g
茯 苓 120 g	橘 红 30 g	生 姜 3 片	

14 剂,水煎服,每日 2 次。

2009 年 10 月 26 日二诊:患者易饥饿、肝区不适消失,阴囊潮湿,小便色棕黄,睡眠质量差,不易入睡,舌底瘀,舌苔厚微黄,脉沉略数。生化检查示 CHO 7.08 mmol/L,TG 9.14 mmol/L,LDL - C 2.59 mmol/L,HDL - C 1.62 mmol/L,HbA1c 11.1%。进一步询问病情得知患者近期工作压力较大,饮食不规律,经常熬夜,考虑辨证为肝胃郁热证,改用大柴胡汤加减。重拟处方为：柴胡 15 g，黄芩 45 g，黄连 45 g，生姜 5 大片，酒大黄 30 g（包），厚朴 15 g，普洱茶 30 g，红曲 30 g。28 剂，水煎服。1 个月后患者复查腹部 B 超示肝脏未见异常。复测体重 89 kg、血压 135/85 mmHg，复查 TG 2.63 mmol/L、CHO 5.17 mmol/L，故改为葛根芩连汤加味以巩固血糖、血脂。

　　按：此病例中，患者出现非酒精性脂肪肝伴有肥胖、血脂异常、高血糖、血压偏高。结合脉证，辨为胃肠湿热证。患者长期喜食肥甘、吸烟而造成胃肠受损，中土壅滞，运化无权，致使胃肠实热，浊脂内生。首先应用葛根芩连汤合大黄黄连泻心汤清胃肠实热。方中黄连、酒大黄苦寒坚阴，可减肥降脂清理胃肠，配合葛根、黄芩降低血糖，山楂、红曲消膏降脂，配合藏红花抗肝纤维化，党参、茯苓、橘红健脾消痰。二诊时患者出现血脂、血糖反复，进一步询问病因，与工作压力大、饮食不节有关，故重新辨证为肝胃郁热证，改为开郁清热的大柴胡汤。方中柴胡解郁，黄芩、黄连清热降低血糖，酒大黄、厚朴行气导滞，降低血压，普洱茶、红曲与黄连、大黄配合针对血脂改善脂肪肝。服药 1 个月后患者复查，脂肪肝消失，血脂、血压下降。治疗与代谢综合征相关的脂肪肝，当从胃肠入手，兼顾肝脾，以土壅作为核心病机整体论治与重点突破，并适当加入保肝降酶或抗肝纤维化的特效中药，以期消除脂肪肝的同时可降低血糖、血脂。

参 考 文 献

［1］　曲伸,刘蒙,高鑫.胰岛素抵抗与非酒精性脂肪性肝病关系的认识[J].诊断学理论与实践,2009,8(3)：240-243.

［2］　Ratziu V, Bellentani S, Cortez-Pinto H, et al. A position statement on NAFLD/NASH based on the EASL 2009 special conference[J]. J Hepatol, 2010, 53(2)：372-384.

［3］　矫杰,李雅君. 血脂康调控老年 2 型糖尿病合并非酒精性脂肪性肝病患者血脂的观察[J]. 临床内科杂志,2011,28(12)：849-850.

［4］　中华医学会肝脏病学分会脂肪肝和酒精性肝病学组.非酒精性脂肪性肝病诊疗指南（2010 年 1 月修订）[S].中华肝脏病杂志,2010,49(3)：275-278.

［5］　Targher G, Marra F, Marchesini G. Increased risk of cardiovascular disease in non-alcoholic fatty liver disease：causal effect or epiphenomenon[J]. Diabetologia, 2008, 51(11)：1947-1953.

［6］　庞淑珍,吴爱华,蔡中起.非酒精性脂肪肝病研究进展[J].临床肝胆病杂志,2008,24(1)：70-72.

［7］　Neuschwander-Tetri BA. Nonalcoholic steatohepatitis and the metabolic syndrome[J]. Am J Med Sci, 2005, 330(6)：326-335.

［8］　董柳.消膏转浊法逆转肥胖型非酒精性脂肪肝模型大鼠肝脏脂肪变性的实验研究[D].北京：北京中医药大学,2007.

［9］　牛逍遥,赵文霞.非酒精性脂肪性肝病中医研究进展[J].中医研究,2016,29(1)：75-78.

［10］　程华焱,曾斌芳.脂肪肝中医病名的文献研究[J].新疆中医药,2008,26(6)：12-14.

［11］　朱华荣,郭彦.脂肪肝 500 例与运动量和饮食的关系调查分析[J].陕西医学杂志,2014,43(9)：1256-1257.

［12］　周强,张家成,赵锡艳,等.仝小林教授治疗脂肪肝经验[J].世界中西医结合杂志,2011,6(4)：

277－278.

[13]　董柳,仝小林.从"治未病"探讨糖尿病合并脂肪肝的诊疗思路[J].新中医,2007,39(2)：1－2.

[14]　毕博,孙兰军.中药改善胰岛素抵抗及其降糖作用[J].现代中西医结合杂志,2009,18(22)：2739－2740.

[15]　仝小林,刘文科.论膏浊病[J].中医杂志,2011,52(10)：816－818.

[16]　孙波.山楂的现代药理与临床应用分析[J].中国医药指南,2009,7(12)：122.

[17]　刘娅,赵经川,刘虹.血脂康治疗276例脂肪肝B超声像图变化[J].中华内科杂志,1999,38(8)：554－555.

[18]　董柳,陈良,李敏,等.消膏转浊方对肥胖型非酒精性脂肪肝大鼠胰岛素抵抗的影响[J].中医杂志,2010,51(10)：934－936.

[19]　郭冷秋,张鹏,黄莉莉,等.五味子药理作用研究进展[J].中医药学报,2006,34(4)：51－53.

[20]　李沛波,王永刚.田基黄中三个黄酮类化合物保肝退黄作用的实验研究[J].中山大学学报(医学科学版),2007,28(1)：40－42.

[21]　张霖,陈育尧,孙学刚,等.虎杖苷对非酒精性脂肪肝大鼠保护作用及机制研究[J].陕西中医,2010,31(6)：756－758.

[22]　颜正华.中药学[M].第2版.北京：人民卫生出版社,2006：636.

[23]　陈静,王灵台.西红花治疗慢性病毒性肝炎和肝炎后肝硬化的疗效观察[J].中成药,1998,20(11)：21－22.

[24]　董玉睿.浅谈西红花的药理研究概况[J].天津中医学院学报,2000,19(2)：53－55.

第十章 代谢综合征的转归——大血管与微血管并发症

脾瘅进一步发展,其影响广泛,可累及多个脏腑,出现复杂的并发症,主要为微血管和大血管的病变。如《素问·奇病论》"脾瘅……此肥美之所发也,此人必数食甘美而多肥也,肥者令人内热,甘者令人中满,故其气上溢,转为消渴。"《素问·通评虚实论》云:"凡治消瘅、仆击、偏枯、痿厥、气满发逆,甘肥贵人则高梁之疾也。"以糖尿病为主导的脾瘅后期大小血管都出现病变,其中又以微血管——络脉并发症最为常见。病程日久,阴虚燥热,灼伤阴液,湿浊痰瘀毒等病理产物闭阻脉络,气血运行不畅,多脏受损。如肝开窍于目,阴血亏虚,元气不足不能上承,血脉不充则血行滞涩,瘀血阻络,致使双目失于濡养,而表现为视瞻昏渺,其则目盲,类似于糖尿病视网膜病变(diabetic retinopathy,DR)。脾瘅后期,脾肾两虚,水湿泛滥,发为水肿,类似于糖尿病肾病(diabetic nephropathy,DN)。结合《素问·通评虚实论》"凡治消瘅、仆击、偏枯、痿厥、气满发逆,甘肥贵人则高梁之疾也",可知脾瘅后期除引发糖尿病相关微血管并发症外,还易引起大血管并发症(心脑血管疾病)。

以高血压、血脂代谢异常为主导的脾瘅后期则以大血管损害为主。病理产物阻滞、气滞、血瘀等均可致血行不畅,经脉壅滞,致胸阳痹阻,气机不畅,心脉挛急或闭塞不通,发为胸痹、心痛、心悸、怔忡等(类似于冠心病、心肌梗死)。脾失健运则易生湿,湿生痰,痰生热,热生风,风阳夹痰上冲犯脑,蒙蔽清窍,发为中风,可见突然昏仆、不省人事、半身不遂、口舌歪斜、言语不利等症状(类似脑梗死、脑出血)。以高尿酸血症为主导的脾瘅后期可以出现高尿酸性肾病等,以脂肪肝为主导的脾瘅后期则可出现肝硬化。另外,脾瘅后期若阴伤气耗,脉络瘀阻,气血不能达于肢端,可致脱疽;血脉失养,经络不和,可见肢体麻木;阴虚燥热,瘀阻络脉,易感热毒而发痈疽;脾胃损伤太过,气血生化不足,内不能调和于五脏,外不能输布于营卫濡养经脉,由虚至损,遂成虚劳。

一、 历代医家对络病的认识

络脉是经络系统的重要组成部分之一,具有独特的生理功能与病理变化。络脉病变也是多种内伤杂病和外感重症发生、发展、变化的重要因素之一。络病学说源远流长,肇始于《黄帝内经》,形成了络脉理论体系的主体。汉代张仲景确立络病脉因证治体系,创立了络病治疗方药。隋代医家在分析疾病各种症候成因时引入了络脉因素。金元时期,朱丹溪等医家,开始运用络脉理论指导临床。至清代,叶天士《临证指南医案》形成了比较完整的理论体系,叶天士提出"久病入络""久痛入络"等理论,使络病成为内伤疑难杂病病机,并将络病理论用于温热病的辨证施治,从而使络脉学说的理论发展和临床应用达到了空前鼎盛。

先秦时代《黄帝内经》形成了络脉理论体系的主体。《灵枢·脉度》提出络脉的概念:"经脉为里,支而横者为络,络之别者为孙。"《灵枢·经脉》亦曰:"经脉十二者,伏行于分肉之间,深而不见……诸脉之浮而常见者,皆络脉也。"《黄帝内经》各篇对络脉的概念、循行分布、生理特点、病理特征、诊断与治疗皆做了较为详细的论述,初步形成了较系统的络脉理论体系。

汉代医家张仲景开辟了《黄帝内经》以后药物治疗络病的新途径,为中医治疗络病构建了辨证论治体系,开辟了治疗络病理法方药的新思路。其虽未提及"络病"一词,但《金匮要略》中论述了血痹、虚劳、积聚、疟母、阴狐疝病、腹痛、月经不利、百合病、中风、水肿等多种疾病与络脉瘀阻密切相关,并创立了多种治疗络病的法则和方剂,如大黄䗪虫丸、鳖甲煎丸、蜘蛛散、下瘀血汤、抵当汤等诸多活血通络方,较《黄帝内经》之有论无方则有了很大的飞跃,尤其是其首创的活血化瘀通络法和虫蚁搜剔通络法对络病理论的发展起到了承前启后的重要作用。

隋唐时期,巢元方《诸病源候论》在分析疾病各种证候成因时引入了络脉理论,论述了多种与络脉相关的证候,极大地丰富了络脉学说,对临床有较高的指导意义。其主要内容如下:① 认识到舌的疾患如嗓黄候、重舌候、舌肿候等的发生与脾之络脉有关。《诸病源候论·嗓黄候》因"心候于舌,而主于血脾之络脉,又出舌下",若"心、脾二脏有瘀热",则出现"身面发黄,舌下大脉起青黑色,舌噤强,不能语"的嗓黄候;若心脾有热即血气俱盛,出现重舌"附舌下,近舌根,生形如舌而短";若"心脾俱热,气发于口"则出现舌肿。② 对于"心痛候"病因证候的认识,《诸病源候论·心痛候》认为,伤于心之正经者,即发为"真心痛,朝发夕死,夕发朝死",而"心有支别之络脉,其为风冷所乘,不伤于正经者,亦令心痛,则乍间乍甚,故成疹不死"。

到了金元时期,络脉理论发展虽无重大建树,但各大医家在临床实践中,却仍然以活血化瘀通络法、化痰活血通络法及补益活血通络法等治疗各种奇难杂证,如中风、积聚、痹病及血证等。如朱丹溪于《丹溪心法·中风》云:"治风之法,初得之即当顺气,及日久即当活血,此万古不易之至理,惟可以四物汤吞活络丹。愈者正是此义。"

清代是络脉理论得到空前发展的时期。叶天士提出"络病"概念和"久病入络"理论,对络病的病理认识更加深入,使络脉学说有了较大的发展。其成就主要表现在提出了"络病"概念和"久病入络"及"久痛入络"的理论,认为邪气袭人后,"初为气结在经,久则血伤入络",其传变途径是"由经脉继及络脉","经年宿病,病必在络",从而揭示出多种内伤杂病随着病程的发展,病邪由经入络,由气及血,由功能性病变发展为器质性病变的慢性病理过程。叶氏阐明了络脉病证的病因病机,即系由风、寒、湿、热之邪蕴结络脉,或情志、劳倦、跌仆等损伤脉络,或久病入络,导致络中气滞、血瘀、津凝、痰阻或络脉损伤所致。如《临证指南医案》中记载的"内风袭络"的偏瘫证、"经络为痰阻"之中风证、"湿热入络"之痹病、"久病入络"之痛证等,均有络中气滞血瘀或痰阻之病机。叶氏认为"络以辛为泄",创立"辛味通络之大法"治疗络病。故其通络每以辛味为主,利用辛味药的宣通行散作用疏通痹阻不通的络脉,配合甘、温、润之品,在用药中体现辛温通络、辛润通络、辛香通络等法则。叶氏辛味通络法与辨证论治相结合,使其络病治疗屡见奇效,并擅用虫类药通络。吴鞠通学叶氏,提出了许多行之有效的络脉治法,如"宣络法""透络法""通络法""清络法""和络法""开阴络法""通补络法"等,具有很高的学术价值与临床指导意义。

清代其他医家如喻嘉言、王肯堂、王清任、林佩琴、唐容川等也热衷于倡导和实践络脉学说,使络脉学说的理论发展和临床应用达到了空前鼎盛的时期。喻嘉言在《医门法律·络脉论》中感叹"十二经脉,前贤论之详矣,而络脉则未之及,亦缺典也",呼吁"医者不知治络之法,则愈究愈穷矣"。喻氏在《黄帝内经》的基础上,进一步将络脉细分,"十二经生十二络,十二络生一百八十系络,系络分枝为一百八十缠络,缠络分枝连系三万四千孙络,孙络之间有缠绊",其细分法更广泛、更细微地体现了络脉在人体的分布规律及其生理功能的重要性。在临床应用方面,喻嘉言主张对邪客络脉之病应"取于砭射,以决出其络中之邪",指出引经透络法之重要性,"用药之际,不加引经透络,功效羁迟,安得称为良工耶"。

清代随着西学东渐,遂有王清任、宝辉等医家对西医的血液循环、血管与中医的气血循环、血脉进行比较研究。如王清任在《医林改错》中首次提出"血管"的概念,王氏以气虚血瘀立论,认为"元气既虚,必不能达于血管,血管无气,必停留而瘀",故创补气活血法,立补阳还五汤,用于半身不遂、口眼㖞斜及偏瘫等病证,临床效果显著。宝辉的《医医小草》堪称中医络脉学说与西医血管理论中西汇通的先驱。他认为西医血液循环之"回血管者,络脉也","微丝血管者,孙络也"。他还中医的营卫生成之理与西医的血液形成理论相通,认为人体的微循环与络脉渗濡灌注、营卫交换的功能相一致,分析血液清浊及颜色与气血交换过程有关,"盖脉管之血色红,既出三焦气街,入孙络色即兼紫,挟阳明悍气之毒故也。入络脉其紫色较重,必待入心出肺,呼出此毒气,吸入生气,其血复变为赤,落心左房,而入脉管,是脉管中运行之血气,为营,清而无毒也。孙络中之气血为卫,浊而有毒也","血入回血管,则其色渐变为紫,中含毒气故也",分析"经脉行速""络脉行迟"的原因是"入孙络之气血,缠布周身,如日绕天之外,故其行迟。经脉阴阳逆顺偕行络脉中之气血,如月行地之中,故其行速"。《医医小草》的论述反映了清代部分医家对络脉的认识几乎等同于小血管和微血管。

20世纪80年代起,络脉及络病日渐成为研究的热点,络病学说已经成为中医学的重大研究方向。络脉、络病的现代研究主要分为三个研究方向。一是以邱幸凡为代表的一批学者,侧重于对古代络脉文献进行整理研究。二是以吴以岭为首的学术群体,侧重于络病与心脑血管疾病相关性治疗的研究,并成功开发出以通心络为代表的新药,同时在络病理论方面提出了"三维立体网络系统"假说和"络脉-血管疾病系统"假说。三是以王永炎院士为首的学术群体,侧重于对络脉、络病理论做现代科学阐释,如在基础理论上提出气络、病络之新说,在临床基础研究上有毒损脑络、疫毒浸淫肺络的研讨,在临床专病方面有络病与脑、心、肾、肝、肺等疾病的相关性研究。这些研究,呈现出从宏观到微观逐步深入的趋势,对揭示络脉的实质、丰富络脉学说的理论起到了重要的作用。

二、对于"络""脉"以及络病、脉病的认识

络有广义、狭义之分。广义的络,包含"经络"之络与"脉络"之络。经络之络是对经脉支横旁出的分支部分的统称,如《灵枢·脉度》云:"经脉为里,支而横者为络,络之别者为孙。"《医学入门》:"经者,径也;经之支脉旁出者为络。"脉络之络系指血脉的分支部分,脉络在《灵枢》亦称为血络,如《灵枢·百病始生》:"阳络伤则血外溢,阴络伤则血内溢。"狭义的络,仅指经络的络脉部分,即由十五别络分出而网络全身的分支。《素问·调经论》云:"风雨之伤人也,先客于皮肤,传入于孙脉,孙脉满则传入于络脉,络脉满则输于大经脉。""络"在《黄帝内经》中还有联络之意,如《灵枢·经脉》:"肺手太阴脉,起于中焦,下络大肠。"而络病理论所指之络为广义之络。络脉取义广义之络,包括十五别络、孙络、浮络和血络等广泛内容。络病是指各种因素导致络中营卫气血津液运行、输布及渗化失常,最终出现络脉瘀滞,痹阻不通的一类病证。《黄帝内经》论及络病者不下数十百条,如《素问·调经论》云:"络之与孙脉俱输于经,血与气并,则为实焉。"

脉作为医学概念,在《黄帝内经》中有一个十分清楚而且重要的含义是血脉,即脉管、血管,为气血运行的通道,故又称"血府",属五体之一。如《素问·脉要精微论》:"夫脉者,血之府也。"《灵枢·决气》:"壅遏营气,令无所避,是谓脉。"脉与心密切相连,为心气所推动。"脉"又被视为一个与其他五个脏器皆一样的独立的实体脏器,即奇恒之腑。《素问·五脏别论》中记载:"脑、髓、骨、脉、胆、女子胞,此六者,地气之所生也,皆藏于阴而象于地,故藏而不泻,名曰奇恒之腑。"脉的形态似腑,为中空的管腔性器官,而功能似脏,主藏阴精。"藏而不泻"是脉作为奇恒之腑的功能特点。血脉简称脉,是运行血液的通道,即血管。《素问·脉要精微论》:"夫脉者,血之府也。"《灵枢·九针论》:"人之所以成生者,血脉也。"《活人书》卷三:"血脉者,营养百骸,滋润五脏者也。"指出脉是容纳血液并将血液中的营养物质及携带的清气充盈灌注到脏腑四肢百骸,发挥濡润营养作用的器官,与现代解剖学血管的概念已基本相同[1]。

"脉病"的内涵是由"脉"与"病"的内涵共同构成和体现。《黄帝内经》载有"脉痹""脉痿""脉风""脉胀""脉偏痛""脉癫疾"等"脉病"。究其原因,"脉痹"多因血虚,以寒湿邪留滞血脉所致;"脉痿"因血气上逆,下部血脉空虚或悲哀太甚等情志因素所致;"脉风"则因风邪侵犯血脉;"脉胀"因邪实及气血之虚而致;"脉偏痛"是因外邪入侵;"脉癫疾"指癫病深入于脉所致。除此之外,亦有"恶脉"由春冬之恶风入于脉;"心痹"则因"思虑烦多""复感于邪"等。故致脉病的病因可概括为:外感六淫,阻滞脉道,导致血脉运行不畅;内伤七情,伤及脏腑,导致气机逆乱,气血失调;饮食不节,损伤脾胃,导致运化失司,湿聚痰生;劳逸过度,损伤机体,导致生痰生湿,气虚血瘀。"脉病"病位首先定位于"脉",为脉道受损所致。外邪侵袭于脉道之时,亦有在表在里、入浅入深、传上传下、伤气伤血之别,此皆为"脉病"的功能性改变阶段,如脉痹、脉痿、脉风、脉胀、脉偏痛、脉癫疾、脉极、恶脉等。当功能性病变向器质性病变发展后,根据发病部位的不同即可出现血脉病之心脉病、脑脉病、肢脉病等[2],胸痹、中风、脱疽等疾病均属此类。

"脉病"病症根据病变部位及特点的不同会出现不同的临床表现。如"脉痹"临床表现

为有不规则地发热,肌肤有灼热感、疼痛,皮肤或见红斑;"脉痿"症见四肢关节如折,不能举动,足胫软弱,不能着地站立;"脉风"有鼻柱坏而色败,皮肤溃疡之表现;"脉偏痛"表现为半身偏痛;"脉癫疾"则暴仆,四肢之脉皆胀而纵;"脉极"者常伴见面无血色,头发脱落,易怒,言语不快,惊跳不定等症;"恶脉"症见局部疼痛,发红,局部有硬索状物,甚者可见赤脉隆起,如蚯蚓状;"脉溢"即毛窍出血;"中血脉"主症为口眼㖞斜,或见半身不遂、皮肤不仁等。当血脉自身病变直接影响相关脏腑功能后,根据伤及脏腑的不同,临床表现更是有所不同。其中,病位在心,表现为心悸、怔忡、胸痹、心痛等。如"心痹",在《症因脉治·心痹》中有言曰"心痹之症,即脉痹也。脉痹不通,心下鼓暴,嗌干善噫,厥气上则恐,心下痛,夜卧不安";又如"胸痹",在《素问·脏气法时论》有言曰"心病者,胸中痛,胁支满,胁下痛,膺背肩胛间痛,两臂内痛"。病位在脑,表现为头晕、头痛、健忘、失眠、多寐、肢体麻木等。如"中风",是以猝然昏仆,不省人事,半身不遂,口眼㖞斜,语言不利为主症的病证;又如"中血脉"是以口眼㖞斜,或见半身不遂,皮肤不仁为主症的病证。病位在肢,表现为肢体麻木、疼痛、间歇性跛行,皮色苍白或发绀。由此可见,"脉病"的病变范围十分广泛。

三、 对糖尿病络、脉病特点的认识

笔者依据《黄帝内经》络病理论结合历代医家论述提出了糖尿病脉络病理论,并指导糖尿病血管并发症的治疗。

(一) 对糖尿病络病的认识

笔者认为糖尿病络病的病理特点有气血、寒热、层次之别。

1. 络病辨气血

络脉为有形之体,内含津血,同时又发挥渗灌、气化等功能,是形态与功能的载体。因此络中分气血,气属阳,主功能;血属阴,主形质。络气贯通营卫,循行气血;络血则为营卫气化运行之有形场所。疾病的发展,首先是功能的紊乱,继而转入形质的病变。络脉初病,气的渗灌、气化、循行功能紊乱、障碍,多为络之气病,病情尚轻浅,主要表现为微血管功能障碍;病久不愈,血行涩滞,停而为瘀,痰瘀互结,渐成痼结,甚见血管闭塞,或见新生血管,此时病属血络,则病由气及血。因此可见,络病以气分先病,继而气血同病,最终以血病为主。从临床表现来看,气病阶段可见血液流动学改变,如血黏度增加,或血糖升高,血脂异常,或肾络受累使肾小球高滤过状态,或眼络受累引发视网膜黄斑水肿等。血病阶段多表现为微血管管壁增厚,毛细血管结构破坏,甚至出现新生血管。此时血糖、血脂等持续升高,肾络损伤出现大量蛋白尿,眼络损伤眼底血管出现血管瘤、新生血管或出血。在血管超声的检查中,气病及血病早期一般不会见到异常器质性改变,血病阶段可见血管硬化或斑块形成等异常改变。

2. 络病辨寒热

《临证指南医案·诸痛》云:"络中气血,虚实寒热,稍有留邪,皆能致痛。"《素问·阴阳应象大论》:"寒伤形,热伤气。气伤痛,形伤肿。故先痛而后肿者,气伤形也;先肿而后痛者,形伤气也。"提示络病有寒热之别。络寒与络热的形成主要由于病邪性质、病程长短及患者

体质不同导致。糖尿病早中期,火热炽盛,耗灼气津,气津亏耗,则气络渗灌、循行功能紊乱障碍,津血循行不畅,流行迟缓,《金匮要略》言"极热伤络",故首伤气络,临床多表现为面红、掌红、舌红,舌下络脉色红或绛红,甚或粗张,恶热,口干多饮,小便黄赤,大便干等脏腑络脉一派热象;疾病发展至中后期,热象渐退,气损及阳,燥热阴亏逐渐转为阴阳两虚为主,络脉失于温养,又因气络更亏,津血凝滞渐成瘀血痼结,损伤血络,阳气运行失其载体,以致寒邪内生,形成络寒,临床多见畏寒,舌暗,舌下络脉色青或色黑,脉络塌陷,脉形细而短,或见有细分支,或成条索或团块,常见瘀点或瘀斑。一般来说,初病多络热,久病多络寒。此外,临床中亦可见到脏腑热经络寒的情况,即口干口渴、小便赤黄、大便干等脏腑内热,而四肢(下肢多见)不温、怕冷、疼痛麻木等经络虚寒并见,该情况或是寒客经络所致,或是患者经络亏虚所致,治疗当清脏腑热与温经络寒并行,脏腑药与经络药亦各行其道,各司其职。

3. 络病分层次

络脉是一个庞大的立体的复杂网络,由体肤、肌肉及脏腑的多层次络脉组成。如《灵枢·百病始生》中所云:"是故虚邪之中人也,始于皮肤……留而不去,则传舍于络脉,在络之时,痛于肌肉,其痛之时息,大经乃代。留而不去,传舍于经……稽留而不去,息而成积。或著孙络,或著络脉。"说明络病有深浅不同的病理层次性,主要包括两方面,即初病及络和久病入络。

(1) **初病及络**　病之初起,外感六淫之邪从毛发皮表入传而舍于络脉,与络中气血相并,或内生火热、痰湿等病邪损伤络气,阻塞络脉通行,初病犯及人体浅表的络脉,病位浅,病程较短,病情较轻,属疾病的初始阶段,为"初病入络"。糖尿病早、中期阶段,火热耗灼络气,或水谷精微过剩蓄积,化生膏脂痰浊,黏稠留滞,阻塞络脉,以致络脉气血运行不畅,是初病及络。现代研究[3]表明,糖尿病早期或糖尿病前期即存在血液动力学异常,自由基、大量炎症因子的释放导致微循环障碍、微血管基底膜增厚、动脉内膜平滑肌细胞增殖等病理生理改变,微观方面表明糖尿病络病早期即已发生存在。

(2) **久病入络**　久病不愈,病邪可传与经脉,如《医门法律》言:"外邪从卫而入,不遽入于营,亦以络脉缠绊之也。至络中邪盛,则入于营矣,故曰络盛则入于经。"而经脉邪不去,进一步再传络脉,即叶桂所云"邪传由经入络""初病气结在经,久病入络在血"。从络脉层次性而言,这是络病深层次的病理改变,病位较深,病程长,病情较重,缠绵难愈。无论"新病入络"还是"久病入络",虽为络脉在不同层次的病理改变,有气血之差异,但其络脉瘀滞是其共同病理基础。

4. 糖尿病络病分期

对于DM血管并发症来讲,络脉瘀阻是其核心病机。DM微血管病理改变主要经历四个阶段,即按照病情发展程度分为络滞、络瘀、络闭、络损[4-5]。①络滞阶段:DM早期即存在络脉涩滞,气血运行不畅。舌下络脉色红,主干微粗或迂曲,或有分支,重在活血。临床上可仅有血流动力学异常表现而无并发症出现,或出现轻微并发症。②络瘀阶段:逐渐出现血液瘀滞,舌下络脉色紫暗,脉形粗张迂曲,可见络脉细小分支,色绛红,重在化瘀。此阶段多种并发症出现,并发症或处于早期,或进展至中后期,症状表现不一。③络闭、络损阶段:最终导致络脉的闭阻和损伤,患者乏力瘦弱,肌肤甲错,舌下络脉色深紫绛,可见络脉粗短闭阻,成条索或团块,周围可见瘀点瘀斑;或见舌下络脉塌陷或依稀可见,色黑,网格状满布舌下,重在通络;疾病日久,气血亏虚,应注意益气养血。此阶段为糖尿病络病终末期,如糖尿病肾病终末期、糖尿病视网膜病变增殖期均属于络闭络损阶段。以上所论络病的几种状态,往往交互存在。一般而言,络热多为病在气络,气络之病又多处于络滞阶段;络寒多见于血络,血络之病多处于络瘀、络闭、络损阶段。但临床上因患者体质、饮食偏嗜等不同,亦能见到病属血络、属络热、处络瘀阶段的患者[6]。

四、 脾瘅脉络并发症的病机演变与临床特点

脾瘅,因体内多痰、浊、膏、脂等病理产物堆积,易随血行而沉积于脉中,即如《医门法律》言:"若营气自内所生诸病,为血为气,为痰饮,为积聚,种种有形,势不能出于络外,故经盛入络,络盛返经,留连不已。"因此,脾瘅更易发生大血管病变。

1.脾瘅脉络病的主要病机演变: 痰瘀积脉——脉络并发症

脾瘅进一步发展,膏、脂、痰、湿、瘀等蓄积日久,蕴化而成毒,损伤脏腑经络,导致功能障碍,出现复杂的并发症,其中以大血管病变和微血管病变为主。膏、脂、痰、浊壅积体内,易沉积脉络,阻碍血行,致瘀血内生;瘀血与痰浊滞留于脉络,日久痰浊与瘀血搏结,沉积于脉络,致使脉络循行不畅,形成"痰瘀积脉"。"积脉"既表述了糖尿病合并大血管病变的形态改变,又阐述了其病机的内涵。如《景岳全书·积聚》曰:"由此言之,是坚硬不易者,本有形也,故有形者曰积……诸有形者,或以饮食之滞,或以脓血之留,凡汁沫凝聚,旋成癥块者,皆积之类,其病多在血分,血有形而静也。"可见,糖尿病合并大血管病变"汁沫凝聚,旋成癥块"而有形可见。"积脉"为病,具有积久成形、有形可征的特点。瘀血与痰浊相互影响,互为因果,恶性循环,以致痰瘀痼结,损伤脉络,致使糖尿病合并大血管病变呈进行性加重。脾瘅脉络病传变途径见图10-1。

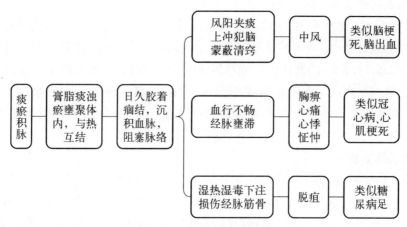

图10-1 脾瘅脉络病传变途径

2.脾瘅脉络病的临床表现与治疗

膏、脂、痰、浊壅积体内,易沉积脉络,阻碍血行,致瘀血内生;同时瘀血又可与膏、浊、痰等裹挟胶着,进一步沉积脉络,阻塞血运;如此循环反复,以致痰瘀痼结,损伤脉络。若痰瘀

等阻塞心脉,致胸阳痹阻,气机不畅,心脉挛急或闭塞不通,则发为胸痹、心痛、心悸、怔忡等,轻者胸闷如窒,呼吸不畅,重者突发胸痛,疼痛剧烈,面色苍白,大汗淋漓,四肢不温(类似于冠心病、心肌梗死)。若痰瘀等阻塞脑部脉络,蒙蔽清窍,则发为中风,可见突然昏仆,不省人事,半身不遂,口舌歪斜,言语不利等(类似脑梗死)。若痰瘀等阻塞下肢血脉,经脉不通及失荣,可致下肢疼痛、麻木,行走不利或跛行,甚或下肢溃烂、坏疽。因此,痰瘀积脉是导致诸多脉络(大血管)并发症的关键环节。

3. 脾瘅并发心脑血管疾病的病机及治疗

糖尿病大血管并发症、高血压、高脂血症发病引起的心脑血管疾病,属于"脉"的病变。尽管脉为人身血脉之主干,直行分布主运行气血,其分布特点和生理功能不同于络,但其病理基础同样为血行瘀阻,"瘀"的病变是大血管并发症的显著特点,其病变过程也将经历由早期瘀血阻脉发展至最终血瘀脉损,因此活血化瘀通脉是大血管并发症的基本治则。临床上治疗糖尿病合并冠心病、高脂血症等疾病,常用治法即活血化瘀、消痰化浊等法,常以瓜蒌薤白半夏汤为效方。方中瓜蒌仁味甘性寒,功专荡热,涤痰通痹,润燥开结,李时珍《本草纲目》载:"张仲景治胸痹痛引肩背……皆用瓜蒌实,乃取其甘寒不犯胃气,能降上焦之火,使痰气下降也。"薤白性辛温味苦,归肺、胃、大肠经,通阳散结,温通滑利,善治阴寒之凝结,行胸阳之壅结,为治疗寒痰阻滞、胸阳不振的胸痹要药,当为"病痰饮者,以温药和之"的具体体现。清半夏可燥湿化痰,消痞散结,《主治秘药》曰其"除胸中痰涎"。以上三药共奏豁痰宣通之功。现代药理研究表明,瓜蒌薤白半夏汤具有扩张冠状动脉、增加心脏供血、抑制血小板聚集、抗动脉硬化等作用[7]。

另外,通阳常以薤白配桂枝;行气常以枳实配降香;活血止痛常以丹参配三七,丹参重用至30 g,三七6~9 g用量不等,广泛应用于各种瘀血病证的治疗,对于凡"血虚血瘀之候……实有神验"。消痰化浊则分虚实,实者调理脾胃,以半夏配陈皮;虚者健脾和胃,可用人参配伍白术。活血化瘀的常用药对为丹参配伍三七。如遇老年患者,当注重培补肾气,从肾论治冠心病,肾气分阴阳,根据情况可选择淫羊藿配枸杞子,或附子配伍熟地黄等[8]。脾瘅脉络并发症的治疗除活血化瘀通脉外,还应注重消膏降浊、化痰解脂等,以消除膏、脂等引起脉病的病理因素。对于久病痰瘀膏浊凝于脉络,结成斑块瘤痕者,单以虫药剔邪搜络恐药难胜病,唯有着重化斑消癥或可事半功倍,此时往往长期应用大剂量莪术、海藻之类以消除斑块。

脑卒中是糖尿病、高血压等引起的又一严重并发症,主要为脾瘅日久,热邪弥漫,阴津不足,阴阳失调,极易导致气虚血瘀,瘀阻之血脉遭遇暴涨之肝阳,气血上逆。临床以猝然昏仆,不省人事,或发生语言不利,半身不遂,口眼㖞斜等为主证。笔者认为,此病以风痰瘀热为主要发病因素。风阳夹痰,上冲犯脑,蒙蔽清窍;气虚血瘀,经脉失养,故以益气活血,化瘀祛风为原则,治疗以补气为主,兼活血通络。"元气既虚,必不能达于血管,血管无气,必停留而瘀。"临床常用补阳还五汤治疗气虚血瘀型脑卒中后遗症期,方中黄芪善补经络之气,起量使用120 g,其力甚雄,力专而行走,大补元气使气旺血行,周流全身,祛瘀而不伤正[9]。如卒中风,辨证属中腑,昏不知人,口眼㖞斜,半身不遂,并痰厥气厥,处方以桃核承气方合三生饮(天南星、木香、川乌、附子);如代谢综合征发展至脑中风,肥痰湿浊较明显者,以小续命汤为基础方;如老年人,脉压差增大者,以镇肝熄风汤为基础方;如出现昏迷,以安宫牛黄丸、紫雪、至宝丹开窍醒闭;出现脱证,以参附汤益气回阳救逆[10]。

4.糖尿病足的病机及治疗

糖尿病足根据下肢及局部表现分为早期、急性发作期、好转恢复期。早期:症见患足发凉、发麻,间歇性跛行;固定痛或刺痛、灼痛、自发痛,夜间及寒冷时加重;皮肤出汗减少、干燥、皮温降低,抬高时苍白,下垂时红紫,此属瘀血之证。急性发作期:足局部漫肿、灼热,逐渐皮下积液,波动感明显,切开或破溃后溢出大量棕色稀薄、秽臭液,创面及周围组织红肿,可累及全足和小腿,此属湿热毒邪内蕴之证。好转恢复期:经清创、引流等,肿胀消退,肉芽生长,创面结痂愈合,此属肾虚阴亏之证。而造成前述病变的糖尿病的基础病因病机多为痰湿瘀血内停,久而化热,耗伤气阴。

在治疗上,首先要用胰岛素控制血糖(尤其在急性发作期),使空腹血糖在 6.7 mmol/L,餐后 2 h 血糖控制在 10 mmol/L 左右。若有条件,可静脉点滴前列腺素 E 增加血流和抑制血小板聚集,较其他血管扩张剂疗效好。中医用药的临床处方应据患者体质及症状分清痰湿、内热、气阴不足孰轻孰重,有主次地进行组方,并加用相应的活血化瘀药,对早期患者可配合川芎嗪或复方丹参,或生脉注射液等静脉点滴。急性发作期,对偏于阴虚热盛者,方用四妙勇安汤合顾步汤加减,药用玄参、当归、生甘草、生大黄、穿山甲、皂角刺、生地黄、蒲公英、紫花地丁、太子参、石斛、川牛膝、菊花等,并静脉点滴复方丹参注射液;对偏于气虚湿盛者,方用托里透脓汤合四妙散加减,药如生黄芪、苍术、白术、青皮、陈皮、当归、升麻、皂角刺、白芷、穿山甲、薏苡仁、牛膝、黄柏等,静脉点滴川芎嗪、生脉或黄芪注射液。另外,对糖尿病肾病尿毒症期合并本病者,大多偏于肾阳虚,方用八味丸加减,药用制附子、桂枝、生地黄、山药、山茱萸、黄芪、党参、茯苓、泽泻等,静脉点滴黄芪注射液和川芎嗪。局部未溃者外用芙蓉膏,破溃者用消毒纱布敷盖,外滴 654-2 止痛,艾灸(雀啄灸)局部和涌泉穴,可促进溃疡愈合。在保守治疗无效的情况下,必须手术清创,切除坏死组织,修理胼胝,拔甲,引流分泌物等,并选抗真菌及抗厌氧菌的中西药清洗外用(如半枝莲、泽兰叶、生大黄及甲硝唑等)。好转恢复期,用参芪丹鸡地黄汤合大黄蟅虫丸,补肾养筋药可用制何首乌、黄芪、熟地黄等[11]。

五、 脾瘅络脉并发症的病机演变与临床特点

(一)脾瘅络脉病的主要病机演变:瘀毒损络——络脉并发症

络脉细小,易留着病邪,如《素问·缪刺论》"今邪客于皮毛,入舍于孙络,留而不去,闭塞不通,不得入于经,流溢大络而生奇病",病邪积久,可损伤络脉,败坏形体。脾瘅病久,湿浊痰瘀等病理产物蓄积成毒,易损伤络脉,加之热伤血络,以致络脉形损,功能障碍,瘀毒浸损络脉,上淫眼络,下侵肾络,周及皮络,致使变证百出。脾瘅络脉病的传变途径见图 10-2。

(二)脾瘅络脉病的临床表现

脾瘅病久,湿浊痰瘀等病理产物蓄积成毒,易损伤络脉。瘀毒产生,加之热伤血络,常致络脉形损,功能障碍。若眼络损伤,可致视瞻昏渺、目盲、出血等(糖尿病视网膜病变);若肾

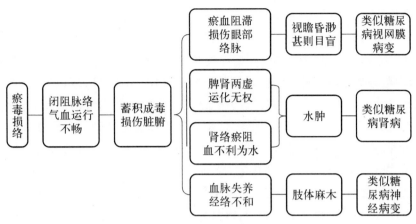

图 10-2　脾瘅络脉病传变途径

络损伤,可致精微泄漏(蛋白尿)、多尿、尿频等(糖尿病肾脏病变);若皮络损伤,可致皮肤甲错等(糖尿病皮肤病变)。故瘀毒所致络脉损伤是导致络脉并发症的关键。

1. 目络病的临床表现及辨治要点

(1) **病因病机**　中满内热是脾瘅的核心病机,中焦壅满,膏、脂、痰、浊蓄积体内,可积聚脏腑,亦可随血脉循行,沉积于脉络,阻碍血行,致瘀血内生;同时瘀血又可与膏、浊、痰等裹挟胶着,进一步沉积脉络,阻塞血运;如此循环反复,以致痰瘀痼结,损伤脉络。脾瘅病久,湿浊痰瘀等病理产物蓄积成毒,易损伤络脉,加之热伤血络,以致络脉形损,功能障碍,瘀毒又生。眼络损伤,可致视瞻昏渺、目盲、出血等,故瘀毒所致络脉损伤是导致络脉并发症的关键。脾瘅发展到视网膜病变阶段,痰毒、湿毒、瘀毒等标实之邪既存,虚实夹杂;同时络损伤阳(脾肾之阳),存在正气亏损,多以阳损为主,而脾肾阳虚,瘀阻脉络,脉络受损为共同病理基础。

(2) **临床表现**　临床多见视力障碍、视物变形、眼部黑影飘动及视野缺损等症状,常伴有不同程度的微动脉瘤、视网膜内出血、黄斑硬性渗出、视网膜水肿等眼部病变。

(3) **辨治要点**　早期(非增殖期视网膜病变)以络滞、络瘀为主,治以益气活血、止血化瘀,晚期(增殖期视网膜病变)以络损(视网膜脱落)为主,治以温阳止血固脱。根据标本虚实之轻重缓急,或先祛邪,中病即止,或标本同治,扶正祛邪兼顾。黄斑水肿治当以益气养阴、活血化瘀,随症加减温阳健脾、利湿化痰、软坚散结之品,以达到标本同治之效。临床上常用三七、蒲黄、茜草等凉血散血之属,佐以温通疏络之品,如黄芪、桂枝、丹参,以谷精草、密蒙花、夜明砂等为引经之品。

2. 肾络病的临床表现及辨治要点

(1) **糖尿病肾病之临床表现及辨治要点**

临床表现:糖尿病肾病初期临床症状多不明显,可见倦怠乏力、腰膝酸软,随着病情进展,可见尿浊、夜尿频多,进而下肢、颜面甚至全身水肿,最终少尿或无尿、恶心呕吐、心悸气短、胸闷喘憋不能平卧。

辨治要点:糖尿病肾病表现为本虚标实,虚、瘀、浊为核心病机。本虚有气血阴阳之不同,又以气虚为核心,在此基础上并见气阴、气血、阳气的不足,故治疗补虚以补气为首要任务,以黄芪建中汤为主方,黄芪为主药。又根据气阴两虚证、肝肾阴虚证、气血两虚证、脾肾阳虚证的不同,分别选用参芪地黄汤、杞菊地黄丸、当归补血汤、真武汤等。标实表现为络脉瘀滞和浊毒内蕴。络脉瘀滞贯穿于糖尿病肾病的全过程,故活血通络是糖尿病肾病的基本治则,又根据络脉瘀滞的程度而有络滞、络瘀、络闭。其中络滞为气机郁滞,当行气活血,以川芎、延胡索、枳壳为主要,以失笑散加减;络瘀为气机郁滞的基础上出现血行不畅、血液黏稠、络脉损伤等,治疗当活血通络,以大黄、水蛭、地龙为主药,以抵当汤加减;到后期络脉闭塞,血行不通,以及络脉损伤较重,出现离经之血,瘀血堆积,当破血逐瘀,以土鳖虫、三棱、莪术为主药,以大黄䗪虫丸加减等。到糖尿病肾病后期,出现浊毒内蕴,根据湿、浊、毒的不同,分而治之。水湿内盛以水肿为主要表现,以茯苓、猪苓、桂枝等为主药,健脾利水消肿,选用五苓散;水浊内盛以舌苔厚腐、小便短少等为主要表现,以泽泻、牛膝、制附子、大黄为主药,温阳利水,选用大黄附子汤、真武汤等;后期浊毒内蕴,出现浊毒犯肤则皮肤瘙痒,犯胃则饮食不下或呕吐,犯脑则神昏,犯肺则痰饮咳嗽,凌心则心慌心悸等,浊毒犯肤则选用苦参洗方合当归散止痒润肤,浊毒犯胃选用旋覆代赭汤合小半夏汤降逆止呕,浊毒犯脑选用菖蒲郁金汤送服安宫牛黄丸醒神开窍,浊毒犯肺选用葶苈大枣泻肺汤,浊毒凌心则选用参附汤合苓桂术甘汤加减。

(2) **蛋白尿辨治举要** 蛋白尿属于中医学"精气""阴精""精微"的组成部分,尿中出现大量蛋白属于"尿浊""精微渗漏""精气妄泄""阴精耗损"的范畴。蛋白是人体的精微物质,由脾胃化生,由肾脏封藏。脾主升清,司运化,肾主封藏,蛋白尿的产生主要与脾、肾功能的失常(虚证)有关。而脾、肾分别为人体后天与先天之本,脾、肾功能虚弱,又兼之体内精微外泄,必然会影响到他脏,尤其以肺、肝为突出。另外,脏腑功能的失调,特别是脾运失司、肾气不充容易引起水湿内停,继而化浊蕴毒;肾元亏虚,卫外不固,极易感受风寒、风热、热毒等外邪;内生之毒与外感之邪亦可导致并加重肾络的瘀阻,进一步损伤肾之封藏、固涩功能,因而蛋白尿是以脾、肾、肝、肺之虚为本,以风、热、湿、毒、瘀为标的本虚标实之证。

蛋白尿日久往往出现络脉瘀阻证,由气虚、血虚、气滞、湿阻而来;表现为舌质紫暗,有瘀斑、瘀点,面色青灰,肌肤甲错,或伴有高黏血症;临床上予以丹参注射液等静脉点滴,或用桃红四物汤加减治疗,或应用虫类药如水蛭、地龙以活血通络。

(3) **肾络病之兼证**

水饮:① 悬饮(胸腔积液):多为肺肾气虚,不能化水,治以苓桂术甘汤加减。② 臌胀(腹水):多为脾虚湿盛,用实脾饮加减。③ 水肿(颜面或周身水肿):多为肾阳不足,温化无力,治以真武汤加减。

血尿:多为湿热内蕴、血瘀血热,治以清利湿热、凉血止血之法,用导赤散加减。

高血压:可分为肝肾不足、水湿内停两种证型。前者治以地黄饮子加减,后者用五皮饮合葶苈大枣泻肺汤加减。

高脂血症:多属脾虚生痰,痰浊内阻,治疗可用二陈汤合三泽汤(泽泻、泽兰、莱菔子、明矾)加减。

高尿酸血症:多属湿热内蕴证,治疗可用四妙散加减(黄柏、苍术、薏苡仁、牛膝、秦皮、威灵仙)。

3. 络病分寒热

（1）络热

临床表现：手脚发烫，关节痛不能忍，夜不能寐，夜重昼减。

辨治要点：结合李东垣"阴火"理论，通过多年临床实践，我们提出消渴患者阴火伏于血中，盛于皮络，形成络热之病因病机，采用"火郁发之"之法，选用升阳散火汤、升阳益胃汤、补中益气汤治疗脾胃气虚之郁火灼热型糖尿病周围神经病变疗效明显。

（2）络寒

临床表现：主要临床特征为四肢远端感觉、运动障碍，表现为肢体麻木、挛急疼痛、肌肉无力和萎缩、腱反射减弱或消失等。早期呈相对可逆性，后期发展为顽固性难治性神经损伤。

辨治要点：病位主要在络与脉。若病变以脉病为主，一般是多重因素导致的血管病变，治疗难度大，周期长；若以络脉病为主，则主要涉及微血管和神经末梢的病变，治疗相对较为易。以络病为主的糖尿病周围神经病变多见于糖尿病的中、后期，其病机多虚实相兼，以脾虚为本，脾虚、胃热兼见。脾虚阳气不足则不能通达四末，温养四末，导致络寒、络瘀。同时脾虚不能运化水谷，易土壅而胃肠积热，土壅又会导致木郁，木郁反过来加重土壅。故治疗要以补虚清热为基础，兼以温通络脉。通补兼施，寒热并用，临床常用黄芪桂枝五物汤为主进行加减。

糖尿病络病治疗应以通络，保持络脉流通为核心。糖尿病络病初病及络，治疗早期选择治络之品，截断病势和延缓络病的发生发展。由络滞到络瘀，再到络闭络损的病变过程，病情从轻到重，但络脉瘀滞始终存在，故治疗上应早期治络，全程通络。糖尿病络病涵盖大血管系统、微血管系统及神经血管网络等体系，疾病的发展均经历了由气病及血病，由络滞、络瘀到络闭络损的病理变化，在治疗上随疾病层次以及病情阶段的不同用药亦有侧重[6]。

六、脂肪肝—肝硬化—肝癌的病机演变

由肝炎（脂肪性肝炎、病毒性肝炎）若干年后转变为肝硬化，最后进展为肝癌，是慢性肝病演变的三部曲。肝病日久，或久治不愈，或治疗适当，迁延日久皆可发展为肝硬化，肝硬化的治疗需辨病程、辨标本、辨脏器失衡状态。其辨治要点在于：① 辨病程：肝炎时间越长，正气越虚，正虚与邪实二因并存；病程短者，要考虑其发展转归的问题。② 辨标本：即辨本虚与标实的相互关系。长期肝炎耗伤人体气、血、阴、阳，所以患者都有本虚的临床表现，标实包括气滞、血瘀、水停胃肠积滞，应辨明以本虚为主还是以标实为主。③ 辨脏器失衡状态：肝硬化可以出现腹水，使肝脏的解毒功能下降。胃肠瘀血、水肿，导致食欲下降；水湿潴留，影响到心、肾功能，负担加重，心脏泵血过程中受到很大阻力，呼吸、心率代偿性加快，肾脏亦会发生改变，使脏腑原来的平衡状态被打破，故在辨证时要辨脏器平衡状态的轻重，失衡状态越重，调节越困难。

了解肝炎—肝硬化—肝癌这一疾病演变过程，对于我们临床辨证治疗有十分重要的意义。肝硬化治疗主要从通络、扶正、祛邪方面考虑。

1. 活血化瘀通络，改善微循环

笔者认为，瘀血阻络是导致肝纤维化的重要原因，治疗肝硬化，活血化瘀通络是关键。肝主藏血而通调气机，体阴而用阳。肝病日久，必然会影响肝脏的正常疏泄功能，导致肝失疏泄，肝气郁结，气郁日久，必致血瘀，正如《周氏医学丛书·脏腑药式》中云："肝主血，而气者所以行乎血，气滞则血凝，行血中之气正行血也。"因此慢性肝病患者尤其是肝硬化患者，均有不同程度的瘀血表现，临床上可通过观察患者的面色、舌色、舌底及有无肝掌、蜘蛛痣来判定瘀血的轻重，而分别采用活血、化瘀、通络之法。如仅见舌质偏暗，说明瘀血较轻，可选用川芎、桃仁、红花等活血之品以治之；如舌有瘀点、瘀斑或舌下静脉增粗迂曲，说明瘀血较重，可以三棱、莪术等化瘀之品以治之；如出现舌底瘀点、瘀斑，甚至见到肝掌、蜘蛛痣，说明病深入络，当以土鳖虫、水蛭、地龙等通络之品治之。针对慢性肝病不同阶段瘀血的轻重，选择不同的活血、化瘀、通络药物治疗，体现了诊治疾病的层次性以及用药的准确性。由于从慢性肝炎到肝纤维化再到肝硬化是肝细胞不断受损、不断纤维化的一个渐进过程，所以慢性肝病的各阶段之间又往往是相互渗透，没有严格界限的，此时则需要活血、化瘀、通络之品并用。

2. 扶正以培本固元

针对正虚不同可予以益气健脾、滋阴养血。益气用黄芪、党参，健脾用云茯苓、白术，养血用当归、鸡血藤、赤芍、丹参。同时大剂量赤芍、丹参又有抗纤维化的作用，可用至 30 g。肝阴不足时要滋补肝肾，可选用山茱萸、枸杞子、龟甲之类。

3. 祛邪以荡涤浊实

浊实主要包括气滞、血瘀、水停。行气理气用厚朴、枳实、香附、佛手，活血用水蛭、地龙、桃仁、大黄，破瘀用三棱、莪术、炮甲珠、桃仁，利水用云茯苓（大剂量）、生白术、益母草、泽泻，消导用焦三仙、莱菔子，黄疸用茵陈、四金化石丸，转氨酶升高用田基黄、五味子、山豆根、夏枯草，湿热甚用土茯苓、白花蛇舌草。对于肝硬化患者尤其是伴有门静脉高压、脾大的患者，可选用醋龟甲、醋鳖甲、炮甲珠等滋阴柔肝、软坚散结之品以对症治疗。

4. 治疗过程中要顾护胃气

因为脾胃为后天之本，故应时刻调理脾胃以扶正祛邪；二要注意日常生活调理，不宜吃生冷、刺激性的东西，不要生气、劳累，少食多餐，饮食宜清淡，但营养要丰富。

七、治络药物的临床选择[12]

1. 辛味药疏通络中瘀滞

《灵枢·九针十二原》曰："菀陈则除之。"络病的病机是络脉中的气血或津液痹阻不通，故络病总以疏通瘀滞为主要的治疗原则。辛甘发散，易宣透络道。历代医家于临床实践中，针对具体病情，灵活运用辛温通络法、辛润通络法、补益通络法、搜邪通络等法。汉代张仲景充分发挥《黄帝内经》"辛甘发散为阳"的理论精华，广泛应用于临床中，如用于治疗癥瘕证的桂枝茯苓丸中有桂枝、丹皮之辛，治疗肝著证的旋覆花汤中有旋覆花、葱之辛，治疗疟母证的鳖甲煎丸中有柴胡、干姜、桂枝、半夏、丹皮之辛。《丹溪心法·下血》指出："下血，其法不可纯用寒凉药，必于寒凉药中加辛味为佐。"《本草经疏》载："血瘀宜通之，祛宜辛温、辛热、辛平、辛寒、甘温，以入血通行。"后世医家叶天士在此基础上提出"络以辛为泄"的观点，并强调"久病在络，气血皆窒，当辛香缓通"，"酸苦甘腻不能入络"，临证善用桂枝、当归、川芎、郁金、旋覆花、葱管等辛味之品疏通络脉之瘀阻不通。吴鞠通进一步指出本病最忌壅补，壅补则"使邪无出路，络道比经道最细，诸疮痛痒，皆属于心，既不得外出，其势必返而归之于心"。陈士铎《本草新编》言麝香"借其香窜之气，以引入经络，开其所闭之关也"。张山雷《本草正义》云："细辛味辛性温……而芳香最烈，其气直升，故善开结气，宣泄郁滞，而能上达巅顶，通利耳目，又根亥盈百，极细且长，则旁达百骸，无微不至，内之宣经络而疏通百节，外之行孔窍而直透肌肤。"可见辛香之品不但本身可以直走通络，还兼备引经作用，可引诸药达于病所。

2. 活血祛痰以畅络道

血瘀或痰凝阻滞络道，是络病发生发展的重要机制。叶天士针对络病提出了理气化痰、活血通络等法，于《临证指南医案·胁痛》云："肝络凝瘀胁痛，须防动怒失血，旋覆花汤加归须、桃仁、柏仁。"关幼波在黄疸、胁痛、胸痹、积聚、哮喘、血证、头痛、中风、癫痫等病证中，亦广泛应用化痰、活血等通络法。《关幼波临床经验选》中指出痰瘀阻滞血络，形成痞块（肝脾肿大）进而凝缩坚硬，推之不移而成癥积。在治疗过程中，由于痰血互结，痰阻血难行，血凝痰难化，所以治痰必治血，血活则痰化，活血必治痰，痰化血易行。

3. 虫类药物搜剔络邪

对于络脉重证及顽固难愈之证，由于宿痰沉饮，混处于络，普通之法难以奏效，又非草本类药物攻逐可获效，而虫类走窜，擅长搜剔络中瘀浊，使病证易愈，药如全蝎、蜈蚣、地龙、穿山甲、水蛭、虻虫、蝉蜕、僵蚕等。《金匮要略》创造性地发展了虫类搜剔、佐以补剂、峻药以丸用之法，祛邪而不伤正。《金匮要略·疟病脉证并治》于治疗癥瘕、疟母等络痹顽证时，便用土鳖虫、蟅蟟、水蛭、虻虫等虫类药，以入络搜剔络中结邪。吴鞠通云："以食血之虫，飞者走络中气分，走者走络中血分，可谓无微不入，无坚不破。"《临证指南医案·头痛》云："头为诸阳之会，与厥阴肝脉会于巅，诸阴寒邪不能上逆，为阳气窒塞，浊邪得以上据，厥阴风火乃能逆上作痛。故头痛一证，皆由清阳不升，风火乘虚上入所致。如阳虚浊邪阻塞，气血瘀痹而为头痛者，用虫蚁搜逐血络，宣通阳气为主。"《临证指南医案·积聚》述："三年来，右胸胁形高微突，初病胀痛无形，久则形坚似梗，是初为气结在经，久则血伤入络。气钝血滞，日渐瘀痹，而延癥瘕。"治以蟅蟟虫、土鳖虫、当归须、桃仁、川郁金、川芎、生香附、煨木香、生牡蛎与夏枯草等药。在叶氏的启示下，温阳活血、搜剔通络方药的临床应用大为拓展，近20多年来更为医界广泛关注。已故名医章次公善用蕲蛇、露蜂房等治疗风痹走注，用土鳖虫、蝼蛄、蟅蟟、蟋蟀等治积聚、肿胀，用蜈蚣、全蝎等治头风、头痛等病，取得良效。国医大师朱良春所创之六虫蠲痹汤，临床应用炙全蝎、炙蜈蚣、炙蟅蟟、炙蕲蛇、炙土鳖虫、甘草、鹿衔草、寻骨风、钻地风治风湿顽症，疗效显著。

4. 藤类入络畅通络瘀

《本草便读》云："凡藤类之属，皆可通经入络。"盖藤类缠绕蔓延，犹如网络，纵横交错，无所不至，其形如络脉。因此，根据取类比象原则，对于久病不愈，邪气入络，络脉阻者，可加以藤类药物以理气活血、散结通络，常用的有鸡血藤、大血藤、络石藤、海风藤、忍冬藤等。

《药性切用》言忍冬藤为"清经活络良药,痹症兼热者宜之"。《本草汇言》言络石藤"凡服此,能使血脉流畅,经络调达,筋骨强利",张山雷《本草正义》也指出其"功能通经络……善走经脉,通达肢节"。《本草正义》言鸡血藤能"统治百病,能生血,和血,补血,破血,又能通七孔,走五脏,宣筋络",《广西本草汇编》称其"活血补血,通经活络"。《草本便方》云"大血藤温人血分,疗跌"。

5. 血肉有情之品修复络损

络病日久,营卫失常,气血不充,络道失养。大凡络虚,通补最宜,血肉有情之物皆通灵含秀,善于培植人身之生气,如鹿茸、龟甲、紫河车、猪脊髓、阿胶、海狗肾、羊肾之属,以阳气生发之物壮阳气,至阴聚秀之物补阴精。故叶天士说:"余以柔济阳药,通奇经不滞,且血肉有情,栽培身内之精血,但王道无近功,多用自有益。"久病入络,正气虚弱,治疗之时予以血肉有情之品,有事半功倍之效。例如《临证指南医案·淋浊》述:"脉缓涩,溺后有血,或间成块。晨倾溺器,必有胶浊黏腻之物。四肢寒凛,纳食如昔,病伤奇脉。"治以生鹿茸、当归、枸杞子、柏子仁、沙苑子等。

八、 小结

纵观中医发展史,历代医家对脾瘅的病因病机、证候演变及整体辨治规律缺乏系统全面的认识。脾瘅除进展为消渴(2 型糖尿病)外,还可引起高血压、血脂异常、脂肪肝、痛风等疾病,若进一步发展会导致一系列后果严重的微血管和大血管病变。脾瘅为肥胖三部曲的过渡阶段,脾瘅的治疗必须要"瞻前顾后"。"瞻前"即提早预防其并发症。脾瘅可发展为消渴、眩晕、历节风、胸痹、卒中等,治疗时要防其传变,及早应用活血通络之药,如鸡血藤、夜交藤、水蛭、地龙等。"顾后"即消除产生脾瘅的根源——肥胖。

糖尿病并发症多涉及脉络范畴。糖尿病脉络病涵盖大血管系统、微血管系统及神经血管网络等体系,疾病的发展均经历了由气病及血病,由络滞、络瘀到络闭络损的病理变化,在治疗上随疾病层次以及病情阶段的不同而用药有侧重。肥胖 2 型糖尿病、高血压及高脂血症患者,因体内多痰、浊、膏、脂等病理产物堆积,易随血行而沉积于脉中,更易发生大血管病变,而治疗时除参照以上治则外,还应注重消膏降浊、化痰解脂等,以消除膏浊等引起脉病的病理因素。对于久病痰瘀膏浊凝于脉络,结成斑块癥瘕者,需要长期应用大剂量莪术、海藻、三七之类以消除癥瘕斑块。络病虽分络热与络寒,但络热者多为早期,长期病理改变而致络寒者更为多见,因此在通络的同时需以桂枝、淫羊藿等温通之品助之,通络与温阳并举。肾络病除针对其主症蛋白尿、水肿、血尿的治疗外,需辨明其本病——糖尿病肾病、高血压肾病还是高尿酸血症继发肾病,在基础治疗的基础上,使用针对西医疾病的靶方、靶药。肝硬化的治疗需辨病程、辨标本、辨脏器失衡状态。治疗主要从通络、扶正、祛邪方面考虑,活血化瘀通络、改善微循环,扶正以培本固元,祛邪以荡涤浊实。

九、 案例赏析

1. 小陷胸汤加味丹参、三七治疗糖尿病合并冠心病痰瘀互结,胸阳痹阻证

侯某,男,60 岁,2010 年 9 月 13 日初诊。主诉:发现血糖升高 7 年,加重 4 个月。患者

2004年因扁桃体发炎到当地医院就诊,查餐后血糖23.0 mmol/L,后经复查确诊为2型糖尿病,未用药物控制,仅饮食治疗。2010年5月因血糖再次升高引起不适,至当地医院住院治疗,血糖控制平稳。出院后至今用甘精胰岛素及格列美脲治疗,血糖控制不佳,今求中医治疗。患者患有原发性高血压,高脂血症,冠心病,心房颤动,腔隙性脑梗死,下肢动脉硬化等,现用拉西地平、吲哒帕胺、马来酸依托普利、硝酸异山梨酯、洛伐他汀等药物联合甘精胰岛素、格列美脲控制病情。另有抽烟、饮酒史40余年。刻下症:偶发胸闷、胸痛、喘憋,下肢乏力,双足发凉,全身皮肤暗黑粗糙如树皮,口干、口渴不欲饮,四肢偶疼麻,饮食睡眠尚可,大便溏,质黏,小便频多,舌红,苔黄厚腐腻,脉滑数。近期自测血糖FBG 4~7 mmol/L,餐后血糖7~18 mmol/L,波动较大。患者身高170 cm,体质量63 kg,BMI 21.80 kg/m²。

西医诊断:2型糖尿病,原发性高血压,高脂血症,冠心病,心房颤动,腔隙性脑梗死,下肢动脉硬化。

中医诊断:脾瘅,胸痹。

中医辨证:痰热互结,瘀血阻滞证。

治法:清热化痰,活血通脉。

处方:小陷胸汤加减。

黄　连30 g	清半夏50 g	瓜蒌仁30 g	三　七15 g
丹　参30 g	生大黄6 g	生山楂30 g	西洋参6 g
生　姜5大片			

30剂,水煎服,日1剂。

之后每月复诊1次,上方随症加减,三诊后口干、口渴、小便频多等症缓解,查HbA1c 7.90%,六诊后查HbA1c 6.93%。

2011年3月28日七诊:患者近期时发胸闷喘憋、心悸、胸痛,右肩疼,全身乏力,纳眠可,夜尿3~5次,多泡沫,大便正常,舌红,苔厚腻,脉结代。3月25日查FBG 7.39 mmol/L,HbA1c 6.04%。证属痰瘀互结,胸阳痹阻,治以涤痰化瘀,通阳散结。处方以瓜蒌薤白半夏汤加减,方药如下:瓜蒌仁30 g,薤白30 g,半夏50 g,丹参30 g,三七9 g,酒大黄6 g,荷叶15 g,黄连15 g,生姜3大片。30剂。

2011年4月25日八诊:服上方1个月后,患者右肩疼减轻30%,心悸胸闷减轻50%,胸痛次数显著减少,全身乏力减轻。后以上方随症加减,病情平稳。10月24日患者复诊时,胸闷喘憋、心悸、胸痛等症已完全消失,血糖控制较平稳,查HbA1c 5.01%。后因患者自行停服降糖西药,糖化波动至9.66%,嘱其继服降糖西药,上方酌加黄连、知母等药后,至2011年11月10日查HbA1c 7.47%,血压、血糖平稳,诸症悉除,全身皮肤已转细腻光滑。近期电话随访,患者心悸、胸闷、胸痛症状未有发作,体重亦从初诊63 kg增至70 kg,病情稳定。

按:此案患者因血糖控制不佳来诊,其症见偶发胸闷胸痛,先以控制血糖为主。患者平素嗜烟饮酒,痰湿结胸,易发胸闷、胸痛、喘憋,其舌红,苔黄厚腐腻,脉滑数乃痰热之邪痹阻胸膈之胸痹;双足发凉,小腿皮肤暗黑粗糙如树皮,四肢疼麻则为瘀血阻滞脉络的表现。结合舌脉,辨为痰热互结、瘀血阻滞证。方以小陷胸汤化裁,加三七、丹参、山楂以活血化瘀;患者大便溏稀、质黏,乃胃肠湿热之象,加生大黄泻热通便;西洋参益气养阴生津,消除口干、口渴之症;生姜护胃,防苦寒药伤中之弊。六诊后患者 HbA1c 平稳下降,病情平稳。七诊患者时见胸痹症状反复,此期血糖已趋平稳,治疗胸痹成为首务。此期患者舌苔、脉象仍为痰瘀之相,辨证痰瘀互结、胸阳痹阻,治以涤痰化瘀、通阳散结。方选瓜蒌薤白半夏汤加减,同时加三七活血通络,酒大黄活血通腑、疏通血滞,荷叶芳香化湿,黄连清热利湿,生姜固护胃气,兼以佐制半夏之毒。2011 年 10 月 24 日复诊时患者胸痹之证已完全缓解。此验案中,虽主方先后有所变动,但燥湿、清热、活血贯穿方药始终。组方"药少而精,效专力宏",其特点在剂量,方中半夏50 g、黄连30 g,在现代药典中属严重超量,然患者服药 1 年,尚未出现肝肾功能损害,反而疾病得到缓解,可见临证中举大证、起顽疾的关键在于用药剂量之妙。

2. 瓜蒌薤白半夏汤治疗糖尿病合并冠心病痰瘀交结,痹阻心阳证

患者,女,66 岁,2012 年 10 月 24 日初诊。主诉:胸闷、胸痛、大汗 1 周。患者于 2011 年 10 月 17 日无明显诱因出现胸闷、胸痛,以急诊收入院,诊断为急性心肌梗死。心电图:急性广泛前壁、下壁心肌梗死,心功能Ⅳ级。生化检查:肌酸激酶(CK)736.0 U/L,肌酸激酶同工酶(CKMB)46 U/L,乳酸脱氢酶(LDH)770.0 U/L,ALT 58.0 U/L,AST 113.0 U/L,白蛋白 30 g/L,白球比 0.86,总胆红素(TBIL)30.0 μmol/L,直接胆红素(TDBIL)8.90 μmol/L,间接胆红素(IDBIL)21.10 μmol/L,BUN11.1 mmol/L,C-反应蛋白(CRP)49.2 mg/L,二氧化碳(CO_2)17.7,FBG 9.5 mmol/L。心脏超声示:左心室功能减低,超声所见符合前壁、心尖部心梗表现,左室心尖部室壁瘤形成。患者在院内行中西医结合治疗,病情稳定后出院,出院诊断:冠心病,急性广泛前壁、下壁心肌梗死,心功能Ⅳ级(Killip 分级);2 型糖尿病;脑梗死后遗症;肥胖症。现用药:阿托伐他汀钙片 20 mg,每晚 1 次;盐酸帕罗西汀 20 mg,每晚 1 次;单硝酸异山梨醇酯 20 mg,每日 3 次;酒石酸美托洛尔片 12.5 mg,每日 2 次;阿卡波糖片 50 mg,每日 3 次;氢氯噻嗪片 20 mg,隔日 1 次;螺内酯 40 mg,隔日 1 次。刻下症:胸闷,胸痛,大汗出,纳眠可,二便调,舌胖大,紫暗,苔水滑、白腻,脉滑数。

西医诊断:2 型糖尿病,心绞痛,心肌梗死,脑梗死。

中医诊断:消渴,胸痹,中风。

中医辨证:痰瘀交结,痹阻心阳证。

治法:通阳泄浊,豁痰宣痹,活血化瘀。

处方:瓜蒌薤白半夏汤加减。

瓜蒌仁30 g	干薤白30 g	清半夏30 g	丹　参30 g
三　七9 g	西洋参9 g	五味子9 g	酒大黄3 g

14 剂,水煎服,日 1 剂。

2012 年 11 月 7 日二诊:服上方 14 剂,患者胸闷、胸痛、大汗症状消失,头晕欲呕,纳眠可,二便调。生化检查:ALT 16.0 U/L,AST 17.0 U/L,TBIL 19.0 μmol/L,TDBIL 5.90 μmol/L,IDBIL 13.10 μmol/L,CHO 4.66 mmol/L,TG 3.41 mmol/L,BUN 8.30 mmol/L,Cr 115 μmol/L,UA 437 μmol/L,LDH 494 U/L,HBDH 470 U/L,CRP 25.9 mg/L。调整处方为:上方加川桂枝 9 g,改西洋参 15 g、三七 15 g。

2012 年 1 月 15 日二诊:服上方 60 剂,患者坐起时间超过 20 分钟即头晕欲吐,纳眠可,大便稍干,小便可,夜尿 2~3 次。FBG 8.5~10.0 mmol/L,现用药:诺和灵 R,早 14 U,中

16 U,晚 18 U;诺和灵 N,睡前 36 U。调整处方为:在初诊处方的基础上,加桂枝 9 g、酒大黄 6 g、水蛭粉 3 g(分冲)、红曲 3 g、葛根 30 g、生姜 5 大片。

2012 年 2 月 19 日四诊:服上方 28 剂,患者心绞痛未发作,坐起时左腿颤抖,纳眠可,全身瘙痒,皮肤干燥,小便可,夜尿 2~3 次。生化检查:ALT 23.0 U/L,AST 41.0 U/L,CHO 4.84 mmol/L,TG 2.3 mmol/L,BUN 8.90 mmol/L,Cr 145 μmol/L。调整处方为:在初诊处方的基础上,加水蛭粉 3 g(分冲)、黄芪 30 g、半夏 15 g、红曲 9 g。

2012 年 3 月 16 日五诊:服上方 28 剂,患者近 1 个月心绞痛未发作,以前只能卧床平躺,近半年可在轮椅上坐 1 个小时左右,仍坐起时左腿颤抖,全身瘙痒,皮肤干燥,纳食可,夜尿 1~2 次。生化检查:CHO 5.2 mmol/L,TG 1.12 mmol/L,HDL - C 1.27 mmol/L,BUN 9.20 mmol/L,Cr 72 μmol/L,UA 280 μmol/L。调整处方为:在初诊处方的基础上,加黄芪 30 g、鸡血藤 30 g。

按:患者患糖尿病迁延日久,早已至"郁、热、虚、损"四个阶段中的后两个阶段,耗伤气阴,损及肾脏。肾阳不足则全身温煦力量不足,使胸阳不振,血液在脉管中流通不畅,产生瘀血;另心阳不振,痰浊、水饮内生,聚而成邪,阻滞胸阳,使胸中气机不畅,发为胸痹。首诊处方中包含三个常用"功能团":一以瓜蒌薤白半夏汤作为治疗的基础方;二以大剂量丹参、三七祛瘀止痛,兼有补虚养血之效;三以西洋参、五味子取生脉散之义,大补气阴,敛汗生津。

二诊时患者胸闷、胸痛、大汗基本消失,且心肌酶等化验指标较之前相比下降许多,守方继进,进一步巩固治疗。张仲景在阐述胸痹病机时指出"即胸痹而痛,所以然者,责其极虚也",患者痰浊瘀血之邪在体内得到肃清,本虚又分为气虚、阳虚、阴虚之不同,故增大西洋参、三七的用量补虚以固其本,增强滋阴与活血化瘀之力,桂枝性辛温,与干薤白等药共助阳气,增强温通经脉之力。三诊时,患者胸痹等不适症状并不明显,结合糖尿病肾病的疾病特点,将活血通络贯穿全程,故原方加入水蛭粉,合酒大黄之力,起到活血化瘀通络的作用,由于患者便干,故将酒大黄用量由 3 g 增至 6 g,可保护肾脏,延缓肾衰竭的进程;另外,以异常的血糖、血脂指标为"客观症状"进行靶向治疗,加入葛根、红曲等中药,发挥二者降糖、降脂功效。四诊,针对患者明显增高的 Cr 值,笔者以黄芪 30 g 同时配伍丹参、鸡血藤,养血活血,疏通肾络,既能有效地控制血肌酐、尿素氮、尿微量白蛋白排泄率,又可以减少夜尿;继续以半夏、红曲配伍,消膏降浊。至五诊时,患者 TG 和 Cr 值下降,故继用原方加黄芪、鸡血藤治疗。继服药 3 月余,患者诸症明显好转,病情稳定。

3. 大黄黄连泻心汤合黄芪桂枝五物汤治疗脾瘅后期微血管并发症

栾某,男,48 岁,2011 年 11 月 7 日初诊。主诉:发现血糖升高 15 年。患者于 15 年前由于出现"三多一少"症状,就诊于当地医院查 FBG 20 mmol/L,诊断为 2 型糖尿病,先后服用二甲双胍、消渴丸等,血糖控制不佳;5 年前开始不规律使用胰岛素,血糖控制仍不理想;1 年前逐渐出现双下肢麻、木、凉、痛,现左侧腓肠肌走路即痛,双足刺痛、发凉明显,腰酸、腰痛,眠差,难以入睡,易急躁,言语少,呈抑郁状态,便秘,大便呈羊粪球样,3~4 日一行,食可,小便色黄,量多,有泡沫,舌底瘀,舌苔微黄厚腐腻,脉偏数略弦,尺弱。生化检查:HbA1c 7.3%,FBG 6.2 mmol/l,尿微量白蛋白 210.059 mg/L。

西医诊断:2 型糖尿病,糖尿病肾病,糖尿病周围神经病变。

中医诊断：脾瘅后期。

中医辨证：中焦热结，胃肠实热；经络虚寒，痹阻不通证。

处方：大黄黄连泻心汤合并黄芪桂枝五物汤加减。

酒大黄 30 g^(单包)	黄　连 15 g	黄　芩 30 g	柴　胡 12 g
三　七 30 g	黄　芪 45 g	川桂枝 30 g	鸡血藤 45 g
杜　仲 45 g	生　姜 15 g		

28 剂，水煎服。嘱其前 7 剂每日分早、中、晚和睡前 4 次服，后 21 剂分早、中、晚 3 次服。酒大黄单包，嘱其根据大便的次数随时调整用量，保证大便次数<3 次/日。

2011 年 12 月 5 日二诊：药后患者双下肢麻痛减轻，双足刺痛缓解，仍眠差，入睡困难，左胸腹时有胀痛，腰酸痛，双下肢凉、木，大便不成形，每日 3~4 次，小便少，淋漓不尽，夜尿 2~4 次，时有泡沫，舌红，苔黄厚。生化检查：HbA1c 6.9%，FBG 7.66 mmol/L。针对患者失眠，重拟处方为：黄连温胆汤加减。

按：中满内热是糖尿病"脾瘅"阶段的核心病机。中满内热波及肠胃则致胃肠实热，中焦热结。内热腑实，最易伤阴，故以"急下存阴"，泻热通腑。患者便秘日久，3~4 日一行，大便干结如羊粪球样。燥屎内结，一方面，阳明燥金过克肝木，肝木抑郁不疏，出现抑郁状态，郁久化火，则急躁易怒；另一方面，便秘是血糖难控的最常见原因之一。此阶段，泻下通便不仅可以缓解患者的主要痛楚，而且能为降糖扫清障碍，故而成为治疗的首要任务。酒大黄 30 g 单包，嘱咐患者根据大便情况随时调整大黄量，以使大便次数每日在 3 次以内。复诊时，患者大便 3~4 次/日，未出现任何不适，证明大剂量的大黄在临床应用是安全的。便秘好转的同时，糖化血红蛋白下降，说明降糖取得了进展。

4. 附子泻心汤治疗糖尿病肾病肾阳不足，瘀浊内阻证

苏某，女，63 岁，2008 年 12 月 1 日初诊。患者 8 年前行"子宫切除术"时，发现血糖升高，FBG 13 mmol/L，服多种降糖西药疗效不佳，现注射诺和灵 30R，早 32 U，晚 24 U，中午口服艾汀盐酸吡格列酮片 15 mg，血糖控制尚可。11 月 30 日查 FBG 5.8 mmol/L，餐后 2 h 血糖 6.3 mmol/L。1 周前查血清肌酐（SCr）145 μmol/L，BUN 15.38 mmol/L，UA 461 μmol/L。患者有高血压病史 8 年，血压最高为 200/100 mmHg。刻下症：乏力，下肢发凉、疼痛，大便干，2~3 日一行，夜尿 3 次，眠安，舌淡，舌底瘀，苔厚腻，脉弦硬细数。血压 180/80 mmHg。

西医诊断：2 型糖尿病，糖尿病肾病，高血压。

中医诊断：脾瘅后期。

中医辨证：肾阳不足，瘀浊内阻证。

处方：附子泻心汤加减。

附　子 15 g^(先煎 8 h)	酒大黄 20 g^(单包)	黄　芪 60 g	丹　参 30 g
生山楂 30 g	红　曲 9 g	威灵仙 30 g	牛　膝 30 g
钩　藤 30 g^(后下)	天　麻 15 g	肉苁蓉 30 g	锁　阳 30 g

水煎服，日 1 剂。

上方加减服用 2 个月，患者乏力及下肢凉、痛好转，大便调，每日 1 次，SCr 130 μmol/L，

BUN 13.33 mmol/L,24 h 尿蛋白定量 2520 mg/24 h,血压 215/100 mmHg,舌淡,脉弦硬。上方去生山楂、威灵仙,加地龙 30 g。

1 个月后复诊,患者血压降为 145/80 mmHg,SCr 124 μmol/L,BUN 9.62 mmol/L,24 h 尿蛋白定量 1800 mg/24 h,乏力基本消失,下肢凉减轻 70%,疼痛减轻 50%,夜尿 2 次。

按:本例患者糖尿病 8 年,血压长期处于较高水平,就诊时已见肾功能衰竭的表现,为肾中阳气不足,血行滞涩,同时又有浊热腑实之证,设治邪而遗正,瘀浊腑实不去则阳气难复,若单纯补阳,则邪实愈增,故以附子泻心汤加减以温肾助阳、化浊祛瘀。方中附子、黄芪温补脾肾阳气,大黄入血分散瘀滞并降浊通腑,余药共奏祛瘀导滞之功,使清浊复位,肾阳得温,病情逐步好转。

5. 芪丹军蛭汤加大剂量茯苓治疗糖尿病肾病络脉瘀滞证

马某,女,62 岁,2012 年 1 月 10 日初诊。患者 10 年前因脑梗住院治疗检查发现血糖升高,诊断为 2 型糖尿病,先后使用胰岛素诺和灵 30R,口服二甲双胍,血糖控制不理想;4 年前出现肾损害,改用诺和锐、诺和灵 N。既往史:高血压、冠心病、脂肪肝、高脂血症数十年。刻下症:严重便秘,需用开塞露方能通便,大便不干,双眼睑浮肿,晨起明显加重,双下肢轻中度水肿,嗜睡,周身乏力,怕冷,双下肢夜间发木、发凉。身高 160 cm,体重 95 kg,BMI 37.10 kg/m²。生化检查示:FBG 9.89 mmol/L,Cr 95 μmol/1,BUN 7.81 mmol/L,UA 322 μmol/1,24 h 尿蛋白定量 1790 mg/24 h。

西医诊断:2 型糖尿病,糖尿病肾病Ⅳ期。

中医诊断:脾瘅,水肿。

中医辨证:络脉瘀滞证。

治法:健脾利水,益气通络。

处方:芪丹军蛭汤加减。

黄　芪 60 g	丹　参 30 g	酒大黄 30 g(单包)	水蛭粉 6 g(分冲)
云茯苓 120 g	泽　泻 30 g	红　曲 3 g	生姜皮 10 g

28 剂,水煎服,日 1 剂。嘱患者根据大便情况随时调整大黄用量,保证大便<3 次/日。

2012 年 2 月 7 日二诊:服上方 28 剂,患者大便日 1 次,排便顺畅,无须使用开塞露,颜面、四肢水肿减轻,仍乏力、嗜睡,双手、脚踝浮肿,睡觉时打鼾,易憋醒,时有喘促,舌底络脉瘀曲,舌苔厚腐腻,脉弦硬,略滑数。生化检查:HbA1c 10.0%,FBG 14.90 mmol/L,24 h 尿蛋白定量 900 mg/24 h,Cr 95 μmol/L,BUN 9.24 mmol/L,UA 327 μmol/L。上方改茯苓 240 g、红曲 9 g,去生姜皮,加葶苈子 15 g、黄连 15 g、生姜 30 g。28 剂。

2012 年 3 月 6 日三诊:患者颜面、双手、脚踝水肿明显减轻,仍嗜睡、乏力、气短,双下肢沉、胀、凉,舌暗苔腻,舌边有齿痕,脉弦硬略数。生化检查:HbA1c 9.2%,FBG 9.42 mmol/L,24 h 尿蛋白定量 884 mg/24 h,Cr 86.7 μmol/L,BUN 6.9 mmol/L,UA 299.7 μmol/L。处方如下。

黄　芪 60 g	丹　参 30 g	酒大黄 6 g	水蛭粉 6 g(分冲)
云茯苓 120 g	泽　泻 30 g		

28 剂,水煎服,日 1 剂,以继续巩固治疗。

该病例用药前后24 h尿蛋白定量对比如下(图10-3)。

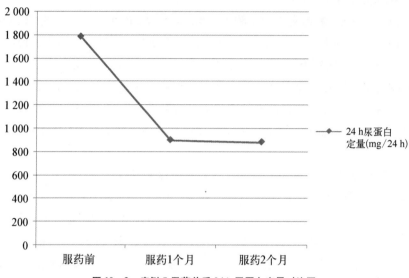

图10-3 病例5用药前后24 h尿蛋白定量对比图

按:《素问·逆调论》:"肾者水脏,主津液。"《素问·水热穴论》:"肾者胃之关也,关门不利,故聚水而从其类也。上下溢于皮肤,故为浮肿。"浮肿,责之于肾。在这个问题上,中医和西医的观点趋于一致。治水排毒泄浊主要途径有三:通大便、利小便和发汗。此案运用大剂量茯苓120 g(后增至240 g)及大剂量黄芪60 g健脾益气利水,主要使水从小便分利;酒大黄30 g,通利大便,使部分潴留水液从大便分消。再诊时,患者水肿明显消退,且大便通利,减少了肠道的毒素吸收,减缓了电解质紊乱产生的进程。患者大量蛋白尿明显下降亦值得关注。关于蛋白尿,其基本病机为多种病因导致肾失封藏。黄芪能益气升提固摄,现代药理学研究表明黄芪可能通过多种途径降低尿蛋白。酒大黄与水蛭粉相配伍而成抵当汤之义,以治疗糖尿病肾病日久所引起的肾脏络脉瘀滞,通腑泄浊,祛瘀生新,以通为补。

6. 抵当汤合并补阳还五汤治疗脾瘅后期大、小血管并发症脾气虚弱,湿瘀阻络证

患者,男,56岁,2010年11月15日初诊。患者血糖高5年余,既往有脑梗死病史5年、脂肪肝2年。刻下症:右侧下肢麻木、发凉,夜间右侧肢体抽搐,乏力,晨起口干,纳眠可,小便偏黄,大便偏干,舌红,舌底瘀,苔微黄厚,脉偏沉滑硬。生化检查:HbA1c 6%,24 h尿总量3000 mL,24 h尿总蛋白346.9 mg/24 h,BUN 7.29 mmol/L,Cr 90.3 μmol/L,UA 452.4 μmol/L。

西医诊断:2型糖尿病,脑梗死,糖尿病肾病,高尿酸血症,脂肪肝。

中医诊断:脾瘅后期。

中医辨证:脾气虚弱,湿瘀阻络证。

治法:益气祛湿,化瘀通络。

处方:抵当汤合补阳还五汤加减。

酒大黄15 g(包)　　　水蛭粉3 g(冲)　　　黄芪45 g　　　川芎30 g

| 地 龙 30 g | 防 己 30 g | 威灵仙 30 g | 秦 皮 15 g |

28 剂,水煎服,日 1 剂,每日 2 次。

2010 年 12 月 13 日二诊:患者服上方 1 个月余,乏力减轻,仍右下肢麻木、发凉,大便 2 日一行,偏干,纳眠可,舌红,苔微黄厚腻,舌底瘀,脉偏弦略滑。生化检查:HbA1c 6%,24 h 尿总量 2800 mL,24 h 尿总蛋白 202.6 mg/24 h,BUN 6.01 mmol/L,Cr 96.2 μmol/L,UA 488.5 μmol/L。上方加火麻仁 45 g,增加秦皮用量至 30 g。

2011 年 1 月 10 日三诊:患者服上方 1 个月余,右下肢麻木减轻,发凉,仍乏力,大便 2 日一行,偏稀,纳眠可,舌红,舌底瘀,苔黄腻,脉略弦滑。生化检查:HbA1c 5.35%,24 h 尿总蛋白 333.8 mg/24 h,Cr 110.6 μmol/L,UA 481 μmol/L。上方加生大黄 9 g、赤芍 30 g,减酒大黄、川芎、秦皮。

按:该患者表现为肢体发凉、麻木、乏力、大便干等,辨证为脾气虚弱,湿瘀阻络。脾气虚弱为本,湿瘀为标,是虚实夹杂之证。湿瘀阻滞,血行凝滞,脉道瘀阻,故见右侧下肢麻木、发凉;脾气虚弱,脾失运化水谷,肾气虚弱,开阖失司,故见大量蛋白随尿丢失。治法为健脾益气,活血祛瘀通络。方中酒大黄和水蛭粉祛瘀活血通络;黄芪大补脾气,可补虚通络;川芎行气活血,祛风止痛;威灵仙祛风湿,通经止痛,性猛善走,可走十二经脉;汉防己与秦皮可利水燥湿,消肿止痛。服此方后,患者下肢仍麻木、发凉,大便干,苔黄厚腻,故加火麻仁润肠通便,增加秦皮用量至 30 g,加强清热燥湿之作用。此后继续以抵当汤为基础方加减,随病情调方,后患者右下肢麻木、发凉和乏力症状均好转。

7. 芪丹军蛭汤治疗糖尿病肾病脾气虚弱,瘀血阻络证

患者,女,30 岁,2010 年 8 月 30 日初诊。患者发现血糖升高 15 年余。刻下症:下肢浮肿,痒甚,乏力,视物模糊,纳眠可,舌淡红,舌体细颤,舌底有瘀滞,苔薄白,脉沉滑数。生化检查:血红蛋白(HGB)84 g/L,血清总蛋白(TP)58 g/L,血清清蛋白(ALB)32.8 g/L,BUN 14.42 mmol/L,Cr 116 μmol/L。

西医诊断:2 型糖尿病,糖尿病肾病,糖尿病视网膜病变。

中医诊断:脾瘅后期。

中医辨证:脾气虚弱,瘀血阻络证。

治法:健脾益气,化瘀通络。

处方:以芪丹军蛭汤加减。

| 黄 芪 45 g | 丹 参 30 g | 酒大黄 6 g | 水蛭粉 3 g^(分冲) |
| 茺蔚子 30 g | 芡 实 30 g | | |

42 剂,水煎服,日 1 剂。

2010 年 10 月 11 日二诊:患者服上方 1 月余,乏力好转,仍浮肿,视物模糊,纳眠可,二便调,舌暗红,舌底滞,苔厚微黄,脉细弦偏数。生化检查:BUN 12.06 mmol/L,Cr 99 μmol/L。调整处方为:上方加茯苓 60 g、怀牛膝 30 g,增加黄芪用量至 60 g。

2010 年 11 月 20 日三诊:患者服上方 1 月余,仍乏力,早、晚明显,下肢仍浮肿胀,视物模糊,夜尿 3~4 次,纳眠可,二便调,舌红,舌底瘀,苔厚腐腻,脉小滑数。生化检查:TP 59.8 g/L,ALB 34.0 g/L,BUN 9.93 mmol/L,Cr 98 μmol/L。调整处方为:2010 年 8 月 30 日方加山茱萸 15 g、肉桂 15 g、茯苓 120 g，减芡实、芫蔚子。

2011 年 1 月 10 日四诊：患者服上方 1 月余，全身乏力减轻，下肢浮肿减轻，仍稍有浮肿，乏力好转，头稍胀，眠差，夜尿 3~4 次，白天尿量少，纳可，二便调，舌红，舌底瘀，苔黄厚腻，脉小滑数。生化检查：BUN 12.32 mmol/L，Cr 76 μmol/L。调整处方为：2010 年 8 月 30 日方加泽泻 30 g、泽兰 30 g、益母草 45 g，减芡实、芫蔚子。患者服药后，乏力、浮肿症状均好转。

该病例用药前后肾功能对比如下（表 10 – 1）。

表 10 – 1 病例 7 用药前后肾功能对比

	Cr（mmol/L）	BUN（mmol/L）
服药前	116	14.42
服药 1 月余	99	12.06
服中药 2 月余	98	9.93
服药 4 月余	76	12.32

按：该患者为糖尿病肾病，表现为下肢浮肿、乏力、视物模糊、夜尿多等。辨证为脾气虚弱，瘀血阻络。病久气虚，无力推动血液运行，致血行凝滞，脉道瘀阻，血不利则为水，故见下肢浮肿；脾气虚弱，四肢失养，故见乏力；脾气虚弱，清阳不上，双目失养，故见视物模糊；病久入肾，肾气虚弱，肾失开阖，不能固摄，故见夜尿频繁等。方中黄芪甘温，补中益气，升阳止渴；酒大黄通腑泻热祛瘀；水蛭粉、丹参、芫蔚子均可活血化瘀通络，推陈致新，血不利则为水，活血有助于利水；芡实有健脾固涩、益肾封藏之作用，可固涩丢失的尿蛋白，体现塞因塞用之法。复诊时上方加茯苓，加强健脾利水渗湿之作用，此案水瘀互结加重，用酒大黄、水蛭粉配合则瘀水并除，攻补兼施，使瘀消水泄。服此方后患者仍浮肿，症状改善不显著，故增加茯苓用量至 120 g，再加山茱萸和肉桂加强补肾阳之力，以温肾阳化气利水。患者服此方后，浮肿减轻，乏力好转。

8. 黄芪桂枝五物汤合葛根芩连汤治疗糖尿病周围神经病变"脏腑热，经络寒"证

患者，男，50 岁，2011 年 5 月 30 日初诊。患者于 1995 年前因口渴于当地医院检查发现血糖升高，口服二甲双胍治疗，2006 年开始注射胰岛素治疗，2010 年 10 月因双下肢麻木、发凉、疼痛住院治疗，疗效不佳，故来诊。既往有高血压病史，母亲患有糖尿病。刻下症：双下肢发麻、发凉、疼痛，全身乏力，下肢痹甚、活动不利，手指发麻，手面发红，纳眠可，大便成形，每日 2 次，小便正常，舌有裂纹，苔黄厚腐腻，脉数。

西医诊断：2 型糖尿病，糖尿病周围神经病变。

中医诊断：脾瘅后期，血痹。

中医辨证：脾虚内热，经络虚寒证。

治法：温阳益气，散寒通痹。

处方：黄芪桂枝五物汤加减。

黄　芪 45 g	桂　枝 30 g	白　芍 30 g	鸡血藤 30 g
制川乌 30 g（先煎2 h）	黄　连 30 g	生　姜 5 大片	三　七 6 g

水煎服,日 1 剂,加减服用 3 个月。

2011 年 9 月 5 日二诊:患者精神状态较前好转,双下肢发麻、发凉、疼痛均较前改善,走路时间久则头晕,有脚踩棉花感,纳眠可,二便调,舌偏红,苔黄厚腐腻,脉偏数,尺弱。双下肢血管超声提示:双下肢动脉内中膜增厚,伴多发斑块形成。处方如下。

黄　芪 30 g	桂　枝 30 g	鸡血藤 30 g	制川乌 30 g[先煎2 h]
葛　根 30 g	黄　芩 30 g	黄　连 30 g	天花粉 30 g
三　七 9 g			

以此方加减服用 3 个月。

2011 年 11 月 28 日六诊:患者双下肢疼痛、发凉麻木减大半,食指麻木已基本消失,手指胀消失,脚踩棉花感减轻,现仍有凉感,视物模糊,纳眠可,二便调。上方加荷叶 30 g、滑石 30 g、甘草 15 g 以加强利湿清热之力。

2012 年 1 月 9 日七诊:患者双下肢痛、麻、木、凉感较前次又有缓解,乏力,髋部潮湿感,视物模糊,耳鸣,纳眠可,二便调。肌电图示右侧腓总运动神经传导速度轻度减轻,右侧下肢局限轻度周围神经病变。处方如下。

黄　芪 30 g	桂　枝 30 g	白　芍 45 g	鸡血藤 45 g
黄　连 30 g	清半夏 30 g	知　母 45 g	瓜蒌仁 30 g
生　姜 5 片			

继服。

该病案用药前后肾功能对比如下(表 10 - 2)。

表 10 - 2　病案 8 用药前后肾功能对比

	Cr(mmol/L)	BUN(mmol/L)
服药前	116	14.42
服药 1 月余	99	12.06
服中药 2 月余	98	9.93
服药 4 月余	76	12.32

按:该病例由于病久入络,脾虚胃热,痰、湿、浊互结日久,导致脉络和络脉同时受损,相当于西医血管和神经的双重病变,故合小陷胸汤加强化络脉中的痰浊阻滞。初诊时考虑患者疼痛、舌苔黄厚腐腻,治疗给予黄芪桂枝五物汤温阳益气;针对经络寒、神经功能障碍,加鸡血藤活血通络;黄连、生姜配伍,主要针对脏腑热、血糖升高。三诊时患者的症状已经稍有改善,但是下肢血管多发斑块已经形成,故加三七、鸡血藤以化脉中之血瘀斑块。六诊、七诊时继续给予温经络、益脾气、祛湿热的药物治疗,患者下肢的麻木感明显减轻,疼痛、发凉感减轻,已初见成效,尚需继续治疗。此病例属于典型的脏腑热、经络寒病例,治疗主要以黄芪桂枝五物汤加葛根芩连汤或小陷胸汤清利湿热,化痰消浊,益气散寒通痹。但是具体用药,需注意由于脏腑热是以脾虚为根本的脾虚胃热,因此不能纯用苦寒之药,而要选用辛开苦降、寒热同调法,寒凉药和辛温药同时配伍,以防加重脾虚,从而加重络脉损伤的病理进程。

9. 当归四逆汤治疗糖尿病周围神经病变血虚寒厥证

患者,男,59 岁,2008 年 12 月 24 日初诊。患者于 2008 年 9 月因单位体检发现血糖升高,FBG 8.5 mmol/L,去某三甲医院进行全面检查,确诊为 2 型糖尿病,因当时尿中有酮体(50 mg/dL),住院治疗,服用二甲双胍 0.25 g、每日 3 次,阿卡波糖 50 mg、每日 3 次至今。现血糖控制佳,FBG 4.9 mmol/L,2 h PG 5.47 mmol/L,HbA1c 5.1%;血脂及肝肾功能检查并无异常;胰岛功能分泌延迟;颈动脉超声示右颈动脉窦部斑块形成,下肢动脉超声未见异常;腹部 B 超示脂肪肝;肌电图示上肢体感诱发电位正常,下肢体感诱发电位较为异常。刻下症:父亲、母亲、姐姐患有糖尿病。手凉,怕冷,口干,消瘦,发病至今瘦 13.5 kg,大便干,2~3 日一行,小便黄,眠安,苔厚腻腐,脉沉虚数。

西医诊断:2 型糖尿病,糖尿病周围神经病变,右颈动脉斑块,脂肪肝。

中医诊断:脾瘅后期,血痹。

中医辨证:血虚寒厥证。

处方:当归四逆汤加减。

当 归 30 g	白 芍 30 g	桂 枝 30 g	制川乌 15 g[先煎4 h]
制草乌 15 g[先煎4 h]	酒大黄 6 g[单包]	黄 连 30 g	红 参 6 g[单煎]
生姜 5 大片			

21 剂,水煎服,日 1 剂。

2009 年 1 月 21 日二诊:服上药 21 剂后,患者手凉、怕冷消失,大便正常,体重增加 2 kg,余无明显不适。现服二甲双胍 0.25 g、每日 3 次,阿卡波糖 50 mg、每日 3 次,早 FBG 5.5~6 mmol/L,2 h PG 7~8.5 mmol/L,尺肤微潮,舌底滞,苔微黄厚,脉偏沉。血压 100/70 mmHg。调整处方如下。

当 归 30 g	白 芍 30 g	制川乌 6 g[先煎4 h]	制草乌 6 g[先煎4 h]
肉 桂 30 g	鸡血藤 30 g	葛 根 90 g	酒大黄 6 g[单包]
黄 连 30 g	红 参 6 g[单煎]	生姜 5 大片	

2009 年 4 月 15 日三诊:患者服上方 3 个月增加体重 5 kg 左右,全身发凉消失,无其他明显不适,现服用格列齐特 1 片,每日 2 次。生化检查:HbA1c 5.5%。眼底检查:阴性。舌底瘀,苔薄黄腻,脉偏沉细略弦。调整处方如下。

| 干 姜 9 g | 黄 连 15 g | 黄 芩 30 g | 红 参 6 g[单包] |
| 葛 根 30 g | 鸡血藤 30 g | | |

2009 年 5 月 13 日四诊:患者服上方 28 剂,近 1 个月体重增加 1 kg,无明显不适,眠可,二便可,苔黄厚,夜间口干,脉偏沉细弦。肌电图:尺神经肘下至腕运动神经传导速度(MCV)58.7 m/s,波幅 11 mV,有传导阻滞;胫神经膝至内踝 MCV 41.2 m/s,波幅 7.6 mV,速度减慢;腓总神经系带上至足背运动潜伏期 5.6,代谢综合征延长。生化检查:FBG 5.5~6.5 mmol/L,2 h PG 6.5~9 mmol/L。调整处方如下。

| 干 姜 9 g | 黄 连 15 g | 黄 芩 30 g | 红 参 6 g[单包] |
| 葛 根 30 g | 鸡血藤 60 g | | |

按:患者患糖尿病日久,久病必虚,气血阴阳皆不足,阴虚血弱则经络失于濡养,血脉流

通不利,瘀血内生,阻滞脉络,导致肢体发凉、疼痛等表现;又 2 型糖尿病多为过食肥甘厚味而发,土壅木郁,郁而化热伤阴,故有口干、大便干结、2~3 日大便 1 次、小便黄、舌苔厚腐腻、脉虚数等表现。在临证过程中,需重视临床指标的判读,患者肌电图可反映出下肢传感电位异常。现代研究表明,糖尿病患者往往从疾病开始就伴有神经功能的受损改变,肌电图上可有反映,它先于患者主观上疼、麻、木、凉症状的出现,所以治疗上提早御敌反而更容易起效,甚至可发生病情的逆转。另外,早期神经病变往往是功能性病变,并不伴有血管的阻塞、瘀滞,所以治疗上一般以益气活血为主,运用活血化瘀的药物较少。根据症状,患者可辨证为血虚寒厥证、脾虚胃热证,以当归四逆汤合大黄黄连泻心汤为主方治疗。成无己在《注解伤寒论》指出:"手足厥寒者,阳气外虚,不温四末,脉细欲绝者,阴血内弱,脉行不利,与当归四逆汤,助阳生阴也。"指出当归四逆汤的两个治疗靶向,即养血和营与温通阳气。针对患者便干的症状,用当归至 30 g 还有润肠通便之意;当归与白芍配伍,可收敛肝阴以养血;桂枝性辛温,可温经通脉,推动血液之运行,恐其力度不足,增加制川乌、制草乌各 15 g 以温阳散寒,此二味为剧毒之品,"药有峻性,必有奇效",临床出现疼痛的症状,如属一派寒象,尤其病邪久羁,深入骨髓,为沉疴痼疾者,非川乌、草乌而不能治。另用大黄黄连泻心汤,二者同为苦寒之品,相须为用,清泻胃肠实热之力增强;红参可大补气血,生津液,治诸病之虚,并可提高人体的免疫力。二诊时,将桂枝易为肉桂,增其补命门相火、散寒止痛之效;另外加葛根 90 g,考虑患者停原来西药二甲双胍、阿卡波糖,更换为格列齐特,遂增加降糖之力。三诊之后将方剂改为干姜黄芩黄连人参汤,专功降糖以及改善胰岛功能之用,收效颇佳。

10. 大乌头煎治疗糖尿病周围神经病变寒凝血瘀证

孙某,女,55 岁。主诉:糖尿病 23 年,现双手、双足凉、麻木、疼痛。患者 1986 年行副乳切除术时查血糖 FBG 19 mmol/L,曾服过苯乙双胍、格列本脲,血糖控制不理想;2004 年眼底大面积出血;2006 年因冠心病植入过 2 个支架;1994 年出现双下肢麻木、凉、疼痛,2007 年出现双手麻木、凉、疼痛。刻下症:双手、双足麻木、凉、疼痛,手持物不知,双下肢轻度水肿,下肢无知觉(盖被不知),不安腿,视物模糊,大便 3~5 日一行,严重时每周 1 次,干如羊粪球状,纳可,眠差,半夜易醒,体胖,舌暗红,舌苔白,脉偏沉略数。生化检查:HbA1c 8.4%,TG 1.87 mmol/L。

西医诊断:2 型糖尿病,糖尿病周围神经病变,冠心病。

中医诊断:脾瘅后期,痹证。

中医辨证:寒凝血瘀,气血虚弱证。

治法:温经散寒,益气养血,活血通络。

处方:大乌头煎加减。

制川乌 30 g	黄　芪 30 g	川桂枝 30 g	白　芍 45 g
鸡血藤 30 g	黄　连 30 g	酒大黄 15 g	生　姜 3 片
炙甘草 15 g			

28 剂,水煎服,日 1 剂,分 2 次服。

二诊:患者服上方 28 剂,手足发凉好转约 50%,手拿物有感觉,手足仍麻木、疼痛,大便情况好转,2 日一行,仍干燥,纳可,小便正常,夜间汗出明显,苔白黏腻,前部少苔,脉偏沉略虚数。生化检查：HbA1c 7.5%，FBG 8.0 mmol/L。调整处方为：上方加火麻仁45 g、郁李仁30 g、制川乌增至45 g。28 剂，水煎服，日 1 剂，分 2 次服。

三诊：患者服上方 28 剂，手足凉好转约 70%，麻木疼痛减轻约 50%，下肢渐暖，渐有知觉，大便每日 1 次，略干，汗出明显，活动后甚，睡眠好转，夜尿 2~3 次，食可，双下肢已经不肿，生化检查：舌淡红，舌苔白，脉偏沉弱略数。生化检查：FBG 7 mmol/L，2 h PG 8~9 mmol/L。调整处方为：初诊方加煅龙骨 30 g（先煎）、煅牡蛎 30 g（先煎）、水蛭粉 3 g（分冲），制川乌增至 45 g。以守方加减 3 个月后，患者手足凉、麻木疼痛的症状基本消失，后多次复诊没有复发，治疗转以控制血糖为主。

按：此患者的病情表现为典型的经络有寒、脏腑有热的特点。患者糖尿病 20 余年，早已气阴两虚，阴损及阳，气损则推动无力而血行不畅，津亏液耗，血涩不畅，从而瘀血内生，阳虚则温煦不足，络脉失于温养，引发患者肢体麻木、疼痛、冷凉的症状；同时患者舌象暗红、脉略沉数，大便如羊粪蛋般干结，3~5 日一行，说明脏腑有热，主要以脾虚胃热为重点。故其治疗要考虑补虚清热和温通经脉、益气活血两方面。此患者最感痛苦的症状是四末的冷凉与疼痛，故治疗时应抓住改善周围神经功能的主要方面，方选大乌头煎合黄芪桂枝五物汤、大黄黄连泻心汤加减。糖尿病周围神经病变患者出现肢体冷凉兼疼痛的症状，川乌为床必用之药，屡试不爽，剂量应由患者病情与体质具体分析而定，临床上从 15 g 至 60 g，甚至 120 g 用量不等，是消除患者不适症状、临床取效的关键所在。根据《临证指南医案》记载"大凡络虚，通补最宜"的法则，在治疗糖尿病周围神经病变时常把益气温阳作为中心法则，以黄芪、桂枝、白芍、鸡血藤、夜交藤养血活血通络。针对患者大便干结及一系列舌脉症状，同时应用大黄黄连泻心汤清脏腑之热，泻下通便。本方由大乌头煎、黄芪桂枝五物汤、大黄黄连泻心汤三者构成，此三者作为三个"功能团"，针对患者的复杂病机分为三个不同的靶向，共奏功效。二诊时患者的肢体见温，但肢体麻木疼痛仍然存在，遂加大制川乌的剂量；大便由之前的 3~5 日一行改为 2 日一行，故加入火麻仁、郁李仁润肠通便。三诊时患者诸症好转，针对患者汗出，加煅龙骨、煅牡蛎收敛止汗。在此患者的治疗过程中，活血化瘀大法贯穿始终。

11. 苓桂术甘汤合并大黄附子汤治疗糖尿病合并冠心病、难治性心衰之心脾肾阳虚、水凌心肺证

患者，男，45 岁，2010 年 2 月 15 日初诊。主诉：患 2 型糖尿病 15 年，伴咳嗽 1 月余，不能平躺。患者 18 岁时肥胖，入院检查为 2 型糖尿病，未予治疗，间断服用二甲双胍；2002 年左眼青光眼、失眠；2004 年出现右眼出血，右眼白内障；2004 年开始正规治疗 2 型糖尿病，注射胰岛素，加口服药物，血糖控制不平稳，同时 2004 年诊断为糖尿病肾病（DKD）。2009 年12 月患者因咳嗽、胸闷不能平躺而入院。西医诊断"心包、胸腔积液，心功能不全"，经治疗好转出院。2010 年 1 月患者病情复发，再次入院仍诊断为心功能不全。既往史：糖尿病肾病 6 年（V 期）；糖尿病视网膜病变；慢性心功能不全 1 个月，冠状动脉粥样硬化性心脏病；高血压 3 级，极高危；右眼白内障术后；肺部感染。个人史：戒烟 1 个月。家族史：父母均患有糖尿病。刻下症：咳嗽，有少量白色痰，现可平躺，但平躺时间过长则咳嗽，性功能下降，阳痿严重，下肢肌肉僵硬，眠差，入睡困难，有效睡眠时间 3~4 小时，纳食可，白天汗多，夜尿 3~4 次，大便成形，日 1 次，舌细颤、淡、底滞，苔略腐腻，脉沉弦。生化检查：ALT 51 U/L，AST

56 U/L，FBG 8.36 mmol/L，Cr 136 μmol/L，BUN 9.5 mmol/L，UA 625 μmol/L，HbA1c 8.8%。血压 135/85 mmHg。现用药：精蛋白生物合成人胰岛素注射液预混 30 R，早 24 U，晚 26 U；阿卡波糖，早 50 mg，中 100 mg，晚 50 mg；头孢地尼 50 mg，每日 3 次；托拉塞米 80 mg，每日 1 次；阿司匹林肠溶片 80 mg，每日 1 次；单硝酸异山梨酯 20 mg，每日 2 次；地高辛 0.125 mg，每日 1 次；缬沙坦 80 mg，每日 1 次；氯化钾缓释片 1.0 g，每日 1 次。

西医诊断：2 型糖尿病，慢性心功能不全，冠状动脉粥样硬化性心脏病，高血压 3 级（极高危），糖尿病肾病 6 年（Ⅴ期），糖尿病视网膜病变，右眼白内障术后，高尿酸血症，肺部感染。

中医诊断：消渴，胸痹，水肿。

中医辨证：心脾肾阳虚，水凌心肺证。

治法：温阳利水，泻浊。

处方：苓桂术甘汤合大黄附子汤加减。

云茯苓 120 g	川桂枝 30 g	白 术 30 g	炙甘草 15 g
酒大黄 3 g	附 子 30 g^(先煎6 h)	红 参 15 g	山茱萸 30 g
葶苈子 30 g	威灵仙 30 g	五味子 15 g	

7 剂，水煎服，日 1 剂，分 2 次服。

2010 年 3 月 2 日二诊：患者服上方 1 周，平躺时咳嗽较前有缓解，睡眠有改善，有效睡眠时间 5~6 小时，时夜间因咳嗽而醒，纳食可，大便 3~4 次/日，成形，夜尿每晚 2~3 次，舌有裂痕，细颤，苔厚腐腻，脉偏数，沉弱。生化检查：FBG 13.9 mmol/L，2 h PG 4.9 mmol/L（因胰岛素剂量加大而致）。血压 120/80 mmHg。调整处方如下。

云茯苓 120 g	川桂枝 30 g	生白术 120 g	炙甘草 15 g
酒大黄 3 g	附 子 30 g^(先煎6 h)	红 参 15 g	黄连 30 g
生姜 5 大片			

28 剂，水煎服，日 1 剂，分 2 次服。

2010 年 4 月 5 日三诊：药后患者平躺时咳嗽、气短、胸闷疼痛有所减轻，背痛，行走时间长后下肢酸疼，大便 1~2 次/日，成形，夜尿 1~2 次，舌红，苔黄厚腐腻。血压 130/90 mmHg。生化检查：FBG 5.3 mmol/L，2 h PG 8.7 mmol/L。调整处方如下。

云茯苓 120 g	川桂枝 30 g	生白术 120 g	炙甘草 15 g
酒大黄 3 g	附 子 30 g^(先煎2 h)	红 参 15 g	葶苈子 30 g
杏仁 15 g^(后下)	生姜 5 大片		

此后患者每月看诊 1 次，以此方加减，随访半年，病情稳定，收效良好。

按：此患者罹患糖尿病 15 年，未系统正规治疗，病情发展至络损阶段，出现络脉瘀滞，血行不畅，先后累及肾脏及双目；其阴虚为本，阴不敛阳，肝阳上亢，且血行不畅，血不利则为水，故血压升高；气血阴液受损，脾胃虚弱，故不能散精于四肢使宗筋失养，导致患者阳痿、性功能障碍；其后脉络受损，即大血管损害愈发明显，累及心脏，很快发展为心衰。患者咳嗽，咳白痰，不能平躺，性功能障碍，阳痿，夜尿次数多，舌细颤而淡，舌底瘀滞，苔略腐腻，均属于心脾肾阳气不足，气化不利，水湿内停，积聚于胸中生痰化饮，凌心迫肺；脉痹阻，则下肢肌肉僵硬，夜间咳嗽，且使神不能敛，故眠差。病机主要是以虚为主，虚实夹杂，以心、脾、肾阳虚为本，水湿痰瘀为标，属本虚标实之证。根据患者自身情况的急缓，先以温阳治其本，治疗心衰的关键在于温阳以治其本，壮火以抑水，振奋人体脏腑阳气，促进气化功能，之后再用大剂量温阳化饮之药祛痰饮以治其标。

一诊主要以苓桂术甘汤合大黄附子汤为基础方治疗。《素问·逆调论》中记载："夫不得卧，卧则喘者，是水气之客也。"《金匮要略·痰饮咳嗽病脉证并治》里也说道："咳逆倚息，短气不得卧，其形如肿，谓之支饮。"苓桂术甘汤乃温补脾肾之方，采用温补心肾之法，促使肺之宣肃功能恢复，达到祛痰饮之目的。方中另合大黄附子汤温阳散寒，泻浊行滞。其中酒大黄与附子皆为刚猛强悍之药，寒热并用，有攻补兼施之效，配伍可温下通腑排毒。本方酒大黄用量较小而附子用量较大，所以补重于攻，因患者本以中阳虚弱，恐大幅度泻下而伤及正气；附子用量达 30 g 之多，以重剂达到回阳救逆、温散寒浊的目的。方中以大剂量山茱萸配合参附汤治疗心肾阳衰、元气欲脱之症。山茱萸味酸而性温，大能收敛元气，振作精神，因"萸肉救脱之功，较参、芪、术更胜，凡人身之阴阳气血将散者，皆能敛之，故救脱之药当以萸肉第一"。参附汤同样为峻补阳气的方剂，《删补名医方记》中记载："补后天之气，无如人参；补先天之气无如附子，此参附汤之所以立也……二药相须，用之得当，则能瞬息化气于乌有之乡，顷刻生阳于命门之内，方之最神捷者也。"

二诊及三诊时，由于之前运用温补肾阳之药早已使体内"阳光一照，阴霾四散"，且患者体内毒素已肃清大半，咳嗽、有白痰的症状得到缓解，针对其"咳嗽而不能平躺"的特点，考虑其为"病痰饮者"，故以苓桂术甘汤加附子的温药以和之。据《素问·逆调论》记载"夫不得卧，卧则喘者，是水气之客也"，且《金匮要略·痰饮咳嗽病脉证并治》中也说道"咳逆倚息，短气不得卧，其形如肿，谓之支饮"。苓桂术甘汤加附子乃温补心脾肾之方，采用温补心肾之法，促使肺之宣肃功能恢复，达到祛痰饮之目的。本方用茯苓 120 g、白术 120 g 加强燥湿利尿之功，力度可见一斑，药专力宏才可克敌制胜。三诊时，患者的症状有反复，处方中加入葶苈子和杏仁，增强止咳平喘之效。

12. 升阳散火汤治疗糖尿病感觉神经异常之脾胃虚弱，郁热内生证

患某，女，55 岁。患者双下肢自觉烧灼 8 年，大腿根部刺痛，静坐时明显，惧怕穿衣，夜间不能覆被，坐立难安，常以冰袋敷于下肢，舌淡，苔白，脉沉细略弦数。空腹血糖 8.8 mmol/L。

西医诊断：2 型糖尿病，糖尿病周围神经病变。

中医诊断：血痹。

中医辨证：脾胃虚弱，郁热内生证。

治法：补益脾胃，升阳清热。

处方：

柴　胡 9 g	升　麻 6 g	防　风 9 g	羌　活 15 g
独　活 30 g	葛　根 30 g	党　参 15 g	白　芍 30 g
生甘草 9 g	炙甘草 9 g		

水煎服，日 1 剂，早、晚各 1 次。

1 个月后患者灼热减轻 50%，刺痛减轻 60%，继加减调理后痊愈。

　　按：患者热在下肢，脾虚症状虽不甚明显，但却为本证的重要指征，故用升阳散火汤发散郁火，挽救被遏之脾土。方中用羌活、独活可除湿通痹。升阳散火汤证的核心病机都在于气虚阴火，郁而发热，主要临床症状中都有发热而热象不高，或自觉发热，以及脾虚的表现，治疗因脾胃气虚，无力升举或外达，郁于机体所导致的发热。升阳散火汤，方中升阳之药众而补虚之品少，所治病证的脾虚不显，注重以升发阳气而发散郁火，是治疗郁火所致之糖尿病末梢神经感觉异常和慢性咽炎的效方。

参 考 文 献

［１］　李经纬,余瀛鳌,区永欣,等.中医大辞典［Ｍ］.北京：人民卫生出版社,2004：1－205,1057,1226,1284.

［２］　杨关林,张哲,张会永,等.血脉病探要［Ｊ］.辽宁中医杂志,2007,34(11)：1528－1529.

［３］　庞宗然,苏晓慧,刘祖涵,等.微循环障碍与糖尿病及其并发症关系［Ｊ］.时珍国医国药,2011,22(4)：988－989.

［４］　仝小林,赵昱,毕桂芝,等.试论中医"治未病"及"络病"理论在糖尿病微血管并发症治疗中的应用［Ｊ］.中医杂志,2007,48(6)：485－486.

［５］　仝小林.糖尿病血管并发症中医研究的策略［Ｊ］.中国临床医生,2013,41(10)：1－3.

［６］　白煜,白宇宁,刘文科,等.从糖尿病络病论治血管并发症探讨［Ｊ］.北京中医药,2016,36(6)：570－572.

［７］　贝伟剑.瓜蒌薤白汤的药理研究［Ｊ］.中成药研究,1987,3：45.

［８］　逢冰,赵锡艳,彭智平,等.仝小林教授糖尿病合并冠状动脉粥样硬化性心脏病诊治验案1则［Ｊ］.环球中医药,2012,5(11)：842－844.

［９］　王涵,周强,仝小林.仝小林治疗糖尿病并发症应用黄芪经验［Ｊ］.环球中医药,2013,6(4)：272－274.

［10］　仝小林.维新医集［Ｍ］.上海：上海科学技术出版社,2015：15.

［11］　华传金,仝小林.怎样防治糖尿病足［Ｊ］.中医杂志,2000,41(8)：506.

［12］　周水平,仝小林,徐远.通络法用药配伍规律浅析［Ｊ］.国医论坛,2003,18(1)：18－19.

第十一章 脾瘅常用靶方、药对及小方

一、脾瘅常用靶方

1. 仝氏代综减肥方

[方歌] 万恶之源起肥胖,酸黏脂肝血压糖。虚胖食少亦长肉,实胖贪食裤腰长。决葶车芥苏莱子,二陈枳术带槟榔。虚胖六君调脾肾,实胖陷胸取三黄。

[注解] "靶药":决明子、葶苈子、车前子、白芥子、紫苏子、莱菔子。实胖:陈皮、清半夏、枳实、白术、大腹皮。虚胖:陈皮、清半夏、人参、茯苓、白术、甘草。(虚胖,俗称"喝凉水也胖",即食量不多仍发胖,多为代谢能力低下所致。实胖:黄连、黄芩、大黄、清半夏、瓜蒌仁。)

2. 仝氏大黄黄连降糖方

[方歌] 脾滞肝胆及胃肠,运化失司起高糖。白虎人参天花粉,大黄黄连泻心汤。三矢调整菌群态,肝芍芩胆清肺桑。

[注解] 2 型糖尿病多由于土壅木郁所致。临床常用方:白虎加人参汤加用天花粉;大黄黄连泻心汤。"三矢":五灵脂、夜明砂、蚕沙。肝热——赤芍;胆热——黄芩;肺热——桑叶。

3. 仝氏连赤方

[组成] 黄连 15 g,赤芍 30 g,生地黄 30 g,知母 30 g,天花粉 30 g,山茱萸 15 g,西洋参 6 g,干姜 6 g。

[方歌] 糖尿芍地气营热,连知洋花口干渴。萸肉敛汗济肝肾,苦寒伤胃干姜佐。

[注解] 本方主治糖尿病气营蕴热证,症见口干渴,面赤,手足心热,汗多等。本方可独立降糖,合用西药注意减量。

4. 仝氏大黄黄连代脂方

[方歌] 代脂连黄配山楂,红曲神曲曲半夏。茵陈赤丹来护肝,首乌荷叶晚蚕沙。

[注解] 降脂"靶药":黄连、山楂、红曲、神曲、半夏曲、何首乌、荷叶、晚蚕沙。护肝"靶药":茵陈、赤芍、牡丹皮。

5. 仝氏大黄黄连代高方

[方歌] 代高土壅阻力强,黄连清胃走大黄。黄芩钩藤夏枯草,土壅木郁肝火旺。土壅

水停洪大脉,茺蔚泽泻降压良。

[注解]　代谢性高血压土壅木郁证,临床治疗多使用大黄黄连泻心汤。清肝降压"靶药":黄芩、钩藤、夏枯草。利水降压"靶药":茺蔚子、泽泻。

6. 仝氏五藤痛风尿酸方

[方歌]　土壅失运产嘌呤,当归拈痛湿毒清。黄柏大黄威灵仙,二秦三妙土茯苓。痛风稀敛活络效,忍青鸡首络五藤。

[注解]　当归拈痛汤是治疗高尿酸血症湿热相搏,外受风邪证的"靶方"。"二秦":秦皮、秦艽;"三妙":黄柏、苍术、薏苡仁;"五藤":忍冬藤、青风藤、鸡血藤、夜交藤、络石藤;"活络效":活络效灵丹。

7. 仝氏茵黄芍曲汤

[组成]　茵陈 15~30 g,生大黄 6 g,红曲 3~9 g,赤芍 9~15 g。

[方歌]　茵黄芍曲治土壅,启脾理枢肝启动。虎杖鬼箭脂肪肝,蒲黄金钱胆淤症。腹胀理气陈腹皮,五味垂盆降肝功。

[注解]　胆汁瘀滞,加赤芍、蒲黄、大叶金钱草;肝功能异常,加五味子、垂盆草、赤芍、虎杖。

8. 仝氏冠心痰瘀汤

[组成]　瓜蒌 30 g,薤白 15 g,丹参 15 g。

[方歌]　瓜蒌薤白三降丹,冠心痰瘀好祛斑。软管昆藻合抵当,健脾六君肾二仙。

[注解]　本方是治疗冠心病痰瘀互阻证的首选方,患者多伴有肥胖及血糖、血脂、血压的升高。其核心病机为痰瘀互结;病理基础为脾虚生痰,肾虚生瘀。年轻的冠心病患者用此方效如桴鼓;如需软化血管,加用昆布、海藻合抵当汤(水蛭、虻虫、桃仁、大黄);老年人冠心病患者要加强健脾(六君子汤)、补肾(二仙汤:仙茅 30 g,淫羊藿 15 g 起);胸阳衰微者,合用人参、附子。

9. 仝氏益气通络汤

[组成]　炙黄芪 30 g,川桂枝 15 g,鸡血藤 30 g。

[方歌]　黄芪桂枝鸡血藤,共奏益气通络功。肢冷再加川乌好,顽麻还需配川芎。

[注解]　此方可益气、温经、活络,治疗肢体麻痹。如疼痛、肢冷明显者,加制川乌;麻木明显者,加川芎。

10. 仝氏糖网煎

[方歌]　糖网非增眼络热,夜槐蒲地赤黄芪。痰瘀积脉代综者,六君桃红顾肾脾。

[注解]　非增殖期糖尿病视网膜病变多由"络热"而起。常用方药:黄芪、生地黄、赤芍、蒲黄、夜明砂、槐花(剂量需结合临床实际情况)。如患者脾肾亏虚,可合用六君子汤、桃红四物汤。

二、代谢综合征药对及小方

1. 大黄、黄连

[应用]　大黄有清热泻火、通腑泄浊之功,能泻胃肠之实热,导中焦之壅滞;黄连能清胃肠之热,尤善燥化湿热。二药同为苦寒之品,相须为用,清泻胃肠实热之力强。

　　[心得]　此方作为治疗代谢综合征胃肠实热证的基础方,既可清胃肠无形之邪热,又可以去内蕴有形之实热。辨证要点为:口干,口渴或口苦,便秘。临床常用剂量:黄连 6~15 g,生大黄 6~9 g。使用黄连须配伍生姜或干姜,以防苦寒伤胃。同时,大黄、黄连的比例要视患者的大便情况而定,大黄通下,黄连止泻。年龄较大或体质虚弱之人,可配伍补益脾肾之药,如山药、黄精等。

2. 黄连、清半夏、瓜蒌仁

　　[应用]　黄连苦寒,清泻心下结热;半夏辛温,化痰涤饮,消痞散结。二者合用,辛开苦降。瓜蒌仁甘寒,清热涤痰,润肠通便,既可助黄连泻热,又能与半夏配伍共奏涤痰之功。全方润燥相得,辛开苦降,使痰热各自分消,去其结滞之患。

　　[心得]　此方作为治疗代谢综合征痰热互结证的基础方,黄连清泻中焦之火,火退则防气阴耗伤,从而阻断病程的进一步发展。全方短小精悍,三味药均针对其基本病机——中满内热,具有确切的降糖、调脂、降压、调节代谢的作用。辨证要点为:痞满,舌红,苔黄厚腐或黄厚腻,形体肥胖。临床常用剂量:黄连 6~15 g,半夏 9~15 g,瓜蒌仁 15~30 g。在具体的遣方用药中,还应当根据临床实际情况灵活化裁,痰湿重者加半夏用量,热重者加黄连用量,痰瘀互结者尚应适当加入行气活血之品等。

3. 柴胡、黄芩

　　[应用]　柴胡气味轻清,善宣透,能疏解少阳郁滞,助少阳之气外达;黄芩苦寒,能清胸腹蕴热,使少阳之火清于里。二者配伍,一开一阖,一升一降,促少阳之枢运转,共奏开郁清胃之功。

　　[心得]　二者配伍,清少阳郁热,治疗代谢综合征肝胆郁热证者。若肝火亢盛,则可加用夏枯草、龙胆草,增强降火清热之效。

三、降糖与改善胰岛素抵抗药对及小方

1. 黄连、生姜/干姜

　　[应用]　黄连苦寒,清热燥湿,泻火解毒;生姜/干姜辛热,温中散寒。姜可制约黄连苦寒伤胃,二药合用,共奏辛开苦降、寒热并调之功,为降血糖之经验药对。

　　[心得]　根据糖化血红蛋白、血糖、病程、年龄、体重的不同,黄连用量随之变化。笔者用黄连,调理脾胃,多在 1.5~6 g;而降糖,15~45 g 为常用量。比如空腹血糖小于 7 mmol/L,黄连剂量为 9~15 g;空腹血糖 7~10 mmol/L,黄连剂量为 30 g;空腹血糖大于 10 mmol/L,黄连剂量为 30~45 g;糖尿病酮症最大应用至 120 g。使用黄连须配伍生姜或干姜,以防苦寒伤胃。脾胃正常者,黄连:干姜为 6:1;脾胃虚弱者,黄连:干姜为 3:1 或 1:1。如此配伍,可存其降糖之用,去其苦寒之性。一般治疗糖尿病本病,黄连使用剂量大;治疗糖尿病并发症,黄连使用剂量偏小。

2. 黄连、知母

　　[应用]　黄连苦寒,清热燥湿,泻火解毒;知母甘寒,滋肾润燥,上润肺燥、泻肺火,中清胃火、除烦渴,下滋肾阴、润肾燥而退骨蒸。二者相须为用,为降血糖之经验药对。

　　[心得]　此方为清热生津润燥之效方。二药合用,主要针对糖尿病之"热"态与"燥"

态。黄连、知母在现代药理学上均具有好的降糖功效,实为降糖之"靶"药。在2型糖尿病早中期,药对应用较广,临床多用黄连15~45 g,知母15~30 g。

3. 黄连、乌梅

[应用] 黄连苦寒清热;乌梅生津止渴、酸涩敛阴。二药合用,取"苦酸制甜"之意,是具有较好疗效的降糖药对。

[心得] 大自然中,苦为甜之对立,酸为甜之中和。糖尿病为一"甜病",故苦酸可以制甜。此方黄连清胃火,乌梅生胃津,苦酸制甜以降糖。

4. 黄连、赤芍

[应用] 黄连泻气热,赤芍清营热,二药合用,治疗糖尿病气营蕴热证。

[心得] 辨证要点为:口干渴,面赤,手足心热,汗多等。如口干、口渴明显,可加知母30 g、天花粉30 g、西洋参6 g;如汗出较多,可加山茱萸敛汗。临床本药对可独立降糖,合用西药注意减量。

四、减肥药对及小方

1. 莱菔子、葶苈子、决明子、车前子

[应用] "四子"为行气开郁之靶药,四者选择性配伍应用,为治疗实胖之经验药对。

[心得] 莱菔子行气消导之力较强,经常作为治疗肥胖病的靶药,对于中满腹胀而肥者尤有良效。葶苈子泻热下气行水之功尤强,肥胖患者若伴有气机郁滞、水湿内停者,常佐以该药增强行气导滞、利水泄浊之功。决明子可通过降血脂、促进胃肠蠕动、利尿等途径降低体重。车前子清热利尿,可使热邪从小便而出,增强小肠泌别清浊之功,促进膏浊的排出,可酌情配伍茯苓、泽泻等药。临床多酌情应用"四子"各15~30 g。另外,可以配以行气开郁化痰之品,如化橘红、佛手、陈皮、香橼等。

2. 薏苡仁、茯苓、山药

[应用] 三者为补气健脾之"靶药",具有健脾利湿之效,为治疗虚胖之经验方。

[心得] 仝氏健脾瘦身汤由生薏苡仁30 g、茯苓9 g、山药15 g组成,主要功效为健脾利湿减肥。本方主治虚胖,即食量不多仍胖,此类患者多为代谢能力低下,表现气喘吁吁,囊囊肚腩,手脚发胀或水肿,以女性多见。上方可每日煮粥或煎药,长期吃半年以上。

五、调脂与消膏降浊药对及小方

1. 红曲、山楂、荷叶

[应用] 三者为消膏降浊之"靶药",常配伍使用,治疗血脂异常、肥胖者。

[心得] 红曲中含有多种他汀类成分,可降低血脂和血糖。山楂消食积、入血分化瘀滞,其消膏降脂作用强。荷叶味苦涩而性平,能清暑化湿,升清阳而凉血热。三者是消膏降浊之常用药物。山楂的常用量为30 g,红曲的常用量为6~12 g,荷叶的常用量为9~15 g。

2. 荷叶、苍术

[应用] 荷叶具有利湿、健脾升阳之功;苍术辛温燥烈,功擅祛风除湿,健脾止泻。二药合用,具有化湿祛浊之功,现代药理学上具有降血脂的作用。

[心得]　舌苔厚腻为二药应用指征。可使用大剂量苍术15~30 g,荷叶一般应用至15~30 g。临床若以湿为重,化湿可配伍藿香,渗湿当用云茯苓、薏苡仁,利水用车前草、竹叶。

3. 陈皮、大腹皮

[应用]　陈皮可理气健脾,燥湿化痰;大腹皮可行气宽中,行水消肿。二药合用,为行气运脾之要药。

[心得]　该药对在于取其行气运脾之功效。脾瘅的核心病机为"中满","满"则易壅滞不动,故无论减肥、消膏、降脂,"行气运脾"是很重要的治法。

4. 茵陈、红曲、生大黄

[应用]　三药合用,具有消膏调脂、通腑降浊之功。

[心得]　此药对适用于腹型肥胖、中重度脂肪肝患者。临床常用剂量:茵陈15~30 g,红曲3~9 g,生大黄3~6 g。若腹部膨满胀大,则合用厚朴三物汤;虚胖,则配伍党参、炒白术、荷叶;肝损害,配伍赤芍、五味子、虎杖。

六、 降压药对及小方

1. 夏枯草、黄芩

[应用]　此药对为高血压"热"证之靶药。夏枯草清泻肝火,黄芩清泻肝热。二药合用,清肝热,泻肝火,主要用于治疗高血压属肝火亢盛证。

[心得]　治疗高血压属肝火亢盛型,夏枯草、黄芩需用大剂量,夏枯草常用30~45 g,甚至用量达60 g,黄芩常用30 g。

2. 炒杜仲、桑寄生

[应用]　炒杜仲、桑寄生均有补肝肾、强筋骨之效,二者合用,为治疗高血压肝肾不足证之靶药。

[心得]　治疗高血压属肝肾不足、腰膝酸软者,炒杜仲常用15~30 g,桑寄生常用15~30 g。

3. 茺蔚子、泽泻

[应用]　此药对为高血压脉洪大、"水"多之靶药;茺蔚子又为活血利水之靶药。

[心得]　治疗高血压之脉洪大者,茺蔚子可从30 g起量用之,泽泻30~45 g。

4. 石决明、珍珠母

[应用]　石决明平肝清热;珍珠母平肝潜阳,清肝明目,镇惊安神。二药合用,为安神降压之靶药。

[心得]　治疗高血压合并眠差的患者,石决明15~30 g,珍珠母9~15 g。

5. 土鳖虫、鸡血藤

[应用]　此药对为高血压软化血管降压之靶药。

[心得]　高血压之"革"证,类似于老年高血压伴有血管硬化者。其治法以补益肝肾为要,软化血管降压,可选用大黄䗪虫丸为主方,加用补肝脾肾之品,缓缓补之。

七、　降尿酸药对及小方

1. 威灵仙、秦皮

[应用]　威灵仙具有祛风湿、通经络之功效;秦皮可清热燥湿。两药合用,为治疗高尿酸血症之靶药。

[心得]　威灵仙和秦皮祛风除湿。现代药理学证明,二者具有明显的促进尿酸排泄的作用,为治疗高尿酸血症之"靶"药,对于任何证型的高尿酸血症均适用。一般使用剂量分别为威灵仙 6~10 g,秦皮 6~12 g;但若要充分发挥降低尿酸作用,秦皮可用至 15~30 g,威灵仙则通常使用 30~45 g。

2. 苍术、黄柏

[应用]　苍术、黄柏均具有清热燥湿解毒之效,尤擅清利下焦湿热。

[心得]　苍术、黄柏为二妙散的组方药物。临床剂量苍术多为 15~30 g,黄柏多为 15~30 g。

3. 忍冬藤、络石藤

[应用]　忍冬藤有清热解毒、疏风通络之功;络石藤功擅祛风通络,凉血消肿。二药配伍,共达通络宣风之功。

[心得]　久病入络,关节受累时应注重藤类药物的使用。临证中,偏热宜使用忍冬藤、络石藤,偏寒则选择鸡血藤、夜交藤合用通经活络之药物,剂量 30 g 起用。

八、　改善肝胆系统疾病药对及小方

1. 茵陈、虎杖

[应用]　此药对为治疗脂肪肝之"靶药"。茵陈是治疗黄疸之要药,可清热利湿退黄;虎杖具有利湿退黄、清热解毒、散瘀止痛之功。

[心得]　辨证要点为:患者有酗酒史,体型肥胖,腹部超声示轻、中、重度脂肪肝。临床用量:茵陈 15~30 g,虎杖 15 g。胆汁瘀滞者加赤芍、大叶金钱草。

2. 五味子、田基黄

[应用]　五味子有收敛固涩、益气生津、补肾宁心之功;田基黄有清热解毒、利湿退黄、消肿散瘀之效。二者配伍,清热敛阴,保肝降酶,用于糖尿病合并肝功能受损者。

[心得]　现代药理学研究证实五味子既能抗肝损伤,又可诱导肝脏药物代谢酶而起到保肝降酶之效;田基黄亦可使转氨酶下降。临证常用五味子 15 g,田基黄 15~30 g。

3. 威灵仙、皂角刺

[应用]　此药对为治疗胆囊息肉、肠息肉的靶药。威灵仙,辛、咸,温,可消骨鲠;皂角刺,性味辛温,消肿托毒,排脓,杀虫。

[心得]　威灵仙应用剂量大于 30 g。

九、　代谢综合征合并冠心病药对及小方

1. 瓜蒌、薤白

[应用]　此药对为冠心病痰瘀互阻证之靶药,具有化痰、通阳、活血之效。

[心得]　辨证要点为：胸闷,胸痛,唇色紫暗。临床多用瓜蒌仁 30 g,薤白 15 g。如需增强活血化瘀止痛之力,加丹参 15 g、三七粉 3~6 g;如需行气疏络,则加用降香、橘络等;老年冠心病患者应注意培补肝肾,加淫羊藿、枸杞子等;如脾虚湿盛,加党参、云茯苓等健脾利湿。

2. 丹参、降香

[应用]　丹参,入心包络而化瘀;降香,入血分而行气活血。二者合用,辛香行气,活血通络,治疗糖尿病心血管病变或合并冠心病心脉瘀滞不畅者。

[心得]　心脉瘀滞不畅的临床表现为胸闷,甚则胸痛。丹参、降香为辛香疏络、开胸顺气之药,常用丹参 30 g,降香 15 g。

3. 丹参、三七

[应用]　丹参,入心包络而破瘀;三七,活血化瘀。二者合用,为活血化瘀止痛之要药,治疗糖尿病心血管病变之心脉瘀滞不畅者。

[心得]　临床常用丹参 30 g,三七 3~6 g。如需通阳,则用薤白配桂枝;如行气,则配伍枳实、降香。

十、 糖尿病微血管病变药对及小方

1. 生大黄、水蛭粉

[应用]　水蛭化瘀通络;大黄为肾脏之引经药,通下泄浊。二者合用,可通络泄浊可降肌酐。

[心得]　此药对为治疗糖尿病并发微血管病变者。常用剂量:大黄的制法、剂量需根据患者的大便情况而定,一般情况下 1.5~12 g,如患者大便稀溏,需要单包大黄,大便以 1~2 次/日为宜;水蛭须打粉,1.5~6 g。如蛋白尿明显者,可合水陆二仙丹;水肿明显者,可合五苓散;肌酐、尿素氮较高者,可合用大黄附子汤加药浴以排毒通腑;肾性贫血者,可合二仙汤、当归补血汤等;肾性骨病,可加补骨脂。

2. 生黄芪、丹参

[应用]　黄芪补气升阳,丹参养血活血,黄芪合丹参补气养血可消蛋白。

[心得]　此药对可治疗糖尿病并发微血管病变者。常用剂量:黄芪 30~45 g,丹参 15 g。

3. 水蛭、三七

[应用]　水蛭味咸、苦,性平,有毒,功擅破血逐瘀;三七,甘、微苦,温,功擅散瘀定痛。二药合用,可治疗代谢综合征之络脉病变。

[心得]　此药对可治疗糖尿病并发微血管病变者。常用剂量:水蛭须打粉,1.5~6 g;三七 3~6 g。

3. 鸡血藤、夜交藤

[应用]　鸡血藤有养血活血、通经活络之功;夜交藤功擅养心安神,祛风通络。二药配伍,共达养血活血、通经活络之功。

[心得]　此药对可治疗糖尿病周围神经病变四肢疼痛者。如有经络郁热,应使用忍冬

藤、络石藤之属。二药临床应用剂量应在30 g以上。

4. **蒲黄、夜明砂**

[**应用**] 蒲黄有止血化瘀之功;夜明砂功擅清肝明目,散瘀。二药配伍,共达活血化瘀、明目之功效。

[**心得**] 此药对可治疗糖尿病视网膜病变。常用剂量:蒲黄 3~9 g,夜明砂 15~30 g。

5. **金樱子、芡实**

[**应用**] 金樱子酸涩收敛,功专涩精,止小便遗泄;芡实健脾利湿之功显著,又擅益肾固精止带之功。二药配伍,益肾固精,补脾止泻,缩小便之力强。

[**心得**] 此药对可治疗糖尿病肾病之蛋白尿、多尿者;配伍怀山药有降糖之功。

6. **生黄芪、泽泻**

[**应用**] 生黄芪,功擅补中益气,利水消肿;泽泻利水,渗湿,泻热。二药合用,可益气利水通(肾)络。

[**心得**] 此药对常用于治疗糖尿病肾病之水肿。辨证要点为:下肢水肿严重,午后加重,小便量少,气短懒言。如肢冷、畏寒,加制附子、干姜。常用剂量:黄芪 15~45 g,泽泻 15~30 g;重度水肿者,泽泻可与茯苓同用,茯苓可用至 30~120 g。

第十二章 "态靶因果"中医辨治模式的理论阐述

一、论"态靶因果"中医临床辨治方略

随着系统生物学的发展,传统中医学生态大系统与网络药理学、代谢组学、蛋白组学、基因组学等系统分析方法产生碰撞与融合,孕育出一种"态靶因果"的中医学辨治模式。系统生物学将为揭示中医"态"的本质和"调态"的机制提供极大的便利。中医可以借鉴解剖、生理、病理、药理等西医学技术,丰富中医的辨治理论,使中西医从技术到理论上有更深的融合。中医临床在传统辨证思维基础上,提倡对症用药、对病用病、审因用药,提高治病的靶向性。笔者基于临床实践,提出"态靶因果"的"十字"处方方略,即以病为参,以态为基,以症(指标)为靶,以因为先,以果为据,处方时全方位地关照疾病的用药方略,以期提高临床疗效。

(一) 以"病"为纬,以"态"为经

1. 中医通过调态治疗疾病

病者,失衡之态也,证为其表。人体疾病的外在状态,就是中医所谓的证候。《黄帝内经》讲"阴平阳秘,精神乃治",当机体的平衡被打破,机体就会呈现出各种病"态"(如热态、寒态、湿态、燥态、虚态、实态等),机体的病态导致正常的功能和作用无法发挥。中医从宏观入手,利用药物的偏性,调整疾病时的偏态,使体内的自调节、自修复、自平衡的能力得以最大效能的发挥,是中医治疗的基本思维。例如一个西瓜有一小部分已经发生腐烂,外科医生会用手术切掉腐烂部分防止情况恶化;西医内科医生会局部使用抗生素防止继续腐烂;而中医则是把西瓜放到冰箱,改善环境,同样能防止继续腐烂。西医针对细菌的"祛邪"和中医针对环境的"调态",都是有效的治疗手段。西医擅长调"微态",中医的特色和长处在于调"宏态"。识"态"、辨"态"和调"态",是中医认识疾病和治疗疾病的独特思维。

2. 以"病"为纬,窥病之全貌,探病之机要

辨病论治自古是中医重要的诊疗方法。但受当时诊疗水平的限制,古代中医对疾病的认识比较模糊和笼统,很多疾病仅仅是根据症状或体征命名,例如《伤寒论》提出"六经病"概念,《金匮要略》根据症状提出"黄疸病""历节病""狐惑病"等病名。西医学利用先进的

诊疗技术,在解剖、病因、病理、生理等层面对疾病的认识更为完整。而诊断的进步,使多数疾病的发现时间大大提前,使我们得以窥见疾病的全貌。早期治疗的介入,使疾病的进程大大延缓,很多古代无法诊断和治疗的疾病已逐渐归为慢性病的行列。加之时代的变迁,人类疾病谱也发生了重要改变。

基于此,笔者认为中医所辨之病,应采用西医学诊断的病名。例如西医学对高血压病、冠心病、糖尿病的认识已经较为完善,而中医传统的病名往往无法很好地对应。比如传统消渴,强调的是有"三多一少"的那一部分患者,不是现代糖尿病的全过程,也不是全部患者。所以"三消"理论在应用在今天的糖尿病治疗中有其局限性。因此,我们的首要任务,是参照西医的疾病框架,按照中医的思维,重新审视疾病的全过程,对疾病进行分期,抓住每个时期的"态"的核心病机,重新确立主要证候、治法、处方,包括靶方靶药。

3. 以"态"为经,厘清"态"之层次

中医看病,善于纵向观察,强调当下整体"态"。得益于现代诊疗技术的发展,人们对疾病的病因、发展和预后转归有更完整的认识。中医应当充分借鉴现代医疗下对疾病全貌认知的成果,丰富中医的整体观,实现对疾病全方位的、动态的、连续的认识。中医当下的任务,就是要按照中医思维,重新审视疾病全过程中不同阶段的"态",找出每一个阶段"态"的核心病机,确立主要证型和治法方药;借鉴西医学对疾病的认识、分期,丰富中医的辨治理论,实现对疾病的全方位关照。

例如从病毒性肝炎→肝硬化→肝癌的发展三部曲,可能存在着"毒→瘀→虚"的不同态的阶段;例如 SARS 从潜伏期到疾病的早、中、晚期存在着"卫分有热→气分热盛→气营两燔→痰热瘀结→喘脱"的不同态的阶段。例如糖尿病可以参照糖尿病前期、糖尿病期、并发症期,分为"郁→热→虚→损"四个阶段。在糖尿病"郁"的阶段又细分为中土壅滞、肝郁气滞等具体的态;在"热"的阶段细分为肝胃郁热、肺胃热盛等态势;在"虚"的阶段细分为热盛伤津、阴虚火旺等态势;在"损"的阶段细分为肝肾阴虚证、阴阳两虚证、脾肾阳虚证。这种以"病"为纬,在疾病横向认识上按病分期;以"态"为经,在疾病纵向认识上层层剥离地分析,对疾病的整体认识更加完善,使治疗有的放矢,能极大提高治疗的针对性和临床的可操作性。

(二) 微观定靶,增强治病的精准性

传统的中医是依靠宏观表征的定性、定向,而西医学是依靠微观表征的定量、定靶,现代中医就应该是二者的结合,提高治疗的"靶向性"。这种靶向性有三个层面的含义:一是对疾病层面,即在准确诊断的前提下,通过靶方以达到治疗疾病本身的目的;二是对症状层面,通过靶药迅速改善患者主要症状;三是对临床指标层面,即通过寻找特效的指标药,使之恢复正常,也使中医疗效的评价有据可循。在现代医疗环境下,中医治病必须与时俱进,有的放矢,态靶同调,提高临床疗效。

1. 探索针对疾病的靶方靶药

对某种疾病具有特殊疗效的处方或药物,我们称之为"靶方"。证是共性的,而病是特异的,辨病能够明确治疗的靶向,提高治疗的针对性。《医学全书·兰台轨范·序》中提出:

"欲治病者,必先识病之名,能识病之名,而后求其并指所有省,知其所由生,又当辩其生之因各有不同,而症状所由异,然后考虑其治之法,一病必有主方,一方必有主药。"临床中靶方的应用,是提高疗效的关键环节。例如葛根芩连汤现为糖尿病肠道湿热证的靶方,并有循证医学证据证明有很好的降糖效应[1]。朱良春老先生自创痛风方,重用威灵仙、萆薢和土茯苓,有很好的临床疗效。孙桂芝善用小胃方(蒲黄、露蜂房、白芷、血余炭)则是治疗胃癌的靶方。此外,像青蒿素抗疟等均是在中医理论指导下对疾病针对性很强的靶方。

2. 探索改善症状的靶方靶药

"有诸内必形诸外","症"是疾病最直观的外在表现[2]。在所有症状中,主症是最突出的临床表现,反映了疾病的主要矛盾。当症状突出,病势紧急,对症治疗往往能够迅速缓解紧急之势,此属"急则治标"之治。例如便秘、呃逆、烧心等症状,或者亚健康状态下的乏力、失眠等症状,患者通常各项指标正常,无病可辨,此刻临床症状即为患者最为苦恼之处。中医治病首先是从缓解症状入手,历代本草学对药物功效的认识,很大部分也是对症状的缓解,所以中药对缓解症状有着不可比拟的优势,如大黄、火麻仁通便,代赭石、旋覆花降逆,瓦楞子、左金丸抑酸有特异性疗效。寻找总结对抗症状的靶药,无疑是临床重要的需求。

3. 探索调控临床指标的靶方靶药

临床指标是现代诊断和判断病情的重要依据,医生和患者都很关注。现在患者很多是因为指标异常而就诊,却无明显的症状,临床常无证可辨。所以现代的中医必须重视理化指标的调控,把理化指标的改善作为临床疗效判定的重要标准之一[3]。得益于现代药理学研究,很多中药改善指标的效应已经从细胞、分子等层面得到科学证实,例如红曲降脂,黄连降糖,威灵仙降尿酸,雷公藤、穿山龙调节自身免疫反应等,由此与现代疾病治疗联系起来,可以使我们在药物的选择上更加具有针对性和科学性。

4. 寻找态靶同调药,并非中药西化

靶方靶药的寻找过程并不是简单地把中药当西药使用,而是以西医病名为基础,在病理生理研究成果的基础上,重新思考疾病的核心病机,寻找"态靶结合"药物。寻找到的方药既是改变了疾病的"态",又兼顾疾病的"靶",及在辨证前提下合理选择指标药。例如基于辨证前提下,降压中药又可分为利水降压、活血利水降压、清肝降压、通络降压、镇肝降压、平肝降压等,既有中医理论指导,又充分借鉴现代中药药理成果,使宏观调态与微观定靶有机结合,实现药理研究的现代回归[4],临床必将事半功倍。

(三)察"因态",切断病之源头

察"因态",指对疾病的认识前移,重视病因。病因是疾病的源头。病因不除,源头不断,疾病难愈,故审因论治是中医辨证思维中的重要部分[5]。《素问·至真要大论》曰"必伏其所主而先其所因";《备急千金要方·诊候第四》亦曰"夫欲理病,先察其源";陈无择在《三因极一病证方论》中言"凡治病,先须识因;不知其因,病源无目"。西医学的病因学主要是指客观病因,包括原始病因(如病菌、病毒等)及病理产物。利用现代药理研究成果和仪器,研究新的审因效法,十分必要。我们曾根据现代药理研究结果,选择体外实验对铜绿假单胞菌高度敏感的中药(白头翁、夏枯草、玄参、大黄)制成雾化剂,共治疗7例铜绿假单胞菌性肺炎(2

种以上抗生素治疗而无效者),6 例治愈,1 例无效。对病因的准确截断,可有效防止疾病发展。

(四) 重"果态",先安未受邪之脏

重视"果态",是"既病防变"的"治未病"思想在治疗中的体现,是对疾病的发展预后的动态把握,在慢性病的调摄中尤为重要。早在《黄帝内经》中就提出了治未病的理念,并成为评价医生好坏的标准之一,如《素问·四气调神大论》载"是故圣人不治已病治未病,不治已乱治未乱,此之谓也",《素问·刺热》载"肝热病者,左颊先赤……肾热病者,颐先赤。病虽未发,见赤色者刺之,名曰治未病",《灵枢·顺逆》载"上工治未病,不治已病"。在临床中,要求将预防理念贯穿治疗全程,提前干预,料在机先。如治疗糖尿病时,贯穿全程的是治络理念,即并发症未出现之时,适当使用三七、丹参等活血之品预防微血管病变,适当选用黄芪、水蛭防止和延缓糖尿病肾病的发生发展。在洞悉疾病发展过程的基础上,针对疾病欲发之兆,未雨绸缪,"先安未受邪之脏",阻断传变。

(五) 态靶结合,中医学与系统生物学的深度融合

中医可以借鉴解剖、生理、病理、药理等西医学技术,丰富中医的辨治理论,使中西医从技术到理论上有更深的融合。中医需要敞开胸怀,吸纳现代科技成果,主动伸出手,搭建中西医结合的桥梁。系统生物学的发展将为揭示"态"本质和"调态"的机制提供前所未有的便利。

系统生物学简言之是研究生物体系(系统)中各种元素(基因、蛋白、代谢物等)之间的相互关系[6]。西药单一化学成分的研究是"点-点"的模式;中医药以往的研究可描述为"多点-多点"的模式,及多个化合物对多个靶点、多个途径、多个环节的作用模式;现有的系统生物学则是把生物体作为和基因、蛋白质、代谢物等相关的整个系统,把药物作为单一扰动因素,研究的是单一因素对生物系统的应答,即"点-系统"的模式(网络药理学)。中医药研究如照搬现有的系统生物学的体系,则无法构筑重要复杂干预系统与生物应答系统之间的交互作用。所以根据中医药自身特点,利用多组学表达复杂生命体系的整体模式,将中药复方三个"化学层次"(复方、有效部分或组分、有效成分群)提升为化学物质组学,产生化学物质组(中药复方)与生物体系的动态应答(系统-系统)的关系模式,进而系统地揭示中医药的科学性。

中医通过调态影响疾病向愈,西医治病是针对靶器官、靶组织,中医学与西医学如何融合?"系统-系统"的研究模式则提供了中药物质基础的表征和临床疗效评价的新思路、新方法。现代科学技术体系与中医药理论体系的深度融合孕育出的"态靶结合医学"必将推动中医学的大发展。

(六) "态靶因果"辨治方略的临证思维

"态靶因果"方略是一种对疾病发展态势宏观把握的临证思维,要求对疾病横向和纵向的态势有全面的认识,对疾病的全貌做到心中有数,准确把握疾病不同阶段的核心病机,提高治疗的靶向性和精准性。

"态靶因果"辨治方略的临证思维过程又可概括为"经纬网格理论",即以病为纬,以态为经,处方中实现对疾病的全方位关照,见下图12-1。一横一竖即为十,"横"代表全程,其左右两边,左表示病因,右表示预后;"竖"代表当下,其上下两端,上表示证态(证候、主症),下表示靶标(理化指标)。临证处方应从两方面入手:① 关注当下:先定态,再加靶药。② 环顾左右:左为形成疾病之病因,能否消除? 右为未来发展预后,能否预防? 换句话说,就是"态、靶、因、果"之结合。"十字架"诊病处方的内涵为"态、靶、因、果"结合药物的选择,并将其总结为"经纬网格理论":病为纬,态为经,经纬之结合点即为"靶",例如糖尿病10年的患者,态为湿热内蕴兼有气虚,予半夏泻心汤加黄芪;靶标为血糖升高,加黄连、知母、赤芍;预后关注微血管病变,加三七粉;病因尚缺乏明确药物,空缺。

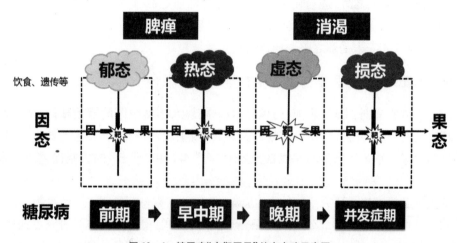

图12-1 糖尿病"态靶因果"处方方略示意图

在临床应用的关键是注重经纬交汇点,就是我们要寻找的态靶结合药,可谓一箭双雕。如果这味药还能兼顾前"因"、后"果",则可一箭多雕。我们要努力寻找和发现的,就是态靶结合、态靶因结合、态靶因果结合的药。经纬网格选药理论,就是"十字"处方方略的内涵。

(七) 小结

面向21世纪,在以老年病、慢病、多代谢病、心源性疾病、药源性疾病、突发性传染病(瘟疫)为时代疾病特点的今天,中医在整体观指导下的"调态"治疗,必将为解决这些多因、疑难、复杂疾病提供重要思路和注入极大的活力。系统生物学的发展,为中医"态靶医学"机制的揭示提供了助力;"态靶因果"的中医辨治方略,不仅能有效地提高临床思维水平,也推动了中西医的互补和结合。我们必须解放思想,敞开胸怀,吸纳现代技术,与时俱进,为人类医学的共同发展提供更先进的中医理念。

二、 探寻改善症状的靶方靶药

症状是患者主观感受到不适或痛苦的异常感觉或病态改变[7],是患者和医生发现疾病的开始,也是研究疾病的源头。对症选药的治疗思路极有可能是最初形成的、最直接的治疗思路,在漫长的中医发展史中积累了丰富的临床经验,具有明显的优势。

(一)对症选药思路的源流

中医诊断疾病,包括对病名及证型的确定。中医内科病名,如咳嗽、哮病、喘病、痰饮、心悸、心痛、不寐等,均属主症性病名。辨证中的"证",亦是从整体上对症状群进行关联与归纳总结,进而对疾病的病位、病性、病势及机体抗病功能等本质变化的概括。不断建立和发展出的六经辨证、脏腑辨证、卫气营血辨证及气血津液辨证等辨证体系,均为从不同角度对于症状的描述、归纳及辨识。因此,诊断作为治疗的基础,与患者的症状密切相关。

中医治疗学的最早探究来源于药物对于症状的改善作用。《神农本草经》云:"丹砂,味甘,微寒,无毒。主身体五脏百病,养精神,安魂魄,益气,明目,杀精魅、邪恶鬼。久服通神明,不老。""葛根,味甘,平,无毒。主消渴,身大热,呕吐,诸痹,起阴气,解诸毒。"后世虽完善了药物的性味、归经等理论,但其落脚点仍然是对特定症状的改善,如《本草备要》云:"黄芪,补气,固表,泻火,甘温。生用固表,无汗能发,有汗能止。温分肉,实腠理,泻阴火,解肌热。炙用补中,益元气,温三焦,壮脾胃。生血生肌,排脓内托,疮痈圣药。"单味药物作为治疗的单元,对特定症状的针对性改善作用,是用药时需要明确的基本点。

方剂典籍中同样包含了大量依据症状治疗的内容。《太平惠民和剂局方》云:"三生饮,治卒中,昏不知人,口眼㖞斜,半身不遂,咽喉作声,痰气上壅。无问外感风寒,内伤喜怒,或六脉沉伏,或指下浮盛,并宜服之。"《伤寒论》云:"伤寒中风,有柴胡证,但见一证便是,不必悉具。""但见一证便是"的"证",是指疾病中具有用方特异性的症状,是选择主方的指征。作为治疗主体的方剂,在具体使用中,同样需要针对症状进行选择。

中药的现代研究更为对症选药提供了理论上的支持。目前的中药研究主要针对药物的主要成分、有效成分进行探究,对于特定成分或单体的药理作用及药物代谢动力学都有较明确的认识。尽管目前的研究尚不能完全解释药物的性味归经及主治功用,但结果可指导临床应用及新药开发。如柴胡,古籍及医话中言其性平、味苦,入肝、胆经,主要功效为解表、退热、疏肝、解郁、升阳,主治发热、寒热往来、胸胁胀痛、焦虑抑郁等。现代药理研究表明其主要成分为柴胡皂苷、甾醇、挥发油和多糖等,具有解热、抗炎、利胆、促进免疫功能、镇静、安定、镇痛、镇咳等广泛的中枢抑制作用。这便从药理学的角度支持了文献中记载的功效与主治,临床上对于发热、肝胆疾病所致胸胁胀痛,以抑郁焦虑为主要表现的精神疾病等,可以针对性地使用柴胡。

对症选药治疗具有丰富的文献资料和临床经验作为背景,又能与现代研究成果相契合,将来可能成为中西医结合的一个突破口。

(二)对症选药治疗的临床意义

对症选药的思路在急症和慢性疾病治疗中尤为适合。对于急症,当急则治标。发现致命、特异的症状时,选取有急救效果的药物针对治疗,可增强中医处理急症的能力,对于部分西医无法解决的急症,甚至可能获得更加良好的救治效果。如休克所导致的脱证和厥证,大剂量参附汤合用山茱萸回阳救逆,为中医治疗急症重症的范例。

复杂的慢性疾病,临床表现多样,病因病机复杂,中医辨证往往因杂证丛生、变证蜂起而难以明辨主证方向,对于遣方用药缺乏指导意义。为求覆盖疾病,临床常出现杂方、大方,导致药物作用相互牵制,疗效不显著。如果针对疾病主要症状或重要症状,使用特异性较强的药物或方剂进行对症治疗,就可使症状尽快缓解或消除,减轻患者痛苦,提高疗效。同时由于复杂慢性疾病中,主症往往是疾病的主要病机、主要病理的外在反映,针对主症论治,常可抓住主要矛盾,从而起到截断病势、缩短病程、扭转病势之作用[8]。

(三) 对症选药治疗的应用经验

笔者强调在全面诊察疾病的性质后,从主症入手,针对症状进行选药治疗。对症选药治疗指导临床配伍组方的具体方法是:首先分析患者病情,抓住主要症状或重要症状;其次根据本草记载、医家经验及现代药理学研究成果,选用以主症为靶的单味药、药对、方剂为君药;继而以辨证为配伍方向,加入辅助药物以使整方更加适合患者病情;最后参考西医诊断,对疾病发展及预后做出评价,制定治疗方向及计划。

参考诊断学著作中列举的常见临床症状及其他内科疾病中常伴症状,仅举数例笔者临床常用的对症治疗药物及方剂。

1. 发热

(1) 石膏 用于三焦气分热盛之发热,其水煎剂具有解热作用。

(2) 柴胡 解表散热,和解少阳。主要成分柴胡皂苷具有解热、抗炎、促进免疫功能、镇静、安定等广泛中枢抑制作用,对于多种类型发热症状有良好的改善作用[9-10]。

2. 疼痛

(1) 川乌 散寒止痛,对于寒性肢体疼痛可单独使用,亦可配伍寒凉药物治疗热性痛症。主要成分乌头碱具有镇痛、局部麻醉作用[11]。

(2) 虫类药物 通络止痛,对于久病留瘀之痛症效佳,其水煎剂对躯体及内脏痛均有镇痛作用。

(3) 黄芪桂枝五物汤 温经止痛,临床用于治疗周围神经病变导致的疼痛,水煎剂具有强大的抗炎镇痛作用[12-13]。

3. 水肿

(1) 黄芪 补气利水消肿,心衰所致水肿多用此药。有强心、利尿作用,可促进水钠排泄。

(2) 茯苓 利水渗湿,可用于多种原因导致的水肿症状,主要成分茯苓醇具有明显的利尿作用。

4. 咳喘

(1) 紫苏子 为降气化痰重要药物,水提物、醇提物和醚提物均显示具有程度不同的镇咳作用,水提物具有明显的平喘作用[14]。

(2) 射干麻黄汤 温肺蠲饮,灵活配伍后可以用于各类咳喘,有平喘、抗过敏、抗炎、调节血管、肾上腺功能等作用。

5. 胸痛

丹参 活血祛瘀止痛,对各类心脏疾患导致胸闷胸痛症状有效。丹参酮具有扩冠、提高耐缺氧能力、改善微循环的作用。

6. 心悸

黄连 清热宁心,可治快速性心律失常导致的心悸症状。小剂量小檗碱对心脏具有对抗正性肌力作用,大剂量抑制心脏,减弱收缩。

7. 周围性发绀

当归四逆汤 属温经散寒通脉之药,水煎液可延长凝血时间,降低血黏度,抑制血栓形成,同时具有镇痛作用[15]。

8. 咽下困难

半夏厚朴汤 消痰下气开咽,为梅核气之专病专方。厚朴碱具有中枢性肌松作用,可使平滑肌扩张。

9. 呕吐

小半夏汤 半夏降逆止呕,可通过抑制呕吐中枢以止呕。生姜温中止呕,有效成分姜酮及姜烯酮具有末梢性镇吐作用。二者相伍所制的小半夏汤止呕力量强大。

10. 其他

(1) **天花粉** 清热生津,含大量具有降糖作用的多糖,可缓解口干,特别是高血糖导致的口干症状。

(2) **酸枣仁** 养血安神,常以大剂量治疗失眠,主要成分酸枣仁皂苷具有镇静催眠作用。

(3) **黄连阿胶汤** 滋阴降火,除烦安神,改善失眠、烦躁症状,可显著减少小鼠的自主活动性,抑制小鼠由电刺激诱发的激怒状态,有明显的镇静作用。

(四)病案举隅

1. 瓜蒌牡蛎散合白虎汤治疗口干

王某,女,60岁,2009年2月25日初诊。主诉:2型糖尿病8年余。刻下症:口干舌燥,多饮,乏力明显,入睡难,时有恶心不适,舌干红,苔少,脉弦滑数。

西医诊断:2型糖尿病。

中医诊断:消渴。

中医辨证:热盛津伤证。

治法:清热生津。

处方:瓜蒌牡蛎散合白虎汤。

天花粉 30 g	牡 蛎 120 g(先煎)	知 母 45 g	石 膏 60 g
黄 连 30 g	鸡血藤 30 g	生 姜 30 g	

3剂,水煎服,每日2次,早、晚各1次。

2009年3月25日二诊:药后患者口干舌燥好转,眠可,易醒,双目干涩。加三七9 g、水蛭粉(冲服)3 g。

按：患者主症为口渴，《金匮要略》中瓜蒌牡蛎散用治百合病变渴，证属内热盛而津液竭。《医宗金鉴》言："瓜蒌根苦寒，生津止渴，牡蛎咸寒，引热下行。"《伤寒论》中治渴者多言其属阳明，主要方剂为白虎加人参汤，主治大汗出后，大烦渴不解，舌上干燥而烦之证，证属表里俱热之气分热证。本病案中患者主诉为口干舌燥，舌红，苔少，脉弦滑数，辨证总不离阴虚、热盛二证，治以上述二方。患者口渴，从西医学角度而言，是由于血糖升高导致，因此降糖是治疗的根本。天花粉主要成分为包括葡萄糖、半乳糖、果糖、甘露糖、木糖的天花粉多糖，可明显减轻口干症状，而天花粉水提物的非渗透部位可降低血糖[16]。知母中含有多种知母皂苷、知母多糖，具有明显的降糖作用，同时多糖类物质也可进一步减轻口干症状，符合本草中对于二药"主消渴"之描述[17]。

2. 炒酸枣仁合交泰丸治疗失眠

王某，女，76岁，2009年6月3日初诊。患者甲状腺功能减退5年，服用左甲状腺素钠片控制尚可；2型糖尿病1年，服阿卡波糖片控制。刻下症：彻夜难眠，上半身汗出，下肢凉，时心悸，小便频，夜尿3次，余无明显不适，舌紫暗，苔厚，脉偏沉略数。查甲状腺功能四项结果均正常，FBG 4~9 mmol/L，2 h PG 5.7~10 mmol/L。

西医诊断：甲状腺功能减退症，2型糖尿病，失眠。

中医诊断：失眠。

中医辨证：阴虚阳亢，心肾不交证。

治法：养阴潜阳，交通心肾。

处方：酸枣仁汤加减。

炒酸枣仁 120 g	黄　连 30 g	肉　桂 6 g	山茱萸 30 g
五味子 15 g	煅龙骨 30 g[先煎]	煅牡蛎 30 g[先煎]	

7剂，水煎服，每日2次，晚饭后、睡前各1次。

2009年6月10日二诊：患者服上方7剂后每日睡眠3小时左右，仍入睡困难，多梦易醒，上半身汗出减少，畏寒、心悸减轻，小便频略减，大便质稀，日行1~2次，舌暗，苔薄黄，脉沉细弦。FBG 4~10 mmo/L，2 h PG 5.7~8.8 mmol/L。调整处方，加强养心阴之力，炒酸枣仁加至150 g。

2009年6月17日三诊：患者服上方至第4剂时，睡眠明显改善，每日睡眠4~5小时，时有乏力，余无不适，舌暗，苔薄黄，脉沉细弦。原方加黄芪45 g，五味子、煅龙骨、煅牡蛎改为远志30 g，黄连减为6 g，肉桂减为1 g。

按：患者同时患甲状腺功能减退及糖尿病，病情复杂，服药种类繁杂，中医调治应抓住"彻夜不眠"这一主症。治疗主药为酸枣仁，《本草备要》谓："补而润，敛汗，宁心，甘酸而润，专补肝胆，敛汗，宁心，疗胆虚不眠。"因其补心胆功效卓越，自《金匮要略》以酸枣仁汤治虚劳烦不眠起，即被用作治疗失眠之主药。酸枣仁中含有的酸枣仁皂苷、黄酮苷、水提取物、醇提取物均有镇静催眠及中枢神经抑制作用[18]。方中还辅以交泰丸交通心肾，调整患者阴阳不交的状态，加强治疗失眠之力。药理研究表明，大剂量黄连与小剂量肉桂相伍能加强大脑皮层的抑制，为其镇静之功用提供了药理学依据[19]。三诊之后患者症状即有明显好转，生活质量提高。

三、论改善生化指标之靶方、靶药在临床中的应用

(一)中药改善现代疾病理化指标的背景

1. "雾里看花"——传统中医诊疗的困惑

传统中医诊治疾病主要依靠"望、闻、问、切"四诊得到患者的信息后选方用药。这种仅凭感官了解疾病的方法虽然直观,但存在着一定的局限性。例如中医病名多是以症状命名,不仅缺乏病种的特异性,而且容易产生同一疾病不同名称的歧义,给标准化治疗带来不便。传统中医治疗多从症状及证候入手,对于疾病的研究相对薄弱,如阴虚燥热可见面红口渴、失眠多梦、五心烦热等症状,不同疾病均可以出现这一证型,若仅用滋阴清热药缓解症状,治疗疾病就失去了特点。随着西医病理学和生物化学的飞速发展,诊断疾病和判断疾病转归的技术日臻成熟,疾病的好转和痊愈并不等同于症状的好转。西医学的微观系统理论与中医的宏观系统理论的差异给中医的诊疗思路和疗效提高带来了前所未有的冲击。

2. "大势所趋"——现代中医面临的挑战

西医学依靠先进的诊疗设备和技术,在疾病诊断方面的发展领先于中医学,各种理化检查不仅直观而且客观,医生和患者越来越倾向以理化指标作为疗效评价的标准,因此,各种理化指标越来越受到人们的关注。值得注意的是,中医对疾病的诊断并没有因为检验技术的进步,像西医诊断学一样迅速发展。以往多以症状命名的中医病名随着西医学对于疾病的系统认识而略显落后。目前,许多患者在治疗时不仅关注自己的不适症状,更关注异常指标(如血糖、血脂、血压等)是否有所改善。特别是只有理化指标异常,而无症状可辨的患者,更是给以望闻问切四诊资料为主的"辨证论治"带来了严峻考验。中医要在现代临床中发挥作用,就不能再回避西医的理化指标。

(二)中药改善现代疾病理化指标的途径

1. "有的放矢"——理化指标为中医治疗慢性疾病"无症可辨"提供靶点

笔者提出"症-证-病"结合的现代中医辨治模式[8],即在诊断上首先明确西医之病,治疗中患者有明显症状则结合主症、证候治疗;对于疾病早期发现时没有明显临床症状的情况下,则要拓宽中医思维,可以把理化指标看作是中医之症的延伸,给疾病早期的中医治疗提供参考,体现现代中医治疗的"治未病"思路。临床用药不能脱离中药传统理论,同时要以理化指标作为疗效评价的标准之一,充分挖掘中药治疗现代疾病的潜力。

2. "一箭双雕"——指标改善和"个体化"症状改善同时实现

笔者提出这一思路,并不是放弃辨证论治,也不是为达到理化指标的正常而一味堆砌具有特异成分的中药,而是在参考药理学研究基础上,根据患者个人的症状特点应用经方,药少而精,药专力宏,达到"标准化"指标改善与"个体化"症状改善的双重效果。同时,症状改善、不良情绪的缓解也可以促进异常指标的转化,使患者逐渐达到自身调节的良性循环。这种多维的治疗方法使方药成为多功能的载体,可以发挥中药的优势,以弥补化学药物疗效的不足。

（三）中药改善现代疾病理化指标的临床应用举隅

1. 苦寒药对于肥胖 2 型糖尿病血糖的改善

肥胖 2 型糖尿病与传统消渴不同,早期往往没有"三多一少"的典型症状,仅患者在体检中发现血糖升高,询问其饮食起居情况,多因嗜食肥甘、起居无常等不良生活习惯所造成。针对这类患者,笔者常用"苦酸制甜法"来降糖。苦,即苦味药;酸,即酸味药。因苦味药多具有清热坚阴之功效,酸味药收涩的特点可辅助苦味药的降糖作用,从性味上分析二者是甜的对立面,对于降低血糖有良好的疗效。现代研究证实,许多具有苦酸之味的药物能够降低血糖。例如,黄连生物碱可以促进胰岛 B 细胞再生与恢复,可以与其他药物配合作为胰岛素增敏剂的替代药物[20]。又如,知母多糖给小鼠灌胃可明显降低小鼠的血糖及肝糖原含量,腹腔给药也有降糖作用[21]。

笔者将黄连、黄芩、大黄、知母、苍术、柴胡等药物作为降糖的常用药物,又根据中满内热的不同表现形式分为胃肠实热和肝胃郁热,多以苦寒之药为君,配合加减。如胃肠实热的患者选用大黄黄连泻心汤(大黄、黄连),脾虚胃实选用干姜黄芩黄连人参汤(黄芩、黄连),肝胃郁热选用大柴胡汤(柴胡、黄芩、大黄),胃肠湿热选用葛根芩连汤(葛根、黄芩、黄连),上热下寒选用乌梅丸(黄连、黄柏、肉桂)等,用于降糖的药物剂量一般在 15～30 g。

2. 消膏降浊药对于血脂异常的改善

血脂异常属代谢性疾病范畴,也是西医学检测技术进步的结果。因此病在临床中没有明显的临床表现,中医对其治疗多从医家个人经验论治,目前以"痰浊""瘀血""痰湿"等论治较为普遍[22]。笔者认为血脂异常与现代人的生活饮食有着密切的关系。患者多因饮食不节,进食肥甘厚味过多,食郁日久必生痰瘀,在治疗上当着重应用消食药物消膏降浊。

现代研究的证明,某些消食药物具有明确的降脂作用,如刘氏等[23]采用山楂叶总黄酮样品给高脂血症模型小鼠灌胃,测量血脂值之后,发现山楂叶总黄酮样品可明显降低高脂血症小鼠血清胆固醇和三酰甘油。又如 20 世纪 70 年代日本在红曲米中发现具有降脂作用活性成分 Monaeolin K(又称 Ipvastarjn,酸式洛伐他汀),它可以降低胆固醇合成酶的活性从而抑制内源性胆固醇的合成,同时通过增高载脂蛋白受体的活性对低密度脂蛋白胆固醇也有降低作用。

笔者将山楂、红曲、五谷虫等消食药作为治疗血脂异常的常用药物,同时配合藏红花、五味子、虎杖等治疗脂肪肝。山楂的常用量为 30 g,红曲的常用量为 6～12 g,五谷虫的常用量为 3～30 g。

3. 祛风湿药物对于无症状高尿酸血症的改善

高尿酸血症是痛风发作的生化标志,传统中医认识痛风发作多从"痹病"论治,而高尿酸血症造成"石淋"(肾结石)、"水肿"(肾衰竭)等只能依据临床表现论治,导致在早期降低血尿酸的治疗上没有足够认识。近几十年来,高尿酸血症随着与心脏、血管、肾脏等疾病关系密切而逐渐受到关注。笔者认为无症状高尿酸血症与人们饮食习惯改变,痰湿浊毒内生相关,因此要控制饮食,选择利湿排浊的中药为治疗的基本法则。实验证明,多种利湿排浊药物具有促进尿酸排泄的作用。如实验证明[24],与苯溴马隆对照组相比,威灵仙治疗组对尿酸性肾病的 SD 大鼠血尿酸、尿素氮、肌酐和尿 NAG 酶活性明显降低,尿尿酸增加($P <$ 0.05),肾组织内尿酸盐结晶减少,炎性细胞浸润减少。又如实验证明[25],秦皮总香豆素对药物诱发的大鼠足爪肿胀以及家兔急性痛风性关节炎均有对抗作用,对实验性痛风性关节炎也有显著的防治作用。秦皮甲素和秦皮苷有一定的利尿作用,有助于尿酸的排除。

(四)指标选药临床思路及用药原则

1. 将微观理化指标纳入中医"症"的范畴,为中医治疗现代复杂性疾病提供选药"靶点"

现代社会老年病、代谢性疾病、心理疾病、医源性疾病以及全球瘟疫等几大疾病正逐渐成为主流。这些疾病由于起病隐匿、病机复杂以及个体对于疾病耐受的差异等原因,临床表现变化多端,有时与疾病的严重程度不能完全一致。相对而言,理化指标所反映出的疾病状态往往更为客观。如冠状动脉造影提示主要分支大面积梗死,此时患者尚未出现剧烈的心绞痛,而冠状动脉造影却暴露了疾病潜在的危险,如不及时治疗,等出现症状再予论治当为时晚矣。传统中医通过四诊(望、闻、问、切)和医家个人经验判断疾病,概念较为笼统(如脾肾阳虚、气滞血瘀等),面对现代临床中的微观病理指标(如血糖升高、脂肪肝、肿瘤的大小形态、血管斑块、神经传导速度减慢等),若仅凭辨别寒热虚实应用中药,虽能够缓解临床症状,但对现代疾病的治疗则缺乏针对性。

诊治现代复杂疾病,多靶点治疗是中医的优势所在,可以弥补化学药物治疗单一的不足。如何发挥这个优势,关键在于怎样在整体论治的基础上有针对性地治疗各个"靶点"("理化指标")。理化指标延伸了人体的感知功能,扩大了中医四诊对于"症"的搜集范围。通过仪器设备的检查,可以看到人体的微观变化,扩充了诊察的视野。我们在治疗中结合现代药理学研究,发现一些中药具有较好的针对性治疗作用,可以改善理化指标,疗效较为突出,有时能够解决中医"无证可辨"的难题,或许可以为中医黑箱理论打开一条客观化的评价途径。

2. 以理化指标为主的选药思路及经验——明确疾病

根据患者异常检查指标所提供的信息来总体把握西医疾病,把异常指标作为重要治疗"靶点",根据中药的传统药性及现代药理学研究成果建立针对某理化指标有研究特效的一组药物范围(如红细胞下降——淫羊藿、巴戟天、红参等;脂蛋白异常——红曲、绞股蓝、山楂、五谷虫等)。再根据患者的体质,参考症状、舌脉,分清寒热虚实选择主攻药物(君药、臣药)及合适的药物剂量,同时兼顾次要指标和参考西医学的诊断,结合中医辨证论治,选择相应的佐使药来佐制君药的偏性或毒性,通过整体辨证来治疗疾病。

(1) **子宫肌瘤——莪术、三七** 子宫肌瘤可通过盆腔 B 超、宫腔镜等检出,应用莪术、三七两味药有良效。现代研究表明,莪术具有广泛的抗肿瘤、抗炎、抗血小板聚集的作用。β-榄香烯是从莪术中提取的萜烯类化合物,能够诱导多种肿瘤细胞发生凋亡[26]。现代研究表明,三七具有抑制血小板聚集、促进纤维蛋白溶酶的活性、改善血液流动的作用[27]。近年来,不少国内外学者研究发现,三七具有抗肿瘤(癌)作用。二药配合逍遥散、桂枝茯苓丸等方治疗妇科肌瘤效果显著。

（2）**肝功能异常——五味子、赤芍、茵陈、田基黄** 谷丙转氨酶（ALT）和谷草转氨酶（AST）是肝脏代谢的重要酶,肝功能异常会出现 ALT、AST 的升高。五味子味酸、甘,性温,敛肺滋肾,生津敛汗,涩精止泻,宁心安神。现代药理研究表明,五味子有保肝利胆作用,能降低丙氨酸氨基转移酶[28]。五味子味酸,酸能收敛,敛气敛阴,既可助苦坚阴,又可防气耗散,用于气阴两虚者效果明显。对于慢性肝炎恢复期转氨酶过高的患者,五味子多用至 12 g 以上。赤芍味苦,性微寒,归肝经,清热凉血,祛瘀止痛,《本草要略》曰其"泻肝家火"。现代药理研究表明,赤芍能明显增强肝细胞 DNA 的合成,具有保护肝脏的作用[29]。赤芍善清营分之热,且具凉血活血之功,对于营分热盛者效佳。临证中对于胆红素代谢障碍的患者,赤芍用量在 30~60 g,有时也可用至 90 g 以上,能凉血活血,通腑利胆利尿,降门脉压。茵陈味苦,性寒,清利湿热,利胆退黄,《医学衷中参西录》曰其"善清肝胆之热,兼理肝胆之郁,热消郁开,胆汁入小肠之路毫无阻隔"。药理研究表明,茵陈中的成分黄酮、香豆素等对四氯化碳引起的急性肝损伤和肝细胞毒性有一定的治疗作用[30]。茵陈为治疗黄疸之要药,清热利湿效佳,临床常用剂量为：轻度黄疸 15 g,中度 30 g,重度 45 g[32-33]。对于胃肠积热者多用大黄黄连泻心汤,脾肾阳虚、浊毒内蕴者多用大黄附子汤,脉络瘀阻者多用代抵当汤,肠道气滞、腑气不通者多用厚朴三物汤等。水蛭粉有降低血清尿素氮、肌酐水平的作用,可配合黄芪、丹参等补气、活血、利水之药加速浊毒排泄。水蛭味咸、苦,性平,具有破血、逐瘀、消癥之效,《神农本草经》曰其"主逐恶血、瘀血、月闭,破血瘕积聚,无子,利水道"。现代药理研究表明,水蛭粉具有抗凝、溶栓、降低血液黏度等功效,从而可以缓解肾病综合征的高凝状态,保护肾功能[34-35]。临床多予患者水蛭粉 3~6 g 冲服,与大黄配伍,对糖尿病肾病效果明显。

（4）**蛋白尿——芡实、金樱子** 尿蛋白常通过微量白蛋白尿、24 h 尿蛋白定量和尿常规等检查测定。西医目前尚无较好的方法降低尿蛋白。中医认为,尿中出现大量蛋白属于"尿浊""精微渗漏"等。二药来源于《洪氏集验方》水陆二仙丹,有益肾固精之效。研究证明,金樱子能显著减少血清病型肾炎大鼠的尿蛋白,抑制血清病型肾炎大鼠总蛋白的降低及血肌酐、血清尿素氮的升高,且改善血清病型肾炎大鼠肾小球组织的病理变化[36]。二药配合当归、黄芪等药可升高糖化血红蛋白,减轻低蛋白血症,似"开源节流"之意。

（五）指标选药的应用原则

1. **选药原则——不可脱离中医辨证论治**

药物必须根据病情加以辨证后确立治疗理法,组方时使药物之间有机地结合或借鉴效果较佳的古方,而不是药物有效成分的简单堆积。首先选择既可针对理化指标又可改善不适症状的中药,可获"一石多鸟"之效。

如我们在临床中治疗肥胖 2 型糖尿病常用"苦酸制甜法"来降糖。研究证实,许多苦味药对于血糖和胰岛功能具有改善作用。我们常用的降糖中药有黄连、黄芩、葛根、知母、天花粉等。根据整体辨证选药当有所偏重,如肝胃郁热证——大柴胡汤（柴胡、黄芩、黄连）,肠道湿热证——葛根芩连汤（葛根、黄芩、黄连）,虚实错杂证——干姜黄芩黄连人参汤（黄芩、黄连、西洋参）,热盛伤津证——瓜蒌牡蛎散（天花粉、生牡蛎）,这些方药中都具有降糖效果好的中药,需要根据辨证选择不同组合的药物,这样既可以解决血糖问题,又符合中医辨证,对症状的改善同样见效。必须应用某味药治疗时,如与病性不符,则须加入反佐之药,"去其药性,存其药效"。

我们在临床中治疗周围神经病变(如肌电图测定为神经传导减弱)常遇到"脏腑热、经络寒"或"脏腑寒、经络热"的情况,病情寒热错杂。我们在临床用药时不能只针对一个方向,其关键在于反佐药的相互配伍。"脏腑热、经络寒"应用黄连、知母、黄芩等清脏腑热,配伍鸡血藤、夜交藤等温性藤类药温经通络;"脏腑寒、经络热"应用红参、白术、锁阳、巴戟天温养脏腑,配伍忍冬藤、络石藤、雷公藤等寒性藤类药祛风通络。寒热药物的配合使药性相互制约,避免寒热过于偏颇,使脏腑之药与经络之药各达病所,各自发挥其药效。

2. 配伍原则——减毒增效

《景岳全书·本草正》曰:"本草所云某有毒,某无毒,余则甚不然之,而不知无药无毒也。热者有热毒,寒者有寒毒,若用之不当,凡能病人者无非毒也。"中药之所以可以疗病,有其各自的偏性,也就是"毒性"。治疗疑难杂症、沉疴痼疾,非偏性较大的药物均不能达到良好的效果,而有些中药治疗疑难杂症必须达到轻微中毒量才能起到良好的治疗效果。如果遇到特殊情况,必须应用某味药,而此药毒性较大或与病性不符时,监测安全性指标的同时要合理应用"佐药"以免太过伤正。如雷公藤,大毒,而现代药理学和临床研究表明,雷公藤多甙片治疗亚急性甲状腺炎有效率达100%[37]。应用雷公藤降低亚急性甲状腺炎的抗体指标,其毒性成分主要通过肝脏代谢,故须每个月监测肝功能,并配伍鸡血藤或生甘草30 g减轻其毒副作用。乌头可以增强免疫,加强心肌收缩力,止痛,对于中医属阴寒型心律失常及痛症具有很好的治疗作用,但乌头碱毒性较大,临床上选择的乌头必须经过炮制,久煎并配合应用甘草或白蜜,以减低药物毒性。

3. 剂量原则——依据不同的治疗策略

药物的剂量是临床中取得疗效的关键环节,曾有"中医不传之秘在于药量"之说。药量的大小主要根据疾病的不同、病势的缓急、个人的体质,以及药物的药性去调整。同一味药物剂量不同而所治疾病各异。如治疗肺虚咳嗽,五味子一般1.5～3 g就可起效,而治疗ALT升高的肝损害则要用到12 g以上。治疗低血压,应用黄芪升压一般在15 g以下,30 g以上反而有降低血压的作用。《医学衷中参西录》云:"大黄,两许治疗疔毒之热毒甚盛者,二两治疗癫狂其脉实者。"大黄治疗肝炎时,一般用30 g。病势急者,若要迅速遏制其发展,用量多较大,中病即可,不宜久服;病势缓者,需要长期调理,用量多偏小,确保用药安全。如治疗重症高热应用生地黄时,最大可用到200 g,而取其滋阴养血之效治疗皮肤病,一般用10～30 g即可。个人的体质包括年龄、性别、体型等,老人、小儿及体弱者用量宜轻,体质强壮者用量宜重。此外,药物本身的药性亦决定药量。药食同源或无毒的药物,如酸枣仁、山药、茯苓等可以根据病情大剂量应用,而细辛、乌头、雷公藤等毒性较大的药物则需慎用,否则会引起药物中毒。

现代疾病谱的转变使中医的多靶点治疗更加符合时代的需要,而"指标选药"既发挥了中医的"个体化"症状治疗优势,又探索性地以"标准化"的理化指标作为治疗的方向和疗效评价的标准,给中医治病"有的放矢"提供了一种方法和途径,或许可以为中医突破束缚,提高中西医结合临床疗效提供参考。

四、 论现代中药药理研究成果的临床回归

现代中医药科研人员开展了大量的中药现代药理研究工作,取得了重要的研究成果,如红曲调脂、怀牛膝降压、栀子降糖等,然而多数现代药理研究成果并没有转化为中医治疗"疾病"的利器。在病证结合理念下充分应用现代药理研究成果,提高中医辨病治病疗效,首先要进行中药现代药理研究成果的临床回归。

1. 中药现代药理研究成果的临床回归是提高辨病疗效的关键

辨病是中医的弱势。中医治病的疗效之所以常常受到西医学的质疑,其中一个重要的原因是在西医学关注的"疾病"的关键指标上,中医疗效的显示度不够。所以,许多针对现代疾病的中医临床研究,由于治病的疗效不高,而试图从辨证疗效方面找到有效的证据,即评价的方法。中药现代药理研究取得了一系列重要的成果,揭示了中药明确的作用部位,甚至提供了明确的作用靶点及机制,为提高中医治"病"的疗效提供了最有利的武器,如五味子降酶、旋覆花降糖等。然而多数现代药理研究成果并没有转化为中医治"病"的利器。造成药理研究成果与临床脱节的根本原因,是临床中医生以辨证论治选方用药,寒热温凉、君臣佐使必须符合中医理论。旋覆花降糖、红曲调脂如何按照中医理论去应用于临床? 中间缺一个连接的环节。中药现代药理研究是针对西医学"病理生理"而开展的,与辨病论治直接相关,而与辨证论治之间却没有直接联系,因而临床应用时无从下手。拿来就用,恐组方杂乱无章,不像中医;不拿来用,治疗"疾病"又不理想。因此,对现代药理有效成分、组分的传统药性回归研究是十分必要的,其可使临床应用时选择的药物不仅担负着辨证论治的作用,同时也具有明确的治疗疾病的作用,从而进一步提高病证结合理念下中医的临床疗效。

要充分利用现代药理研究最新成果,不断提高辨病临床疗效,首先应将含有有效成分或组分的原药材进行临床回归,其次现代药理研究提示的量效关系必须在临床上重新进行有效剂量的探索。

中医治病,几千年来以汤剂为主。汤剂所使用的都是"神农尝百草"的原药材,而由药材组成的方剂是根据药材的性味归经进行配伍的。这种原始的、经验的组方,不是能用其中单个药材的有效部位、成分简单代替的。对现代药理提示的针对"疾病"的药物有效部位、成分,它只是给临床指出了一个方向,即某味药材中含有治疗某病的成分,但是,如何把这味药用于汤剂的组方之中,使之成为治"病"的利器,这就必须要进行药性的传统回归。

笔者于临床曾做实践,如肥胖分虚实,实胖多由于痰热而致[38],西医学表明肥胖多合并血脂的紊乱,因此选方用药时,首先可选择具有减肥、调脂作用的中药,同时对具有减肥调脂的中药进行药性回归,选择苦寒以清热、辛温以涤痰作用的药物。黄连的主要成分小檗碱有明显的降脂作用,能显著降低小鼠血清胆固醇,瓜蒌也可以降低血清胆固醇而减肥。黄连、半夏、瓜蒌药理作用符合辨病论治的减肥调脂,同时其药性的回归符合辨证论治的清热涤痰,故以此为基本方。另焦决明子有降脂减肥作用,焦决明子的减肥作用可能并非通过泻下导致[39],它具有抗动脉粥样硬化和抗凝血作用。焦决明子味苦清热,用于肥胖属实热者效果较为明显。我们选药的一般原则是:当一药多效时择其主要药效,当一药药力不足时可选择多药组合共同针对疾病"打点",佐使药可选择相同功效但药性相反的药佐制原药性以

免太过伤正,如黄连配肉桂、干姜等。

值得注意的是,有效部位、组分、成分的配伍,因其集中了针对疾病靶点明确、效果显著的药物,进而在治疗"疾病"的指标方面,明显优于传统的辨证汤药。但是,以有效部位、组分、成分组成的新药,因其已经脱离了原药材,已经不是原药材的药性、归经,在组方中也已经脱离了原药材的寒热温凉属性,因此用它来治"证"就显得牵强附会了。以山茱萸为例,原药材是酸味的,但从山茱萸提取的有效降糖成分——山茱萸总萜,不是酸而是苦味了,它的性、味、归经已经变了,以此组方的方剂,如果还把山茱萸总萜当成山茱萸显然是不正确的。

另外,传统汤剂的特点是利用原药材加工的饮片,它是原药材的整体。从原药材中提取出的有效组分或有效成分只是原药材的一部分,它难以代表原药材的整体。把现代药理揭示的对病或症的有效成分、组分还原回药材后,它的有效剂量是多少,它的量效关系如何,它与其他同类功效的药物联合或配伍后的有效剂量如何……这些都必须在临床上重新探索。

最后,通过对多种分子群的一定性味进行对比,得出特定药物中一定分子群的性味功能规律;通过中药分子药性的研究,深入于道地药材的指纹图谱,揭示中药药效的分子机制和寒热等药性的基因表达谱,如将分子的多态性与中药药性多样性结合研究,皆从另一个角度提示了现代药理成果的临床应用[40-41]。

2. 现代药理研究成果临床回归是对发展中医药理论的探索

目前临床上疾病的中医辨治很多参考传统病证治疗,如糖尿病参考消渴治疗,然而,糖尿病中无明显"三多一少"症状者归属消渴治疗显然不太合宜。中药药理研究提供了大量有价值的信息,其靶点明确,可改善疾病的客观指标,合理应用,则可提高中医药临床疗效。此外,更需对原药材进行临床回归,将其与辨证论治有机联系,从而将辨证辨病、传统药性、现代药理整合于临床辨治思维中。应用苦味及酸味药治疗糖尿病,即苦酸制甜法治疗糖尿病即是在传统中医药理论基础上综合了现代药理研究成果而提出的[42]。苦酸制甜法源于中医传统理论,但其关注"病"的治疗——降糖,以苦味、酸味具有降糖作用的药物为主组方,补充完善了中医药治疗糖尿病的理论。

从中医药的发展史看,中药与中医的发展是紧密联系的,而中药的实践与理论往往早于中医的实践与理论。正如本草著作的问世促进了临床疗效的提高,使得中医药理论逐渐补充完善,中药药理研究结果揭示了中药的化学成分及其对生理病理的影响,更符合辨病论治的定位与定性需求。关注现代药理研究成果,思考其应用于临床的有效途径,是对发展完善中医药理论的积极探索。

在中医药界,普遍认为只有在中医理论指导下并具备传统中医药内涵的现代中药模式才是真正的中药现代化模式,化学药模式和植物药模式都不是中药现代化。有研究者认为首先应是临床疗效,因此,中药现代化的模式并不十分重要,临床疗效是检验中药现代化成功与否的最好标准[43]。中医理论对中药现代化与新药研发提供重要指导,而这种指导作用既包括严格意义上的理论指导,更应包括基于中医药理论、经验和研究成果的各种提示、参考和延伸[44]。

参 考 文 献

［1］ Xu J, Lian FM, Tong, XL, et al. Structural modulation of gut microbiota during alleviation of type 2 diabetes with a Chinese herbal formula[J]. ISME J, 2015, 9(3): 552 - 562.

［2］ 仝小林,刘文科.《金匮要略》临床诊疗思维探析[J].上海中医药杂志,2012,46(4): 7 - 9.

［3］ 车慧,姬航宇,刘文科.中药改善理化指标在临床中的应用[J].中医杂志,2011,52(12): 1010 - 1012.

［4］ 仝小林,洪皎,于波.试论现代中药药理研究成果的临床回归[J].江苏中医药,2008,40(3): 16 - 17.

［5］ 毕京峰,段俊国,孙巍巍.试论辨因论治[J].江苏中医药,2008,40(12): 105 - 107.

［6］ 罗国安,王义明,梁琼麟,等.中医药系统生物学[M].北京:科学出版社,2011: Ⅷ.

［7］ 欧阳钦.临床诊断学[M].北京:人民卫生出版社,2005.

［8］ 仝小林.论症、证、病结合辨治模式在临床中的应用[J].中医杂志,2010,51(4): 300 - 303.

［9］ 谢鸣.方剂学[M].北京:人民出版社,2002.

［10］ 高学敏.中药学[M].北京:中国中医药出版社,2002.

［11］ 刘永春,丛培臣.柴胡的化学成分及药理作用研究概况[J].黑龙江医药,2006,19(3): 216.

［12］ 陈昕.乌头类中药的研究进展[J].时珍国医国药,2002,13(12): 758 - 759.

［13］ 黄兆胜,施旭光,朱伟,等.黄芪桂枝五物汤及其配伍抗炎镇痛的比较研究[J].中药新药与临床药理,2005,16(2): 93 - 96.

［14］ 王永奇,邢福有,刘凡亮,等.紫苏子镇咳、祛痰、平喘作用的药理研究[J].中南药学,2003,1(3): 135 - 138.

［15］ 来庆勤,彭蕴茹,窦昌贵.当归四逆汤研究概况[J].中成药,2001,23(11): 826 - 830.

［16］ 李振红,陆阳,刘晶星.天花粉化学成分与药理活性[J].国外医药植物药分册,2003,18(1): 1 - 4.

［17］ 杨丽蓉.知母化学成分及药理作用研究进展[J].国外医学中医中药分册,2002,24(4): 207 - 210.

［18］ 李玉娟,梁鑫淼,肖红斌,等.生、炒酸枣仁镇静催眠作用及化学成分比较[J].沈阳药科大学学报,2003,20(1): 35 - 37.

［19］ 盛亚男.交泰丸镇静催眠的有效成分研究[D].广州:广州中医药大学,2010: 32.

［20］ 冯颖,吴德康.黄连、小檗碱及其复方在抗糖尿病方面的药理学研究及临床应用[J].中国中医药信息杂志,2003,10(4): 80.

［21］ 李渊河.单味中药治疗糖尿病的研究进展[J].天津中医学院学报,2004,23(2): 102 - 103.

［22］ 刘洁平.柔肝和血汤治疗高脂血症100例临床观察[J].吉林中医药,2006,26(9): 20.

［23］ 刘全亮,杨中林.不同纯度山楂叶总黄酮降血脂作用的比较研究[J].海峡药学,2008,20(2): 32 - 52.

［24］ 林凤平,任开明,宋恩峰,等.威灵仙对尿酸性肾病大鼠的实验研究[J].中成药,2006,28(6): 842 - 845.

［25］ 赵军宁,王晓东,彭晓华,等.秦皮总香豆素对实验性痛风性关节炎的影响[J].中国药理通讯,2003,20(2): 61.

［26］ 孔一凡,史克莉.莪术研究概述[J].湖北中医药大学学报,2011,13(1): 47 - 49.

［27］ 黄文琴.三七的临床应用功效及药理分析[J].医学信息,2011(1): 304.

［28］ 陆兔林,吴杨,季德,等.五味子多糖提取分离和药理作用研究进展[J].中国中药杂志,2014,39(4): 751 - 754.

［29］ 阮金兰,赵钟祥,曾庆忠,等.赤芍化学成分和药理作用的研究进展[J].中国药理学通报,2003,19(9): 965 - 970.

[30] 孟繁钦,吴宜艳,雷涛,等.茵陈的药理作用及临床应用进展[J].牡丹江医学院学报,2009,30(1):46－48.

[31] 李沛波,王永刚.田基黄中三个黄酮类化合物保肝退黄作用的实验研究[J].中山大学学报(医学科学版),2007,28(1):40－42.

[32] 宋立人,洪恂,丁绪亮,等.现代中医药学大词典[M].北京:人民卫生出版社,2001:116.

[33] 杨如哲.生大黄水煎剂治疗氮质血症动物实验和临床观察[J].四川中医,1996,3(9):21.

[34] 杨倩倩.杨霓芝教授治疗难治性肾病综合征的临床经验[J].中国中西医结合肾病杂志,2003,9(4):500－502.

[35] 姜鹤林,徐首航,金秋玲.水蛭粉治疗肾病综合征高凝血症40例[J].中国中医急症,2011,20(3):476－477.

[36] 陈敬民,李友娣.金樱子醇提物对血清病型肾炎大鼠的药理作用[J].时珍国医国药,2006,17(8):1405.

[37] 郭向阳.雷公藤多贰片治疗亚急性甲状腺炎疗效观察[J].医师进修杂志,2001(1):38.

[38] 仝小林,李洪皎.糖络并重治疗2型糖尿病[J].世界中西医结合杂志,2006,1(1):6.

[39] 沈丕安.中药药理与临床运用[M].北京:人民卫生出版社,2006.

[40] 王米渠,许锦文.中药分子药性学的进展[J].世界科学技术——中药现代化,2002,4(6):51.

[41] 王晓红,苗明三,郭艳,等.从药性理论的来源看现代药理研究[J].河南中医,2007,27(6):6.

[42] 李洪皎.苦酸制甜刍议[J].中医杂志,2007,48(1):88.

[43] 肖小河,黄璐琦,马小军.论中药和中药现代化的新内涵及其意义[J].中国中药杂志,2003,28(3):282.

[44] 肖小河,王阶.论中医理论与中药现代化国际化[J].世界科学技术——中医药现代化,2004,6(1):37.

第十三章 "态靶因果"中医辨治模式的临床应用

一、论"态靶因果"辨治方略在 2 型糖尿病中的应用

辨证论治是中医学的特色与精华,是中医诊疗疾病的基本特点之一。随着现代医疗科技的飞速发展和疾病谱的变化,单一的辨证论治体系在现代临床应用中越来越暴露出其局限性。中医学应借鉴现代医学先进的理论与技术丰富辨治模式,使临床疗效进一步提高。笔者认为,完整的辨治方法包括辨证论治、辨症论治、辨病论治和审因论治。基于临床实践,笔者提出"态靶因果"的"十字"处方方略,即"以病为参,以态为基,以症(指标)为靶,以因为先,以果为据",处方时全方位地关照疾病的用药方略,以期提高临床疗效。

1. "态靶因果"辨治方略释义

笔者认为,西医学所命名的疾病是较为完整的病理过程,包括若干个病理分期或病理阶段,对病因和疾病预后的认识清楚。而传统中医辨治疾病,更关注患者当下之"态",即症状、体征等内容的集合,如寒态、热态、湿态、燥态、虚态、实态等,每一个态对应着一个核心病机,每一个核心病机下又可细分为若干个证候。疾病多是一种全方位、动态、整体的认识,是连续的"态"的集合。而中医所讲的"态",是对疾病某个特定阶段的一个纵向的观察。中医的特色和长处在于调态,即利用药物的偏性调整疾病时的偏态,使体内的自调节、自修复、自平衡的能力得以最大效能的发挥。同时,应该借鉴西医学对疾病的认识,实现对疾病的全方位关照,即"以病为参,以态为基"。治疗疾病时,在整体调态治疗的基础上,将患者的突出症状、异常的病理指标作为主要的治疗"靶点",结合药理学研究成果,找到对这些"靶点"具有针对性的方药加入到处方中,使治疗更为精准,即"以症(指标)为靶"。以"治未病"的思想作为指导,不仅要关注疾病当下之"态",更要努力寻找病因,将干预的重心前移,以"防"为治;同时关注疾病的演变过程和预后,早期即在处方中加入药物,延缓疾病产生并发症的过程,避免其加重,即"以因为先,以果为据"。基于长期大量的临床实践,笔者提出了"态靶因果"辨治方略,有利于中医临床疗效的提高,以及实现中西医互补与融通[1-2]。本文以 2 型糖尿病的治疗为例,阐述"态靶因果"辨治方略在临床治疗疾病中的应用。

2. 采用西医学的糖尿病病名,以窥病之全貌

中医药治疗糖尿病已有 2000 年的历史。自糖尿病的概念引进至今,绝大多数医生始终

把糖尿病等同于消渴,按照消渴理论辨治糖尿病。然而,典型的多食、多饮、多尿、消瘦特征的 DM 才类似于消渴的表现,但因为现代检验手段的普及、口服降糖药及胰岛素的早期干预,使血糖升高常常得以及早发现并有效控制,从而打断了糖尿病的自然发病进程。因此,伴有消渴"三多一少"症状的患者在临床中已属少见。SHELD 研究指出,美国糖尿病协会(American Diabetes Association,ADA)定义的糖尿病特征性症状(多尿、口渴、饥饿、消瘦等)主要见于血糖控制差的患者,血糖控制良好及糖尿病初期的患者基本不会出现特征性症状[3]。西医学对糖尿病的认识较为完善,认为其病理演变是从早期胰岛素抵抗逐渐发展为胰岛素抵抗与胰岛细胞损伤并存,至最终胰岛功能衰竭的过程,分为糖尿病前期、糖尿病期、糖尿病并发症期三个不同阶段[4]。中医所说的消渴只是糖尿病发展到一定程度的一个自然病理阶段,并不能概括其整个过程。因此,辨病应辨西医之病,借鉴西医学对糖尿病的研究成果。

3. 中医通过调"态"来治疗 2 型糖尿病

"态",指疾病发展的态势。笔者认为,2 型糖尿病可以参照西医学糖尿病前期、糖尿病期、并发症期的分期分为"郁→热→虚→损"四个阶段,阶段名称就是以"态"命名的,糖尿病期是由热态(早中期)逐渐过渡为虚态(中晚期)。"郁"态主要是指机体所处的一种郁滞状态,又可细分为中土壅滞证、肝郁气滞证,治疗以清热开郁为主。"热"态是指气郁、食郁等日久化热,热邪弥漫,波及脏腑,又可细分为肝胃郁热证、肺胃热盛证、热毒炽盛证、胃肠实热证以及肠道湿热证等证型,治疗以清热泻火为主。火热持续,势必伤阴耗气,伤及脏腑元气,机体呈现"虚"态,又可细分为热盛伤津证、阴虚火旺证、气阴两虚证、脾虚胃滞证以及上热下寒证,治疗原则为补虚泻实。糖尿病后期,诸虚渐重,气阴两虚,阴损及阳,或因虚极而脏腑受损,或因久病入络,络瘀脉损而成,在"损"的阶段又可细分为肝肾阴虚证、阴阳两虚证、脾肾阳虚证、络脉瘀滞证[5-6]。

现以热的阶段为例,阐述"调态"理论在 2 型糖尿病治疗中的应用。2 型糖尿病的发生、发展及结局是一个完整的时空过程,不能以某一阶段概其全貌。对于 2 型糖尿病早中期的患者,由中焦气机壅滞的状态,与痰浊、宿食相搏结,日久化热,进而形成痰热、浊热、食热,其中痰热互结最为常见,此痰热在胃在肠,表现为痞满(胀满)、腹胀、大便不畅或大便干结等症状。治疗时应把握"热态"的特点,抓其核心病机——内热,确立其主要证型——痰热互结证,在此基础上确立方药。此为调态的优势,从纵向审视疾病,抓住疾病发展过程中某一阶段的病理反映,即当下的"整体"。所谓"态",比"证型"更为核心化,更能反映疾病病理变化的本质。除此之外,治疗还应动态地把握疾病全程的变化。2 型糖尿病包含着不同的病理阶段,是一个横向的、动态的、连续的过程,2 型糖尿病早中期的"热态"由糖尿病前期的"郁态"发展而来,热邪弥漫,日久伤阴耗气,损伤脏腑元气,将会进展至"虚态"。因此,早、中期的治疗,不仅应关注当下之态,同时需要关注前面的"因态"与后面的"果态",根据病因及疾病发展预后酌加药物[6-7]。

4. 筛选靶方、靶药,增强 T2DM 治疗的精准性

治疗 T2DM 的靶方、靶药,是指临床上可以改善疾病病理状态,进而有效降低糖化血红蛋白、血糖、血脂、血压、尿酸等指标的方药。"靶向性"治疗是指在调态治疗的基础上,结合

病机和中药的药性特点有针对性地选择对疾病的客观指标、病理改变等有明确治疗作用、对患者的主症有确切改善作用的方剂、中药,应用于处方中,从而实现对疾病的客观指标、主要症状等多个方面的综合性、特异性、针对性治疗。这种"靶向"主要分为三类:一是"疾病靶",即在准确诊断的前提下,通过靶方以达到治疗疾病的目的。如选用葛根芩连汤治疗2型糖尿病,临床研究证实本方有确切的降糖作用,同时改善了肠道湿热证证候,从而大大提高了临床疗效[8]。二是"症状靶",即通过靶药迅速改善患者的主症及体征。如糖尿病胃肠功能紊乱所伴有的呕吐多使用半夏、生姜合苏叶黄连汤以和胃止呕;胃胀多使用枳术汤以行气消痞,增强胃肠动力;糖尿病皮肤温度异常,多使用升阳散火汤透散郁热;口干多以瓜蒌牡蛎散、乌梅丸等生津止渴,清热养阴;糖尿病合并脂肪肝以五味子、虎杖为靶药,以保肝降酶;多尿可合并使用缩泉益肾煎以益肾缩泉;赤芍用以改善舌红、掌红等瘀热表现[6,9-11]。三是"临床指标靶",即通过寻找特效的指标药,使之恢复正常,也使中医疗效的评价有据可循。如黄连、知母、苦瓜、天花粉具有确切的降血糖作用,红曲、五谷虫、绞股蓝具有降脂作用,天麻、钩藤、夏枯草可以降压等[6,12-13]。

临床治疗中,我们一直在探索提高治疗"靶向性"的靶方、靶药,在这个过程中利用药理学成果以及西医学病因病理的知识非常重要,但这并非中医西化、背离中医理论,我们更多的时候在寻找"态靶结合"的药物,使之既可以改善疾病的"态",又兼顾到疾病的"靶"。这种组方形式可以在调态治疗的基础上,使得治疗更为精准,疗效有所提高。如黄连、黄芩、黄柏、生大黄、葛根、柴胡、知母、天花粉、龙胆等,不仅具有清热泻火作用,也同时具有确切的降低血糖作用;再如栀子、肉桂经药理学研究证实均有降低血糖作用,但栀子性苦寒,功专清火,肉桂温热,长于温补,因此,在临床应用中,栀子常常用于2型糖尿病早期火热炽盛阶段,肉桂常常应用于2型糖尿病中、晚期肾阳亏虚阶段;再如旋覆花同样具有降糖作用,但因长于降气止呕故多用治糖尿病胃轻瘫表现呕吐、呃逆等胃气上逆症状者。具有相同药理作用的不同中药,因其性味、归经不同,所针对的病机有别,临床应用时当有所区别[12]。

5. 审"因"论治,截断2型糖尿病发病与血糖难控的源头

所谓病因,就是指引起疾病的原因,又称为致病因素。中西医学理论中皆有对病因的论述,故审因论治所辨之"因",中西医病因皆宜[14],"因"一除,态靶自然解除。糖尿病的发病与遗传因素、环境污染、自身免疫,以及不良生活方式等密切相关。体质与遗传因素密切相关,是疾病发生的"背景"因素,特定体质与某一种或某一类疾病密切相关。王琦等提出从痰湿体质切入干预糖尿病前期,积极改善偏颇体质,可改善机体代谢紊乱,实现对特殊体质人群的病因预防,预防2型糖尿病的发生,实现"未病先防"[15]。疾病是一个横向的、连续的、动态的发展过程。当下之态就是刻下就诊时所判断的"态",而它前面的阶段则为"因态",这种"因态"是多层次、相对的。果态是疾病将来可能出现的转归。当下之态是静止的,因、果态是相对运动的。《素问·奇病论》"此五气之溢也,名曰脾瘅。夫五味入口,藏于胃,脾为之行其精气,津液在脾,故令人口甘也。此肥美之所发也……肥者令人内热,甘者令人中满,故其气上溢,转为消渴",清晰地描述了由肥胖到脾瘅,脾瘅再到消渴的完整过程。2型糖尿病多由过食肥甘厚味发展而来,此为本因,多食肥甘所生之内热则为继因。本因需对患者饮食、运动方式进行干预与调整,继因则由医者遣方施药治疗[16-17]。又如在1型糖尿病的

治疗中,有报道证实使用雷公藤可对抗胰岛细胞抗体的产生,减轻胰岛 B 细胞破坏,从而延缓疾病进程,这是一种针对胰岛素抗体的对因治疗[18]。临床治疗的过程中,除常见的药物、饮食、运动因素外,存在一些严重阻碍药物降糖疗效的诱因,我们把这些诱因称之为"血糖难控因素",临床上最常见的有失眠、便秘、情绪波动、感染、汗出过多、月经失调以及皮肤瘙痒等。应注意从细节入手,找到这些诱因,将它们视为主症,并给予针对性的治疗及处理。这些血糖难控因素消除后,往往有利于发挥药物的降糖疗效,收获事半功倍之效[19-20]。

6. 重视防"果",预防糖尿病并发症的发生发展

重视"果态",是"既病防变"的"治未病"思想在治疗中的体现,是对疾病的发展预后的动态把握,在慢性病的调摄中尤为重要。肥胖 2 型糖尿病早期郁、热影响气血运行,络脉受损;消瘦型 2 型糖尿病因火热内蕴,早期即存在"极热伤络"的趋势。血行不畅,络脉郁滞,日久发展为络脉瘀阻,后期演变为络脉瘀闭及络脉损伤,即微血管,同时累及脉络,即大血管,经历由浅入深、由轻至重的病变过程。络脉瘀滞是其共同病理基础,"瘀"的病变贯穿全程[21]。早期治络及全程通络对 2 型糖尿病的预防和治疗有重要意义,在糖尿病前期使用中药进行干预可以降低 2 型糖尿病发生的危险度,延缓 2 型糖尿病的发生[22];在糖尿病早期就应积极治络,适当使用三七、水蛭粉等活血之品可以预防微血管病变的发生。在洞悉疾病发展过程的基础上,针对疾病欲发之兆,"先安未受邪之脏",可阻断传变[21]。

7. 总结

"态靶因果"辨治方略可弥补传统中医认识疾病的短板,完善中医的整体论治理念,同时也推动了中医与现代医学的互补和融合。"态靶因果"辨治方略的临床思维过程又可概括为"经纬网格理论",即以病为纬,以态为经,处方中实现对疾病的全方位关照。"纬线"代表糖尿病的全程,"经线"代表糖尿病每个阶段的"态"。经纬的交汇点为靶标,靶方、靶药针对于此。处方时,关注糖尿病当下之态,抓住核心病机,确立主要证型和治法方药,再加靶方、靶药。不仅要抓住当下阶段的病理特点,更要动态地把握糖尿病全程的变化,关注当下阶段的前"因"后"果"。需了解糖尿病病程,从而对当下阶段心中了了,对疾病演变成竹在胸。"态靶因果"的辨治方略也是中医临证处方思维的一种指导思想。其不仅适用于糖尿病,对其他疾病验之临床亦有其效,待进行深入系统研究后,对中医理论的发展及临床实践或有裨益。

二、论"态靶因果"辨治方略在遴选降压中药中的作用

利用药物的偏性,调整疾病之偏态的"调态"策略,是中医治病的基本思维。西医学的研究成果将极大地提高中医治疗的靶向性。我们将"态靶结合"中医临床处方方略应用于高血压的临床辨治中,临床上将高血压病的病机概括为"寒、热、水、痰、瘀、革"六种类型,并充分利用现代药理研究成果,将具有降压功效的中药,按照"态靶结合"思路,灵活应用于各型高血压治疗,取得了良好的临床疗效。

1. 高血压病态靶结合处方的临床思路

阴平阳秘,精神乃治。当机体的平衡被打破,就会呈现出各种偏"态"(如热态、寒态、湿态、燥态等),即是中医临证所辨之证候。中医治病的基本思维是从宏观入手,利用药物的偏性,调整疾病时的偏态,以最大限度地调动体内的自我调节和修复能力。这种调态的治疗思

维,通过改善患者的肥胖、高脂等的环境"温床"而降压,是中医的优势所在。辨证降压为治态(状态),对症降压为治标。得益于现代药理学研究,茺蔚子、决明子等许多中药的降压作用已经从细胞、分子等层面得到科学证实,使我们在药物的选择上更加具有针对性,极大地增强了高血压治疗的"靶向性"。寻找降压靶方靶药,并不是简单地把中药当西药使用,而是在现代病理生理研究成果的基础上,重新思考高血压的核心病机,寻找"态靶结合"药物[1]。这类药物既能调整疾病的"态",又当兼降压这个"靶"。例如基于辨证与现代研究结合下,降压中药又可分为利水降压、活血降压、清肝降压、通络降压、镇肝降压、平肝降压等,既有中医理论指导,又充分借鉴现代中药药理成果,使宏观调态与微观定靶有机结合,有效实现药理研究的现代回归[24]。临证上,主要强调除因降压为治本,辨证降压为治态(状态),对症降压为治标。此外,预防心脑血管并发症应该贯穿于整个高血压病的始终。高血压的发病机制主要与交感神经系统活性亢进,肾性水钠潴留,肾素-血管紧张素-醛固酮系统激活,细胞离子转运异常,胰岛素抵抗等有关。基于高血压的病因病理特点进行防治,乃是降压之根本。中医降压,要在充分借鉴现代中药药理成果的基础上,系统研究靶药,并要区分哪些是症靶,哪些是态靶,哪些是因靶。

2. "态靶结合"高血压靶方靶药之遴选

我们将"态靶结合"的中医临床处方方略应用于高血压的临床辨治中,取得了良好的临床疗效,现将其高血压病态靶结合处方选药经验简介如下。

(1) 寒 高血压病之"寒"可分为实寒和虚寒。实寒在肺,主因为风寒外束,营卫不调,至肺失宣降,水道不调。其以肩背肌肉拘紧或伴头痛为主要表现,无汗或少汗,脉紧或弦。寒主收引,寒凝经脉,可引起细小动脉痉挛,血管壁缺氧,日久皆可产生玻璃样变,管壁增厚、变硬,管腔狭窄,引起血压升高。治疗以宣肺散寒为法,以葛根汤为主方加减。虚寒在脾肾,或因素体禀赋不耐,或后天饮食不节、调养失摄,或病程迁延由实转虚,导致脾肾阳虚或阳虚水停。其症见体倦乏力,畏寒肢冷,或下肢浮肿,舌淡胖,脉沉迟弱或沉滑。治疗可选用独活寄生汤、真武汤、二仙汤、大黄附子汤等温补脾肾。结合现代药理研究,本型高血压靶药可选葛根、附子、干姜、淫羊藿等[26-28]。其中葛根能扩张血管,降压作用强烈,肩背部肌肉拘紧是其主要辨证要点。葛根散寒解肌,能使肩背局部血运通畅而降压,用量范围为 30~120 g。附子、干姜对血压的影响均有双重作用。值得注意的是,益气温阳药物使用不当则容易导致血压升高,故当在辨证准确和剂量得当前提下,用之则事半功倍。此外,在温肾药物中佐以利水药物可以减轻这一不良反应。

(2) 热 热有虚实之分,实热表现为肝经实热或肝胆湿热,症见急躁易怒、口苦、大便黏臭、舌红苔薄黄腻、脉弦数或弦滑数;虚热则为肝肾不足,肝阳上亢所致,属于肝风内动,症见皮肤干或口干、大便干、舌红干瘦、苔少或光、脉弦细。两者均可见到头痛、眩晕等热扰清窍的表现。从高血压的现代病理机制分析,此型高血压多属于交感神经系统活性亢进,导致小动脉收缩增强。《素问·至真要大论》载"诸风掉眩,皆属于肝",指出本型与肝脏关系密切。其中,肝经实热证,当清肝泻火,选用天麻钩藤饮或犀角地黄汤加减;肝肾阴虚,肝阳上亢,治疗当滋阴潜阳,方选镇肝熄风汤加减。结合现代药理研究,本型高血压可根据不同的作用原理进行针对性地选择靶药[29-35]:① 清泄肝热降压:可选牛黄、羚羊角粉(水牛角粉)、夏枯草、野菊花、黄芩、决明子、龙胆等。② 滋补肝肾降压：可选玄参、白芍、牛膝、杜仲、山茱萸。③ 平肝降压：可选天麻、钩藤、罗布麻、臭梧桐、白蒺藜等。④ 安神降压：可选石决明、珍珠母等。

（3）水　从水辨治高血压与肾密切相关，主要是指患者水液代谢紊乱，与现代病理之水钠潴留类似。肾阳虚，则膀胱气化不利，小便排除困难，水液潴留。当正气不虚，症见腰酸、肢凉、下肢肿重、舌体胖大、脉洪大而沉，治疗当以补肾利尿为法，选用泽泻汤、五苓散、五皮饮等为主方。若肾气亏虚日久，脉沉滑尺弱者，脾肾阳虚，症见怕冷、下肢水肿、贫血貌等，以寒水为主，当温肾利水消肿，以真武汤、麻黄附子细辛汤为主方。结合现代药理研究，本型高血压靶药可选泽泻、猪苓、茯苓、粉防己、车前子、五加皮、萹蓄、木通、生姜皮、玉米须[36]。药理研究显示，猪苓在利尿的同时可以促进钠、钾、氯等电解质排出，抑制肾小管对水和电解质的重吸收。茯苓素可能是一种醛固酮受体拮抗剂，可促进机体的水盐代谢功能。泽泻能使尿中钠、钾、氯及尿素的排泄增加，其作用机制与安体舒通相似。此三者为最常用之品。

（4）肥　肥主要指肥胖型高血压，可分为实胖和虚胖，脾土壅滞是其基本病机。此类患者以胰岛素抵抗为共同的病理因素，多伴有代谢综合征，合并高脂血症、高血糖，易导致血脂长期在大、中动脉内膜上沉积，进而产生大、中动脉粥样硬化。这类患者必须在降压的同时兼顾减肥、降糖和降脂，以降低血黏稠度，除因降压。实胖型高血压患者，因多食膏粱厚味导致中焦壅滞，加之肝郁气滞，横逆克脾土，则导致土壅木郁。患者临床见多食易饥、口臭口黏、大便黏腻、心烦易怒、脉弦而滑数等症。治疗当清肝泻浊，选用大柴胡汤加减。虚胖患者，因脾气亏虚，致水液运化失常，化生为痰浊，痰浊上逆蒙蔽清窍则眩晕。患者临床见气短乏力、四肢困倦、大便溏稀、肌肉松弛、脉沉细弱等症。治疗当健脾化瘀，选用半夏白术天麻汤、二陈汤等加减。结合现代药理研究成果，本型高血压的靶药可分为减肥降压和降黏降压两类。① 减肥降压[37-38]：黄连（小檗碱）、山楂，可佐以苦瓜配合减肥。② 降黏降压[39-44]：桑叶、沙苑子、红曲、绞股蓝，其中红曲冲服以降血脂，每日常用剂量为 3~6 g。

（5）瘀　在高血压的发病过程中，血瘀是高血压的重要病理机制之一，血瘀贯穿于高血压的整个病程中，既是高血压的病理产物，也是其发病因素。禀赋、饮食、情志、寒冷、衰老等均可引起和加重血瘀，而血瘀是高血压对心、脑、肾等靶器官造成损害的关键因素之一。以血瘀为主要原因者，脉络瘀阻，症见面色偏暗或黧黑、唇甲青紫、肢麻或疼痛、舌暗或边有瘀点、脉涩，可选用抵当汤合大黄䗪虫丸为主方。此外，血水同源，血瘀脉中，气机不畅，脉道不利，故血不利则为水。此型多与血流动力学改变机制有关。治疗当活血利水，以当归芍药散为主方。结合现代药理研究成果，本型高血压的靶药可选：① 活血利水降压[45-47]：茺蔚子、益母草、当归、三七，益母草、茺蔚子皆可从30 g起量用之。② 活血通络降压：地龙、水蛭、蜈蚣，地龙、蜈蚣常打粉入药，每日1~3 g分冲。妇女经期用活血药剂量需谨慎。

（6）革　革类似于老年高血压伴有血管硬化者。随着年龄的增加，血管内膜可有局部脂质、糖类及钙质等沉着，纤维组织增生，并有动脉中膜的钙化和逐渐退化，导致动脉壁增厚、变硬、失去弹性和管腔狭小，甚至出血和血栓形成。随着全身细小动脉硬化和大、中动脉粥样硬化的发生，血压升高和血管病变可导致重要器官（如心、脑、肾）的缺血性损伤。肝肾不足，脉络瘀阻（动脉硬化）脉弦硬有力。此型高血压与人体老化有密切的关系，治法以补益肝肾为要,软化血管降压,选用大黄䗪虫丸为主方加补肝脾肾之品,缓缓补之,以求累积起效。结合现代药理研究成果,本型高血压的靶药可选:① 补肝肾降压:杜仲、桑寄生、怀牛膝、淫羊藿、肉苁蓉、山茱萸。② 软化血管降压:鸡血藤、土鳖虫、海藻、昆布、何首乌[48-53]。

参 考 文 献

[1] 仝小林,何莉莎,赵林华.论"态靶因果"中医临床辨治方略[J].中医杂志,2015,56(17):1441－1444.

[2] 仝小林.论症、证、病结合辨治模式在临床中的应用[J].中医杂志,2010,51(4):300－303.

[3] Clark NG, Fox KM, Grandy S; SHIELD Study Group. Symptom of diabetes and their association with the risk and presence of diabetes: findings from the study to help improve early evaluation and management of risk factors leading to diabetes (SHIELD) [J]. Diabetes Care, 2007, 30 (11): 2868－2873

[4] 刘喜明,陈良,董柳,等.试论 2 型糖尿病的形成及病机特点[J].世界中西医结合杂志,2007,2(12):686－689.

[5] 仝小林,刘文科,王佳,等. 糖尿病郁热虚损不同阶段辨治要点及实践应用[J].吉林中医药,2012,32(5):442－444.

[6] 仝小林.糖络杂病论[M].第 2 版.北京:科学出版社,2014:1.

[7] 仝小林,胡洁,李洪皎,等.糖尿病中医新论[J].中华中医药杂志,2006,21(6):349－352.

[8] Xu J, Lian F, Zhao L, et al. Structural modulation of gut microbiota during alleviation of type 2 diabetes with a Chinese herbal formula[J]. ISME J, 2015, 9(3): 552－562.

[9] 刘文科,王佳.仝小林辨治糖尿病皮肤温度异常验案举隅[J].辽宁中医杂志,2012,39(4):625－626.

[10] 李洪皎.仝小林诊治夜尿多经验[J].实用中医药杂志,2007,23(3):185.

[11] 车慧,刘文科,郭允,等.从"膏浊病"理论谈代谢综合征合并脂肪肝的治疗[J].中医杂志,2012,53(7):560－562.

[12] 仝小林,刘文科,于波.论现代药理研究成果在糖尿病临床治疗中的应用[J].辽宁中医药大学学报,2012,14(5):5－7.

[13] Pang B, Zhou Q, Zhao TY, et al. Innovative thoughts on treating diabetes from the perspective of traditional Chinese medicine[J]. Evid Based Complement Alternat Med, 2015: 905432.

[14] 毕京峰,段俊国,孙巍巍.试论辨因论治[J].江苏中医药,2008,40(12):105－107.

[15] 许璇璇,李玲孺,郑燕飞,等.从痰湿体质切入干预糖尿病前期预防糖尿病[J].中华中医药学刊,2015,33(3):614－616.

[16] 雷丽丽,王琦.运动对 2 型糖尿病的防治研究综述[J].搏击(体育论坛),2011,3(7):89－90.

[17] 潘孝仁,李光伟,胡英华,等.饮食和运动干预治疗对糖尿病发病率的影响[J].中华内科杂志,1995,34(2):108－112.

[18] 吴艺捷,王煜非,杨虎天,等.雷公藤多甙用于 1 型糖尿病患者的免疫干预治疗[J].中华内分泌代谢杂志,2006,22(4):342－346.

[19] 仝小林,周水平.血糖难控因素的中医治疗[J].中医药通报,2003,2(1):34－35.

[20] 董延芬.魏子孝对糖尿病血糖难控因素的中医治疗[J].中国中医药信息杂志,2008,15(1):85－86.

[21] 仝小林,赵昱,毕桂芝,等. 试论中医"治未病"及"络病"理论在糖尿病微血管并发症治疗中的应用[J].中医杂志,2007,48(6):485－486.

[22] Lian F, Li G, Chen X, et al. Chinese herbal medicine Tianqi reduces progression from impaired glucose tolerance to diabetes: A double-blind, randomized, placebo-controlled, multicenter trial[J]. J Clin Endocrinol Metab, 2014, 99(2): 648-655.

[23] 刘文科,仝小林,刘喜明,等.中医药疗法干预糖耐量减低的现状[J].医学综述.2008,14(11): 1693-1695.

[24] 仝小林,李洪皎,于波.试论现代中药药理研究成果的临床回归[J].江苏中医药,2008,40(3): 16-17.

[25] 周强,逢冰,彭智平,等.仝小林教授从脉辨治高血压经验[J].四川中医,2014,32(7): 1-3.

[26] 孔令义,李意.淫羊藿降压有效部位中活性成分淫羊藿甙含量的RP-HPLC分析[J].中草药,1997, 28(11): 656-658.

[27] 张年宝,程慧珍,崔卫东,等.葛根素对肾性高血压大鼠的降压作用及对肾组织ANGⅡ的影响[J]. 中药药理与临床,2010,26(2): 26-29.

[28] 陈沪生,王培仁,邵建华.葛根素的降压效果及机理的研究[J].山东医科大学学报,1987,25(3): 28-33.

[29] 戴敏,刘青云,李道中,等.菊花解热、降压作用的物质基础研究[J].中药材,2001,24(7): 505-506.

[30] 冯瑞儿,郑琳颖,吕俊华,等.白芍总苷对代谢综合征-高血压大鼠改善胰岛素敏感性、降压和抗氧化作用[J].中国临床药理学与治疗学,2010,15(2): 154-159.

[31] 郭红阳.牛膝降压作用机理研究[J].长春中医药大学学报,2009,25(4): 617.

[32] 肖立,周日贵.杜仲降压作用的研究进展[J].中国医药指南,2013,11(16): 501-502.

[33] 楚晋,李林.山茱萸化学成分及其药理活性的研究[J].中国自然医学杂志,1999,1(1): 46-48.

[34] 钱曾年.大花罗布麻叶的药理学研究[J].中成药,1990,12(3): 28-30.

[35] 顾仁樾,周端,陈琼,等.白蒺藜总皂甙改善高血压病人血液流变性的临床观察[J].上海中医药杂志, 1995,29(3): 25-27.

[36] 刘伟芳,黄晓瑾,夏淋霞,等.中药利尿降压作用的研究进展[J].上海中医药杂志,2011,45(9): 73-78.

[37] 黄效永,刘卫华.黄连素降压作用临床研究[J].现代中西医结合杂志,2003,12(5): 479-480.

[38] 李建华,胡金林.山楂的药理作用与临床应用[J].中国药物滥用防治杂志,2011,17(6): 334-336,338.

[39] 买买提依明,卢红,木合达尔,等.新疆药桑的有效成分测定及药理作用的研究初报[J].北方蚕业, 2006,27(11): 16-18.

[40] 李景新,薛冰,陈连璧.沙苑子总黄酮对高血压大鼠的降压作用及血管紧张素含量的影响[J].中国药理学与毒理学杂志,2002,16(5): 336-338.

[41] 张文涛.沙苑子、泽泻降脂作用的比较研究[D].北京:北京中医药大学,2012.

[42] 郑建全,郭俊霞,金宗濂.红曲对自发性高血压大鼠降压机理研究[J].食品工业科技,2007,28(3): 207-208,236.

[43] 梁小辉,李伟健,陈文朴,等.绞股蓝总皂苷对实验性高血压大鼠的降压作用的研究[J].时珍国医国药,2012,23(10): 2417-2419.

[44] 解思涛,许蕾,冯玉华,等.自制蟾饲五谷虫胶囊联合缬沙坦治疗原发性高血压疗效观察[J].光明中医,2011,26(7): 1436-1437.

[45] 高文义,李银清,蔡广知,等.芫蔚子降血压活性成分筛选的实验研究[J].长春中医药大学学报,

2008,24(2)：142-143.

[46] 阮金兰,杜俊蓉,曾庆忠,等. 益母草的化学、药理和临床研究进展[J].中草药,2003,34(11)：112-116.

[47] 静仪,梅其炳. 大叶三七的扩血管降压作用[J].西北药学杂志,1989,4(3)：5-6.

[48] 蒋厚文. 虫类药药理与临床应用[J].宁夏医学杂志,1991,13(4)：249-251,231.

[49] 李月华,苏秉珠,曾枫,等. 鸡血藤降压作用及其机制的初步研究[J].广东医药学院学报,1987,3(1)：1-5.

[50] 王凤霞,吉爱国. 药用土鳖虫化学成分及药理作用研究进展[J].中国生化药物杂志,2009,30(1)：61-64.

[51] 陈华,钟红茂,范洁伟,等. 海藻中活性物质的心血管药理作用研究进展[J].中国食物与营养,2007,10：51-53.

[52] 邵磊,辛现良,耿美玉. 昆布多糖药理作用的研究进展[J].中国海洋药物,2005,24(2)：57-60.

[53] 王文静,薛咏梅,赵荣华,等. 何首乌的化学成分和药理作用研究进展[J].云南中医学院学报,2007,30(3)：60-64.

第十四章 黄连在代谢综合征中的应用

题记：黄连味虽苦，"甜病"少不了。苦寒不伤胃，和姜成对药。降糖宜量大，调胃宜量小。辛开消痞气，苦降气机调。

黄连小量三五克，佐以辛开调脾胃。解毒清火需大剂，痈脓疮疖胃热退。苦寒败胃佐干姜，易发便秘大黄配。肝病用连需谨慎，茵陈保肝合五味。

肥胖 2 型糖尿病以中满内热为核心病机，黄连苦寒清热燥湿，在肥胖 2 型糖尿病的治疗中广为运用。笔者根据糖尿病的发展过程和各个阶段的不同病机，临床善用黄连为主药的系列经方辨治本病，现将经验简介如下。

（一）黄连功用

黄连，苦寒，归心、肝、胃、大肠经。功效清热燥湿，长于清中焦湿热郁结，又有止痢之功；泻火解毒，善清心经实火，消疮疡，又安神。《珍珠囊》曰"其用有六：泻心火，一也；去中焦湿热，二也；诸疮必勇，三也；去风势，四也；治赤眼爆发，五也；止中部见血，六也。"针对代谢综合征，尤其是肥胖 2 型糖尿病中满内热的核心病机，黄连广泛运用于代谢综合征的治疗中。

（二）黄连治疗消渴病的古代应用

魏晋时《名医别录》首先记载有黄连"止消渴"。它绝非一般意义上的"止渴"，应与"治消渴"相当。梁代陶弘景在《本草经集注》中提道："俗方多用黄连治痢及渴。"文中所说的"痢"和"渴"必然是"痢疾"和"消渴"两种疾病的简称。后来《新修本草》说："（黄连）蜀道者粗大，味极浓苦，疗渴为最。江东者……疗痢大善。""江东者"指今华东所产土黄连。《新修本草》和《本草经集注》都说黄连治"渴"和"痢"，无不是对疾病的对举；"渴"绝不是一般的口渴喜饮。不仅如此，上述两文所说"俗方多用"或"疗渴为最"，都表明当时民间或中医都普遍认定黄连是治疗消渴的有效药物。宋代《太平圣惠方》治消渴病的 177 首方剂常用的 10 味药中，黄连就居于前三味[1]。明清时期，李时珍《本草纲目》总结了黄连治疗消渴病的记载和配伍；《普济方》第 177 卷消渴门中收载复方约 64 个，其中含有黄连的处方为 13 个；《本草从新》《德生堂验方》《摘玄方》《医学心悟》《验方新编》等都载有运用黄连治疗消渴的方剂。由此可见，黄连在消渴病的治疗中的应用颇为广泛[2]。

（三）黄连降糖、纠正脂代谢紊乱、控制血压及减少蛋白尿的现代研究

目前,黄连已经分离出来的生物碱主要有小檗碱、巴马丁、黄连碱、甲基黄连碱、药根碱、木兰碱等,其中小檗碱含量最高,占 6.8%～13.64%[3]。

1. 黄连单体及复方降糖的作用研究

国内外科学家在小檗碱的降糖作用上做了广泛而深入的研究。小檗碱的降糖作用,其主要作用有改善胰岛素抵抗、调节胰岛 B 细胞功能、调节血脂、抗炎、改善氧化及内质网应激,同时黄连素还能起到保护心血管、肾脏的作用及对周围神经病变的治疗作用[3-4]。Yin J 等[5]通过小檗碱分别治疗初发糖尿病和血糖控制不理想的 2 型糖尿病的两组患者,结果发现,不管是小檗碱作为单一药物治疗初发糖尿病患者还是作为辅助药物治疗血糖控制不严格的 2 糖尿病患者,都具有类似二甲双胍的作用,两组患者的血糖、糖化及血脂代谢均有不同程度的降低,且在 3 个月的治疗中未发生严重的不良反应。Zhang H 等[6]从分子角度研究小檗碱的降糖及胰岛素增敏作用,证明胰岛素受体是小檗碱的主要作用靶点。小檗碱在一定的剂量范围内能够增强培养的人肝细胞中胰岛素受体信使 RNA 及蛋白的表达,而对于胰岛素缺乏的 1 型糖尿病并没有明显的降糖作用,因此小檗碱是一种独特的可用于降糖及治疗代谢综合征症候群的天然药物。吴丹等[7]将 72 例糖尿病患者分为肥胖与非肥胖两组,通过小檗碱治疗后观察 BMI、血糖、糖化、血脂、肝肾功能、胰岛素敏感(HOMA - IA1)及胰岛素抵抗指数(HOMA - IR),其中肥胖组有明显的胰岛素抵抗,肥胖组较非肥胖组存在更明显的胰岛素抵抗($P <0.01$),经小檗碱治疗后所有病例胰岛素抵抗均有显著改善($P<0.01$)。肥胖组与非肥胖组相比,治疗前后 BMI 下降幅度有显著性差异($P<0.01$)。因此,小檗碱具有显著的降糖疗效,可改善高胰岛素血症,调节血脂,减轻体重,具有良好的改善胰岛素抵抗作用,更适用于治疗以胰岛素抵抗为优势的糖尿病前期和 2 型糖尿病早期阶段。

黄连提取物中不仅小檗碱具有降糖的作用,其他提取物中也发现具有不同程度的降糖作用。汤喜兰证实黄连总生物碱(巴马汀、药根碱、表小檗碱、黄连碱以及其他含量较低的甲基黄连碱、木兰碱等)的降糖作用,其将成模大鼠以空腹血糖值为因素分成 4 组,分别为模型组、阳性药组、黄连总生物碱高剂量组、黄连总生物碱低剂量组,加上正常对照组,共 5 组,其中阳性药组给予盐酸二甲双胍 100 mg/kg,黄连总生物碱高剂量组给予黄连总生物碱 578.7 mg/kg(含小檗碱 300 mg/kg),黄连总生物碱低剂量组给予黄连总生物碱 192.9 mg/k(含小檗碱 100 mg/kg),正常组和模型组给予等体积的生理盐水,每日灌胃 1 次,连续 68 日。其结果显示,黄连总生物碱 578.7 mg/kg 可使糖尿病大鼠空腹血糖和糖化血清蛋白显著下降,但是比盐酸二甲双胍组作用低,总生物碱高剂量组能显著降低肝脏指数($P<0.05$),其余给药组队肝脏指数、脾脏指数、肾脏指数无明显影响[8]。

有关黄连复方降糖、调脂的现代研究中,黄连解毒汤出自《外台秘要》,由黄连、黄芩、黄柏、栀子按 3∶2∶2∶2 的比例组成,是清热解毒代表方。黄连解毒汤干预的链脲佐菌素糖尿病大鼠,其 CHO、TG、FBG、载脂蛋白 B 水平均比模型组明显降低,而 HDL - C、载脂蛋白 A1 水平显著升高,OGTT 改善,大鼠体重减轻[9]。为了研究黄连解毒汤的主要降糖成分,有研究者又将黄连解毒汤和黄连素分组治疗糖尿病大鼠,发现两组之间各指标无显著性差异,

提示小檗碱是黄连解毒汤降血糖和调血脂的主要有效成[10]。由于黄连解毒汤具有降糖、降脂、抗炎、改善胰岛素抵抗及内皮依赖性的舒张血管等作用,因此黄连解毒汤对 2 型糖尿病早期出现的血管内皮损伤有良好的保护作用[11]。

2. 黄连单体及复方纠正脂代谢紊乱的相关研究

小檗碱降血脂的研究已开展数十年之久,从降血脂对颈动脉 IMT 及动脉粥样硬化斑块的影响,到对肝功能、血脂等生化指标的影响,已展开多角度、较长时间观察。研究表明,小檗碱苦寒通泻,可增加肠管蠕动,减少胆固醇的吸收,减少外源性胆固醇过多地进入体内。同时,小檗碱有又良好的利胆作用,可促进胆固醇的排泄。同时,小檗碱可改善肝脏对脂肪的代谢,影响脂肪酸的分解,减少合成胆固醇的原料——乙酰辅酶 A,使血胆固醇降低[12]。蒋建东等对小檗碱降低 CHO 和 TG 的药理作用、药效和分子机制进行了系统研究,发现小檗碱是在基因转录后水平上,通过作用于 3' UTR 区域稳定低密度脂蛋白受体的 mRNA(信使核糖核酸)来降低血脂,与目前使用的他汀类降血脂药物的作用机制完全不同。这在理论上为寻找新型降血脂药物提供了新的分子靶点。王利等研究发现,黄连素胶囊可有效改善轻度高脂血症患者血脂水平[13]。Wang 等[14]通过小鼠动脉粥样硬化的解偶联实验研究发现,小檗碱可通过激活腺苷酸活化蛋白激酶(AMPK)等方式,加速 LDL 受体的表达,从而降低动脉粥样硬化小鼠的脂质代谢。Sarna 等[15]通过研究小檗碱抑制巨噬细胞烟酰胺腺嘌呤二核苷酸磷酸(NADPH)氧化酶的动物实验发现,小檗碱可显著降低 LDL – C、TG、TC 及载脂蛋白的水平,减少脂质过氧化的沉积和增强超氧化物歧化酶(SOD)的活性。金瑾等研究发现,黄连解毒汤可能是通过提高肝脏脂代谢酶的活性,促进肝脏 LDLR 和 PPARγmRNA 的表达来调节脂质代谢紊乱,且能显著抑制炎症因子 TNF – α 及 IL – 6 的表达[16-17]。王昭琴等研究结果显示,180 例血脂异常伴颈动脉粥样硬化斑块形成患者采用小檗碱治疗 2 年后,治愈率 20.0%,显效率 56.1%,有效率 20.6%,总有效率 96.7%,与治疗前比较,颈动脉硬化斑块面积明显缩小或消失,差异有统计学意义($P<0.01$)[18]。

3. 黄连单体及复方控制血压及减少蛋白尿的相关研究

黄连苦寒,入肝、心二经,即清泻心肝火热以净热毒内生之源,又燥湿凉血解毒以折内生热毒之势,对各种原因引起的高血压均有较好的改善作用。冯彬等[19]对 54 例伴高血压 Ⅰ ～Ⅱ 级的早期糖尿病肾病(diabetic kidney disease,DKD)患者在予饮食控制(包括低盐饮食)、运动疗法、口服降糖药物和(或)胰岛素治疗的基础上加用盐酸小檗碱片(0.3～0.5 g/次,3 次/日)治疗 12 周,结果发现治疗后患者的 UAER 和收缩压(SBP)、舒张压(DBP)水平均较治疗前明显降低,之后进一步研究发现,在将血糖控制在标准水平的基础上,采用厄贝沙坦联合盐酸小檗碱片(0.3～0.5 g/次,3 次/日)治疗血肌酐(SCr)80～354 μmol/L、24 h 尿蛋白定量>0.5 g 的伴高血压、混合性高血脂的 DKD 患者,在降低 SBP、DBP、平均动脉压和 TG、24 h 尿蛋白定量方面均较单用厄贝沙坦者显著降低,且对于肾功能不全者降低血 SCr 方面的疗效优于单用厄贝沙坦者,提示盐酸小檗碱片联合厄贝沙坦对肾功能正常或异常的 DKD 患者的疗效均优于单用厄贝沙坦[20]。盛雪梅等[21]用黄连素片治疗原发性高血压 32 例,在接受黄连素治疗前,所有患者均使用过 2 种以上的降压药物,结果显示黄连素片治疗原发性高血压远期疗效优于复方降压片等降压药物。此外赵立峰等及韩文章等[22-23]研究认为,黄连素在体内能竞争性阻断血管平滑肌上的 α_1 受体,使外周血管扩张,阻力下降,还能对抗胆碱酯酶活性,使乙酰胆碱堆积,兴奋突触前膜 M 受体,抑制去甲肾上腺素的释放,扩张血管,从而使血压降低。胡志宏[24]研究也发现,在予饮食控制、运动疗法、口服降糖药、抗血小板聚集治疗的基础上采用盐酸小檗碱片(0.4 g/次,3 次/日)联合厄贝沙坦的中西医结合治疗组在改善中老年早期 DKD 患者 UAER、尿视黄醇结合蛋白(RBP)、尿 N-乙酰-β-D 氨基葡萄糖苷酶(NAG)、血清胱抑素-C 和 SBP、DBP 方面的疗效均优于上述单纯西医治疗组。

李运伦等[25]纳入高血压肝火上炎证患者 79 例,随机分为黄连清降合剂组 43 例和卡托普利组 36 例,观察两组治疗后证候、血压、血糖、血胰岛素和胰岛素抵抗指数等指标。结果发现,治疗组降压总有效率为 86.05%,明显优于对照组的 63.89%($P<0.05$);临床症状总有效率为 90.70%,明显优于对照组的 69.44%($P<0.05$);治疗组可降低空腹血糖、胰岛素和 HOMA-IR 并降低血脂。同时,李运伦等[26]运用自发性高血压大鼠模型,观察了黄连的降压效应及作用机制。研究者给予高血压大鼠模型灌服不同剂量的黄连清降合剂,给药后 2~4 小时药效达峰效应,降压时对心率无明显的影响;给大鼠多次灌服用药则有显著的抗高血压作用,未见明显的耐药现象。可见,黄连降压作用明显且稳定。他们还采用现代检测技术评价了血管收缩因子系统(ET)/舒张因子系统(NO)、RAS 系统、氧衍生自由基系统和细胞因子系统的功能,在研究中、用药后模型大鼠血浆(清)ET、NO、SOD、TNF-α 的变化,为降压效应机制判断提供了可靠的依据。实验证明黄连能够减少血管紧张素Ⅱ含量,高剂量黄连组效果优于西药对照组,且呈明显的量效关系,由此推测黄连可以作用于肾素-血管紧张素-醛固酮系统,起到类似 ACEI 和 ARB 药物的作用,有效改善肾小球血流动力学、降低血压并控制蛋白尿[26]。

4. 黄连降低尿酸的相关研究

吴林根等[27]首先发现,盐酸小檗碱片(0.5 g/次,3 次/日)不仅可降低合并高脂血症、高血压、糖尿病等多种疾病的高尿酸血症患者的血 CHO、TG、LDL-C、FBG、SBP、DBP、体重,而且还具有降低其空腹血尿酸水平的作用。笔者于 2009 年 1 月到 2011 年 6 月间在使血糖、血压和血脂水平达标后将合并高尿酸血症的早期 DKD 患者随机分为单用氯沙坦组(A组)、盐酸小檗碱片(0.4 g/次,3 次/日)联合氯沙坦组(B 组)、别嘌呤醇联合氯沙坦组(C组),结果发现 12 周治疗后 3 组患者的血尿酸和 UAER 水平均较治疗前降低,而 B、C 组患者的上述两项指标均较 A 组降低,且 B 组患者的 UAER 水平较 C 组降低,但 B 组和 C 组患者的血尿酸水平的差异则无统计学意义,提示:① 盐酸小檗碱片联合血管紧张素受体Ⅱ拮抗剂(ARB)对早期 DKD 患者肾损害的疗效优于单用 ARB 制剂,其机制可能与其降低血尿酸水平有关。② 别嘌呤醇联合氯沙坦组对早期 DKD 患者肾损害的疗效优于单用 ARB 制剂,其机制可能与其降低血尿酸水平有关。③ 盐酸小檗碱片降低早期 DKD 患者血尿酸水平的疗效和别嘌呤醇相近。

(四) 黄连为主药的经方在代谢综合征中的运用

《伤寒杂病论》中含有黄连的方剂共 12 个,分别是葛根芩连汤方、小陷胸汤方、半夏泻心汤方、大黄黄连泻心汤方、附子泻心汤方、生姜泻心汤方、甘草泻心汤方、黄连汤方、黄连阿胶汤方、乌梅丸方、干姜黄芩黄连人参汤方、白头翁汤方;《金匮要略》中含有黄连的方剂共 7 个,分别为甘草泻心汤方、泻心汤方、半夏泻心汤方、白头翁汤方、黄连粉方、乌梅丸方、白头翁加甘草阿胶汤方。临床研究表明,以上多个黄连复方均可用于不同证候的代谢综合征的治疗,且黄连临床使用剂量也随着代谢综合征各个阶段的不同而用量各异[28-29]。

1. 大黄黄连泻心汤

大黄黄连泻心汤为治疗热痞所设,大黄泻营分之热,黄连泻气分之热,且大黄有攻坚破结之能,其泄痞之功即寓于泻热之内。以麻沸汤渍其须臾,去滓,取其气,不取其味,治虚痞不伤正气也。

笔者将此方作为治疗胃肠实热证之代谢综合征及肥胖 2 型糖尿病的基础方。大黄通腑泻浊,能清胃肠之实热,导中满。《本草思辨录》说:"夫大黄之为物有定,而用大黄之法无定。不得仲圣之法,则大黄不得尽其才而负大黄实多,否则为大黄所误而大黄之被诬亦多。"如得仲景之法,则如《医学衷中参西录》所言:"能入血分……降肠胃热实……性虽趋下,而又善清在上之热。"黄连清热燥湿,偏重清热,又清胃肠实热而厚肠胃。《本草经百种录》言:"凡药能去湿者必增热,能除热者,必不能去湿,惟黄连能以苦燥湿,以寒除热,一举两得,莫神于此。"大黄、黄连的配伍精当,黄连单用因其太燥,能清肠胃之湿而使燥屎内结,配伍大黄通腑而防此弊端,又能增强清热之功。大黄清热消积之力虽强,而无化湿消膏之功,配伍黄连,增强清除糟粕之功。二者相辅相成,"釜底抽薪"以清胃肠之实热。糖尿病胃肠实热证运用大黄黄连泻心汤清泻实热,症见脘腹胀满,痞塞不适,大便秘结难行,口干口苦,或有口臭,口渴喜冷饮,饮水量多,多食易饥,舌红,苔黄,脉数有力[30]。

2. 小陷胸汤

《伤寒论》138 条言:"小结胸病,正在心下,按之则痛,脉浮滑者,小陷胸汤主之。"该方由"黄连一两、半夏半升、栝蒌实大者一枚"组成。小陷胸汤治结胸之轻者。笔者将小陷胸汤运用于代谢综合征痰热内蕴证的辨治中。小陷胸汤为清热涤痰之首选方。半夏辛温为化痰之要药,"消心腹胸膈痰热满结"(《名医别录》)。黄连苦寒清热,《医学衷中参西录》载"黄连以宁熄心火,兼以解火热之团结"。味辛之半夏配味苦之黄连,为仲圣辛开苦降常用药对,辛开苦降以调畅气机,清热化痰,痰源非半夏之辛开不开,热结非黄连之苦不降。清代汪昂曰:"治痰者必降其火,治火者必顺其气。"顺气则以辛开之,治火以苦降之,故辛开苦降之法为治疗痰热内蕴,斡旋中州之要法。瓜蒌实甘寒滑润,善涤痰结,"又能洗涤胸膈中垢腻郁热"(《伤寒证治准绳》),为涤痰消膏之佳品,利大肠,又能疏肝泻热,润肠通便;既助黄连清热泻火,又助半夏化痰开结,兼润便导下。小陷胸汤,清热涤痰以消膏浊,辛苦行气以除中州之满。《医宗金鉴》载:"黄连涤热,半夏导饮,瓜蒌润而下行,合之以涤胸膈痰热,开胸膈气结。"三药合用,辛开苦降,清热涤痰开结,"故用三物以除痰去热也"(《医方集解》)。糖尿病痰热内蕴证运用小陷胸汤清热化痰,症见形体肥胖,腹部胀大,胸闷脘痞,口干口渴,喜冷饮,饮水量多,心烦口苦,大便干结,小便色黄,舌质红,舌体胖,苔黄腻,脉弦滑[31]。

3. 葛根芩连汤

葛根芩连汤在《伤寒论》原文中治疗太阳表邪未解,邪陷阳明,大肠湿热壅滞,里热蒸肺迫肠,升降失调,津液外泄。笔者将葛根芩连汤运用于代谢综合征之肠道湿热证中。清代王子接认为："是方即泻心汤之变,治表寒里热。其义重在芩、连肃清里热,虽以葛根为君,再为先煎,无非取其通阳明之津;佐以甘草,缓阳明之气,使之鼓舞胃气,而为承宣苦寒之使。"葛根,其味辛性凉,既可解肌热,又可清肠热,还可升胃肠津液,《药性论》载"主解酒毒,止烦渴",《名医别录》言葛根能"疗消渴",现代研究证实葛根具有降低血糖的作用。"黄芩,其性清肃,所以除邪;味苦所以燥湿,阴寒所以胜热,故主诸热"(《本草经疏》),而用于仲景的伤寒心下痞满之泻心汤中,又长于清胃热、肠热、肺热、肝热,能清痰热、湿热;与黄连配伍增强其清热燥湿之功。"黄连大苦大寒,苦燥湿,寒胜热,能泄降一切有余之湿火,而心、脾、肝、肾之热,胆、胃、大小肠之火,无不治之。上以清风火之目病,中以平肝胃之呕吐,下以通腹痛之滞下,皆燥湿清热之效也"(《本草正义》)。"连之苦寒,尤以苦胜,故燥湿之功独显,凡诸证必需于连者,类皆湿热郁蒸,恃以为苦燥泄降之资,不仅以清热见长,凡非舌厚苔黄,腻浊满布者,亦不任此大苦大燥之品"(《本草正义》)。甘草健脾益气,和中调味。四药配伍,具有清热燥湿、生津止渴之功。苦寒之黄连、黄芩与甘润之葛根、甘草配伍,能收"收苦燥之益而无苦燥之弊也"(《本草思辨录》)。临床运用黄芩、黄连,配伍生姜或干姜防苦寒之虞,又能辛开苦降调畅气机。糖尿病肠道湿热证运用葛根芩连汤清利湿热,症见大便黏腻不爽或臭秽难闻,脘腹痞满,小便色黄,口干不渴,或有口臭,舌红,苔黄厚腻,脉滑数[32-33]。

4. 干姜黄芩黄连人参汤

干姜黄芩黄连人参汤出自《伤寒论》第359条:"伤寒本自寒下,医复吐下之,寒格更逆吐下,若食入口即吐,干姜黄芩黄连人参汤主之。"原方主治因误下客热内陷,导致寒邪格热于上,胃热充斥,热势上趋,而致"食入即吐"之病。本病证属虚实夹杂、上热下寒,病位在脾、胃。笔者将干姜黄芩黄连人参汤运用于代谢综合征脾虚胃热证的辨治中。人参健脾益气,干姜温中行气,二药配伍作用于脾以温中健脾;黄芩、黄连清热燥湿,作用于胃以清胃热。两组药物寒温并用,补泻兼施。临床用药时,病情偏寒重者可多用干姜,热盛者可加重黄芩、黄连,伤津为主用西洋参或太子参,气虚为主可选用红参。糖尿病脾虚胃热证选用干姜黄芩黄连人参汤健脾清热,症见口干,眠差,乏力,大便干,视物模糊,头晕,夜尿频,汗多,腰酸痛,手足麻,畏寒,便溏,舌暗红,薄白苔,脉沉细[34]。

5. 半夏泻心汤

半夏泻心汤为小柴胡汤证误行泻下,损伤中阳,少阳邪热乘虚内陷,以致寒热错杂,而成心下痞。笔者将半夏泻心汤运用于代谢综合征脾虚胃滞证的辨治中。半夏化痰消满,干姜温中散寒,黄连、黄芩清热燥湿,辛开苦降为法以消胃滞。苦寒之黄芩、黄连与辛温之半夏、干姜配伍,辛苦相配,寒温并用,为辛开苦降法的典范,"苦寒能清热除湿","辛通能开气泄浊","辛以开之,苦以降之","以苦降其逆,辛通其痹"(《临证指南医案》)。清代温病学家吴瑭认识到"非苦无能胜湿,非辛无能通利邪气","苦与辛合能降、能通"。以上诸药又合人参、甘草、大枣健脾益气。糖尿病脾虚胃滞证选用半夏泻心汤辛开苦降,运脾理滞,症见心下痞满,呕恶纳呆,水谷不消,便溏,或肠鸣下利,干呕呃逆,舌淡胖苔腻,舌下络瘀,脉弦滑无力[35]。

6. 乌梅丸

乌梅丸出自《伤寒杂病论》厥阴病篇,主治厥阴病、蛔厥、久利。乌梅丸由乌梅、黄连、黄柏、当归、人参、细辛、桂枝、蜀椒、干姜、附子组成。乌梅酸温,能敛肺、敛肝、涩肠,敛肝木而助厥阴之气生,而风消火灼之虑消于无;生津养阴以止消渴,《本草拾遗》载能"去痰""止渴调中";又能安蛔驱虫。黄连、黄柏清热燥湿,黄柏尤长于清利脾肾之湿热。又乌梅配黄连、黄柏,苦酸以制甜,为治疗糖尿病的常用药对。当归补血而柔肝,活血通络以养肢末,人参、细辛、蜀椒、桂枝、干姜、附子温中散寒,又温通经络之力尤甚,为治疗下寒证而设。全方为寒热并用,攻补兼施之剂;又辛甘合用可化阳,酸甘相合可坚阴。如此,阴阳得以调和,寒热更可平定。2型糖尿病上热下寒证选用乌梅丸清上温下,症见心烦口苦,胃脘灼热,或呕吐,下利,手足及下肢冷甚,舌红,苔根部腐腻,舌下络脉瘀闭。

7. 黄连类方在糖尿病并发症及血糖难控因素治疗中的运用

(1) **当归六黄汤治疗糖尿病汗症**　当归六黄汤适用于阴虚火旺之汗证,表现为汗出多、心烦、口渴、舌红等症状。方中当归养血增液,血充则心火可制;生地黄、熟地黄入肝肾而滋肾阴。三药合用,使阴血充则水能制火,共为君药。盗汗因于水不济火,火热熏蒸,故臣以黄连清泻心火,合以黄芩、黄柏泻火以除烦,清热以坚阴。君臣相合,热清则火不内扰,阴坚则汗不外泄。汗出过多,导致卫虚不固,故倍用黄芪为佐,一以益气实卫以固表,一以固未定之阴,且可合当归、熟地黄益气养血。诸药合用,共奏滋阴泻火、固表止汗之效。此外,当归六黄汤还能用于治疗阴虚热盛的失眠症。

(2) **糖尿病胃肠功能紊乱的治疗**

1) 三泻心汤:即半夏泻心汤、生姜泻心汤、甘草泻心汤,多用于糖尿病胃肠功能紊乱,表现为呕吐、腹泻、胃胀等症状。半夏泻心汤证属"痰气痞",即气机痞塞夹痰。糖尿病的发病特点是嗜食醇酒肥甘,易伤脾胃,导致运化失常,痰浊内生,治宜清化痰浊,以利于恢复中焦气机的升降,临床多结合小陷胸汤。生姜泻心汤适用于以胃虚为主,水气偏重者,故凡见心下痞,嗳气食臭,下利,腹中雷鸣,胁下疼痛,或下肢浮肿,小便不多的患者,投以生姜泻心汤。甘草泻心汤适用于脾胃更虚,完谷不化,下利明显者,故多用于糖尿病日久,胃肠功能紊乱之腹泻。若腹泻较重,可配伍灶心黄土、罂粟壳、诃子等药物以增强其收涩止利的作用。

2) 左金丸与反左金丸:左金丸(黄连:吴茱萸为6:1)和反左金丸(黄连:吴茱萸为1:6)分别用于因热而反酸和因寒而反酸,胃脘嘈杂者;胃脘反酸者,可根据病机寒热之不同调整黄连、吴茱萸用量。若肝热犯胃,则黄连:吴茱萸为6:1;若肝胃虚寒浊阴上逆,则黄连:吴茱萸为1:6。

3) 苏叶黄连饮:苏连饮为叶天士所创,主治肺胃热冲上逆之呕吐,可用于糖尿病胃轻瘫呕吐之胃热气逆者,方中黄连兼具降糖之功,一药多用。临证常紫苏叶、紫苏梗同用,增强降逆止呕之力。

4) 葛根芩连汤:此方清热燥湿、厚肠止利,多用于糖尿病肠道湿热者,见大便黏腻不爽或泄利不止,舌红,苔黄腻,脉滑数。方中药味均能降糖,标本兼治,一举两得。

(3) **失眠的治疗**

1) 黄连阿胶汤:心火旺、肾阴虚而致的失眠,伴有烦躁、尿黄、舌红、苔少、脉细数等症投以黄连阿胶汤加减,临床上许多患者全身阴虚火旺之证不明显,甚至舌脉、体质与之相悖,可仍投以黄连阿胶汤治之,却每有良好的效果。临床上只要存在长期用脑过度、精神紧张所导致的脑局部阴分不足,虚火炽盛,引起脑的阴阳失衡,阴虚火旺证候,即可应用本方。即使脉证不符,往往也收效甚捷。抓住心烦、失眠两个主症及情志失调的诱因,是辨治脑局部阴虚火旺所致失眠的关键。情志失调以焦虑为主的,常加入夏枯草、黄芩等清肝火,同时应加入酸收之品,防止火邪耗气伤阴;若以抑郁为主,则加合欢花、夜交藤、淫羊藿等药。

2)黄连温胆汤:黄连温胆汤出自清代陆廷珍的《六因条辨》,用于治疗痰火扰乱,心神不宁,思虑过伤,火炽痰郁而致不眠者。方中黄连清热燥湿;半夏降逆和胃,燥湿化痰;竹茹清热化痰除烦;枳实行气消痰而使痰随气下;陈皮理气化痰;茯苓健脾渗湿化痰;甘草调和诸药。全方合用,共奏清热除烦、和胃化痰之功。故痰热上扰心神所致的失眠,选用此方加减治疗,得效甚速。

3)交泰丸:适用于心肾不交所致的失眠,症见失眠,盗汗,五心烦热,胸中痞闷嘈杂,不思饮食等。方中黄连清心泻火以制偏亢之心阳,用肉桂温补下元以扶不足之肾阳。心火不炽则心阳自能下降,肾阳得扶则肾水上承自有动力。水火既济,交泰之象遂成,夜寐不宁等症便可自除。正如《本草新编》所说:"黄连、肉桂寒热实相反,似乎不可并用,而实有并用而成功者,盖黄连入心,肉桂入肾也……黄连与肉桂同用,则心肾交于顷刻,又何梦之不安乎?"

(五)黄连治疗糖尿病的临床剂量及用药经验

1. 临床剂量

临床用黄连,调理脾胃,多在1.5~6 g;清热泻火解毒,短程应用,多在15~30 g;而降糖,15~30 g为常用量;糖尿病酮症最大用至120 g。应用要点:① 视血糖下降而递减。② 必配伍干姜,以防苦寒伤胃。脾胃正常者,黄连:干姜=6:1;脾胃虚弱者,黄连:干姜=3:1或1:1。如此配伍,可存其降糖之用而去其苦寒之性。但对于有各种原因肝病的糖尿病患者,在使用黄连、柴胡时要特别小心,一是剂量不宜过大,二是时间不宜过久,三是定期复查肝功能。

(1)糖尿病本病不同阶段黄连用量不同 糖尿病的发展过程大致可分为郁、热、虚、损四个阶段,其中郁、热阶段以实证为主,火热偏盛,黄连用量宜大;虚、损阶段以虚证为主,或虚实夹杂,火热不甚,黄连用量不宜偏大。

早、中期火热内盛用量宜大。糖尿病早、中期多处于郁热阶段,虚证不甚,表现为肝热、胃热、肠热、湿热、痰热、毒火等一派火热内盛之象,故治疗应以清泻火热为主。黄连,其清火泻热功著,同时兼具降糖功用,对于早、中期肝胃郁热、胃肠实热、痰热互结、三焦火毒等火热炽盛者尤为合宜,且剂量宜大,一般30~45 g。对于血糖极高,甚至出现糖尿病酮症者,亟须清泻火毒,直折火势,此时黄连用量可达60~120 g,方能迅速消解火势,缓解危急。

后期火热不甚用量宜小。随着病情进展,火热之势渐消,虚象渐显,表现以气虚、津亏、阴虚等虚证为主,甚则病至晚期,可见一派阳虚内寒之象。因此,糖尿病后期,火热不甚者,黄连剂量不宜偏大,一般15 g左右;而阳虚征象明显者,黄连可不用,或配伍辛热之品,如干姜、吴茱萸、肉桂等,去其苦寒之性而取其降糖之用。另外,血糖控制达标后,痰热、火毒等病理基础基本已清除,故以小剂量长期缓慢调理。此时一般改汤剂为丸、散剂,黄连平均每日用量3~9 g,意在长期维持治疗,非取其迅速降糖之功。

我们曾对1321例门诊有效降糖病例处方中黄连剂量进行统计,结果显示,黄连降糖的常用剂量范围为15~45 g。我们对黄连剂量与空腹血糖水平进行相关性分析,结果显示,黄连剂量与空腹血糖之间存在显著正相关,其剂量随空腹血糖水平升高而增大[36]。因此,需要什么样的剂量应根据糖尿病的病程、病证及血糖水平决定:早期、中期及血糖偏高者,剂量需大;病至晚期或血糖平稳者,剂量可小。

(2) **糖尿病并发症黄连用量不同** 黄连除用于降糖外,亦常用治胃肠功能紊乱、失眠等糖尿病并发症。如治疗糖尿病胃轻瘫呕吐的苏叶黄连汤、半夏泻心汤,治疗糖尿病腹泻的生姜泻心汤、甘草泻心汤,治疗反酸、胃脘嘈杂的左金丸、反左金丸,治疗失眠的交泰丸、黄连阿胶汤,治疗糖尿病汗证的当归六黄汤等,均是以黄连为主或含黄连的治疗糖尿病杂病常用方。这些处方中,主要取黄连调理肠胃、微除热气、交通水火等功效,非取其清泻火热、直折火势之功,故用量一般较小。如治疗胃肠功能紊乱,泻心汤方中黄连与半夏、干姜、黄芩等配伍以辛开苦降,斡旋气机;苏叶黄连汤中黄连与紫苏叶配伍以降逆顺气;左金丸、反左金丸中黄连与吴茱萸配伍以泻火疏肝,和胃制酸,从而达到调理胃肠的目的,其用量一般为3~6 g。若取其微除热气,治疗糖尿病汗证,黄连用量一般9~12 g;用于交通心肾,治疗糖尿病合并失眠,黄连用量一般3~9 g。因此,黄连治疗糖尿病的临床剂量主要取决于黄连所主治病证,用于降糖,剂量需大,治疗杂病,小剂量足矣。

2. 应用经验

(1) **还原经方的本源剂量,黄连当重用** 通过文献研究、药物实测、炮制方法、方药配伍、煎服方法、安全性及临床用药特点等方面考证《伤寒论》药物剂量,我们得出结论:《伤寒论》经方一两约合现今15.625 g。《伤寒论》与《金匮要略》用到黄连的方剂中,用量最小为一两;最大用量为黄连阿胶汤,用量达四两,按此计算,经方中黄连的本源剂量应当在15~60 g,远大于《中华人民共和国药典》所规定的剂量。在临床运用黄连时尊崇《伤寒论》本源剂量,一般在15~60 g,最大剂量可达120 g,可较好地缓解症状,降低血糖。

(2) **辨证论治,随证施量** 黄连可用于糖尿病病程发展的各个阶段,笔者将糖尿病的发展过程归纳为郁、热、虚、损四个阶段,郁、热阶段多见于糖尿病的早、中期(胰岛功能代偿期、失代偿期),属于"脾瘅"或"消瘅"范畴;发展至虚的阶段一般已转入"消渴",属"消渴"范畴,损的阶段则出现各种并发症,虚、损阶段多见于糖尿病的中、晚期(胰岛功能严重失代偿期、衰竭期)。临床可根据糖尿病的发展阶段及患者症状,合理配伍黄连,随证施量,全程均可使用。在糖尿病早、中期(郁、热阶段),郁的阶段包括食郁、气郁、痰郁、火郁、血郁,其中以食郁为核心,黄连可配厚朴、大黄、枳实,黄连量宜小,重在消导开食郁。热的阶段,肝胃郁热者黄连配黄芩、柴胡、枳实、大黄、半夏等清泻肝胃郁热;痰热互结者,则配半夏、瓜蒌仁而成小陷胸汤清化痰热;胃肠结热者,配大黄、枳实、厚朴而成大黄黄连泻心汤、承气汤清泻胃热;胃肠湿热者,配葛根、黄连而成葛根芩连汤,清利胃肠湿热;热毒炽盛时,则配黄芩、大黄而成三黄汤泻火解毒。此阶段黄连量宜大,重在泻热存阴。病程日久,内热未除,又兼有脾虚胃滞等虚实夹杂证时,宜配黄芩、半夏、干姜、人参等而成泻心汤类方,寒温并用,补泻兼施,辛开苦降,运脾理滞。

在糖尿病的中、晚期(虚、损)的阶段,虚者为气虚、阴虚,火热伤气者配知母、石膏、人参等药益气生津,伤津者可配天花粉、麦冬、五味子、西洋参等养阴生津,此阶段可根据血糖及热势情况适当调整黄连用量,但必须注重气、阴两虚之象,勿犯虚虚实实之误。损者为脉络之损,肝肾阴虚者配杞菊地黄丸加减,阴阳两虚者配金匮肾气丸加减,脾肾两虚者配附子理中汤加减,此阶段黄连用量宜小,重在并发症的治疗。

(3) 临床使用黄连的常见问题及对策

1) 脏腑热、经络寒,仍可重用黄连:临床中,不少糖尿病周围神经病变患者表现出口干、口苦、血糖偏高,而肢体发凉、怕冷、麻木、疼痛等寒热并存的矛盾,这种情况实际属于脏腑热、经络寒,即肝热、胃热等脏腑内热与寒凝经脉、络脉瘀阻并存。部分医生虑于清热之品有加重寒证之嫌,临床较少应用甚至不用黄连等清热泻火之药,降糖与并发症治疗常常难以兼顾。我们发现,黄连等苦寒清热药与(制)川乌、(制)草乌等温经通络药同用并不矛盾,两类药物各司其职,清热与温通互不干扰。若存在脏腑内热,仍可用黄连。

2) 苦寒伤胃与口感差:黄连性味苦寒,大剂量或长期应用有"苦寒败胃"之虞,且其口感甚苦,不少患者难以坚持服用。这些也是影响黄连在糖尿病临床治疗中广泛应用的主要原因。我们经过反复实践后,最终通过配伍、服法、煎煮等方法解决了黄连的临床用药矛盾。

① 巧妙配伍,去性取用。方药配伍是中医的特色,经过适当配伍,黄连可能导致的不良反应将大大减少。我们常配伍一些辛温的药物,如干姜、生姜、吴茱萸、肉桂等。"苦寒伤胃"主要指败伤脾胃阳气,阳气一伤,中焦冰伏,气机不得运转,从而变生种种病证。配伍辛温之品,一方面,以辛温佐制苦寒,是谓去其性而取其用;另一方面,辛温与苦寒并用,是辛开苦降之义,对于开畅气机、燮理中焦尤为合宜。因姜善走胃经,故临床尤其常用干姜或生姜与黄连配伍。我们经过长期实践,摸索出黄连与干姜的常用比例为6:1,黄连与生姜的常用比例为4:1,脾胃虚弱的患者可增加生姜或干姜的用量,使黄连与姜比例达到2:1,甚则1:1。另外,通过在处方中配伍臣药知母、黄芩一类清热之品,能够协同增强黄连清热泻火之功,黄连用量可相对减少。总之,恰当的配伍是解决黄连短程大剂量及长期应用过程中苦寒伤胃问题的关键所在。

② 服法讲究,少量多次。服药方法也是保证大剂量黄连用药安全的关键。服用大剂量黄连,尤其是黄连用量超过60 g,用于快速降糖时,我们一般采取一剂药分4~6次少量频服,这样,平均单次服用黄连的剂量相对较小,甚至接近常规用量,从而避免了因一次性服用大剂量黄连可能造成的急性毒性反应。同时少量频服也保证了一定的血药峰浓度,对于维持药效也有重要作用。对于部分脾胃相对虚弱的患者,少量频服法还可减轻药物对脾胃的刺激,在一定程度上解决了其临床用药的矛盾。

③ 浓缩煎煮,饭后服用。一般建议患者将黄连汤药浓缩煎煮至60~100 mL,每次服用30~50 mL,并尽量饭后服用,有助于减轻汤液的苦感,同时对胃黏膜也有一定保护作用。

④ 苦酸制甜。自然界中苦味是甜的对立,酸味为苦的中和。其中味苦者,如黄连、大黄,其性寒,可以泻热;酸平之品如白芍、乌梅、五味子、山楂,则具有收敛、生长气阴之效。在处方中应用酸味之品,既可缓解黄连的苦味,也可以收敛气阴,防止耗散,使受损的气阴得以恢复。

3) 胃肠功能紊乱:此类患者常见表现为腹泻与便秘,如黄连误用,导致脾胃运化不足,传导失司则出现腹泻,日久则胃肠动力减弱,则可见便秘或便秘与腹泻交替出现。便秘者配大黄。研究证实，大黄素合用黄连素可抵消黄连素对胃肠的抑制作用，二者均有降糖降脂作用，合用则降糖、降脂效果更显著。临床使用时可根据大便情况随症加减用量，使大便次数不超过每日 2 次为宜。腹泻者临床上常使用茯苓、甘草健脾，附子、肉桂温肾，并佐以乌梅收敛之。配生姜者取生姜泻心汤之义，生姜既能宣散水饮，又能温补中州；配乌梅者取乌梅丸之义，乌梅可止烦渴，涩肠而止利；配附子、肉桂者取肾气丸之义，二者能温肾阳而止泻。

（六）小结

黄连在代谢综合征中的运用由来已久，以苦寒清热燥湿见长。根据患者病机之不同，黄连可选择不同的配伍：与大黄配伍，为大黄黄连泻心汤，是治疗胃肠实热证的代表方剂；与葛根、黄芩、甘草配伍，为葛根芩连汤，是治疗肠道湿热证的代表方剂；与瓜蒌、半夏配伍，为小陷胸汤，是治疗痰热内蕴证的代表方剂；与干姜、人参、黄芩配伍，为干姜黄芩黄连人参汤，是治疗脾虚胃热证的代表方剂；与半夏、黄芩、干姜、人参等配伍，为半夏泻心汤，是治疗脾虚胃滞证的代表方剂；与乌梅、黄柏、桂枝、人参等配伍，为乌梅丸，是治疗上热下寒证的代表方剂。其中前三方运用于代谢综合征的初期热的阶段，后三方主要运用于代谢综合征的中期虚实夹杂阶段。黄连用治降糖，剂量宜大；用治调理，小量足矣；大剂量降糖，应用汤剂短期治疗；小剂量维持，以丸、散长期调理。黄连虽苦寒，然经配伍，可制其苦寒之性而无虑其伤中之弊，为代谢综合征治疗之要药。

参 考 文 献

［1］ 方药中,邓铁涛,李克光,等.实用中医内科学［M］.上海：上海科学技术出版社,1984.

［2］ 刘继林,孟宪丽,刘咏松. 古代中医用黄连治疗消渴的方药探讨［J］.四川中医,2010,28(4)：41－43.

［3］ Pang B, Zhao LH, Zhou Q, et al. Application of berberine on treating type 2 diabetes mellitus［J］. Int J Endocrinol, 2015：905749.

［4］ Lan J, Zhao Y, Dong F, et al. Meta-analysis of the effect and safety of berberine in the treatment of type 2 diabetes mellitus, hyperlipemia and hypertension［J］. J Ethnopharmacol, 2015,161：69－81.

［5］ Yin J, Xing H, Ye J. Efficacy of berberine in patients with type 2 diabetes mellitus［J］. Metabolism, 2008, 57(5)：712－717.

［6］ Zhang H, Wei J, Xue R, et al. Berberine lowers blood glueose in type 2 diabetes mellitus patients through increasing insulin receptor expression［J］. Metabolism, 2010,59(2)：285－292.

［7］ 吴丹,魏敬.黄连素治疗 2 型糖尿病的临床疗效观察［J］.南京医科大学学报(自然科学版),2009, 29(5)：736－738.

［8］ 汤喜兰,张启.黄连总生物碱对糖尿病大鼠降血糖作用研究［J］.基础研究,2010(15)：9.

［9］ 冷三华,屠庆年.黄连解毒汤对 2 型糖尿病大鼠血糖和血脂代谢的影响［J］.中国中医基础医学杂志, 2003,9(4)：43－45.

［10］ 陆付耳,冷三华,屠庆年. 黄连解毒汤与黄连素对 2 型糖尿病大鼠葡萄糖和脂质代谢影响的比较研究［J］.华中科技大学学报(医学版),2002,31(6)：662－665.

[11] 肖雁凌,徐丽君.黄连解毒汤对 2 型糖尿病大鼠血管内皮功能的影响[J].中国中药杂志,2005,30(22):1767-1770.

[12] 朱双林,张坤峰.黄连素降血脂的临床疗效观察[J].张家口医学院学报,1999(2):34.

[13] 王利,彭龙云,卫国红,等.黄连素胶囊治疗轻度高脂血症疗效观察[J].中国中西医结合杂志,2016,36(6):681-684.

[14] Wang Q, Zhang M, Liang B, et al. Activation of AMP-activated protein kinase is required for berberine induced reduction of atherosclerosis in mice: the role of uncoupling protein-2[J]. PLoS One, 2011, 6(9): e25436.

[15] Sarna LK, Wu N, Hwang SY, et al. Berberine inhibits NADPH oxidase mediated superoxide anion production in macrophages[J]. Can J Physiol Pharmacol, 2010, 88(3): 369-378.

[16] 金瑾,张扬,胡文祥,等.黄连解毒汤对高脂血症大鼠血脂代谢及其相关基因表达的影响[J].中西医结合学报,2010,8(3):275-279.

[17] 黄莉.黄连解毒汤对高脂大鼠血脂水平及炎症因子的影响[J].四川中医,2016,34(9):44-45.

[18] 王昭琴,徐玲,陈建平.黄连素对血脂异常病人颈动脉粥样硬化斑块的影响[J].中西医结合心脑血管病杂志,2017,15(5):599-601.

[19] 冯彬,唐培荣,王如.黄连素治疗早期糖尿病肾病临床疗效观察[J].中国当代医学,2007,6(9):72.

[20] 冯彬,王如,杨明,等.黄连素配合厄贝沙坦治疗糖尿病肾病的疗效观察[J].中外医疗,2009,32(6):86-87.

[21] 盛雪梅,张越秋.黄连素治疗原发性高血压病 32 例临床观察[J].齐齐哈尔医学院学报,2004,25(2):166.

[22] 赵立峰,李明.黄连素研究进展[J].唐山学院学报,2008,21(6):35-36.

[23] 韩文章,林棋.黄连素联合尼群地平治疗原发性高血压合并心功能不全初步观察[J].山西中医学院杂志,2010,11(5):26-27.

[24] 胡志宏.中西医结合治疗中老年早期糖尿病肾病疗效分析[J].中国现代医生,2009,49(15):67-68.

[25] 李运伦.黄连清降合剂治疗高血压病胰岛素抵抗 43 例临床研究[J].中西医结合心脑血管病杂志,2007,5(9):791-792.

[26] 李运伦.黄连清降合剂对自发性高血压大鼠影响的实验研究[J].山东中医杂志,2002,21(7):421-424.

[27] 吴林根,陈敏,吴扬.黄连素对高尿酸血症的影响[J].中国中西医结合杂志,2010,30(6):659-662.

[28] 仝小林.黄连为主药系列经方在糖尿病辨治中的运用[J].中医杂志,2013,4(3):209-211.

[29] 仝小林,刘文科,徐国良,等.黄连治疗糖尿病的临床剂量及用药经验[J].中医杂志,2011,52(18):1604-1605.

[30] 周强,赵锡艳,逄冰,等.仝小林教授运用大黄黄连泻心汤验案解析[J].天津中医药,2013,30(5):259-261.

[31] 周丽波,李敏,李修洋,等.仝小林诊治 2 型糖尿病痰热互结证临证心得[J].辽宁中医杂志,2010,12(8):1582-1584.

[32] 赵林华,姬航宇,冀博文,等.葛根芩连汤治疗糖尿病理论探讨[J].中华中医药杂志,2012,27(2):280-283.

[33] Tong XL, Zhao LH, Lian FM, et al. Clinical observations on the dose-effect relationship of Gegen Qin Lian decoction on 54 out-patients with type 2 diabetes[J]. J Tradit Chin Med, 2011, 31(1): 56-59.

［34］　金末淑,陈欣燕,姬航宇,等.仝小林教授运用干姜黄芩黄连人参汤治疗 2 型糖尿病辨证要点分析
　　　　［J］.云南中医学院学报,2011,34(1)：32－34.

［35］　周强,仝小林,刘桂芳,等.经方新用之仝小林教授运用半夏泻心汤医案四则［J］.中医药信息,2010,
　　　　27(4)：11－13.

［36］　连凤梅,仝小林,白煜,等.清热降浊方治疗超重 2 型糖尿病疗效分析［J］.中国中医药信息杂志,
　　　　2009,16(2)：17－18.

第十五章 中医对代谢综合征的相关研究

一、开郁清热法对应用降糖西药治疗的肥胖 2 型糖尿病患者用药剂量的影响

英国前瞻性糖尿病研究表明,随着糖尿病病程的延长,胰岛 B 细胞功能逐渐下降,血糖控制越来越差。为了帮助血糖长期达标,患者使用的降糖药物在用量和种类上也越来越多[1]。这样,患者在经济上的负担不断增加,因大量和多种药物的应用带来的不良反应也会增多,患者的依从性随之下降。这些敦促我们有必要寻找一种不仅能够使患者血糖达标,而且能够长期应用的、安全的、剂量最小化的综合治疗方法。笔者在临床上应用开郁清热法治疗肥胖 2 型糖尿病可以降低血糖,减少患者降糖西药的用量。本研究采用回顾性分析的方法,总结了笔者以往应用开郁清热法治疗肥胖 2 型糖尿病的病例,探讨了开郁清热法对治疗肥胖 2 型糖尿病降糖西药的影响。

(一)资料与方法

1. 纳入标准

符合 1999 年 WHO 糖尿病诊断标准的 2 型糖尿病,符合肥胖诊断标准(参照 2000 年国际肥胖特别工作组对亚洲成年人 BMI 的分级)[2-3]。至少已应用一种降糖西药治疗 2 周以上者,根据辨证采用中药治疗的患者,有第 2 次病历随访资料且至少监测 2 次空腹血糖或餐后 2 小时血糖的患者。

2. 一般资料

本研究对 2006 年 6 月—2008 年 2 月在中国中医科学院广安门医院笔者门诊就诊的 258 例肥胖 2 型糖尿病患者进行回顾性分析。258 例患者中男性 139 例(53.9%),女性 119 例(46.1%);年龄 16~85 岁,平均(56.25±12.12)岁;病程 1 个月至 30 年,平均(6.88±6.08)年;体重指数(BMI)为(24.03~33.80)kg/m²,平均(27.28±2.31)kg/m²;其中 68 例合并高血压,25 例合并血脂紊乱,24 例合并脂肪肝,19 例合并冠心病;中药治疗的疗程为 0.25~17 个月,平均(4.06±3.37)个月。中医证型分布中肝胃郁热证共 128 例(49.6%),胃肠实热证 83 例(32.2%),气滞痰阻证 36 例(14.0%),其他证型 11 例(4.2%)。258 例患者中有 141 例(54.7%)采用单药治疗,采用 2 种药物联合治疗的有 97 例(37.6%),3 种药物联合的有 17 例

(6.6%),4种药物联合的有3例(1.2%)。单药治疗的患者中用胰岛素的50例(35.5%),磺脲类35例(24.8%),双胍类34例(24.1%),α-糖苷酶抑制剂13例(9.2%),格列奈类9例(6.4%),噻唑烷二酮类0例。

3. 方法

采用回顾性病例调查统计方法,将符合病例入选标准的患者纳入,自行编制患者资料记录表,对患者的一般情况(包括姓名、年龄、性别、病程等)、空腹血糖、餐后2h血糖等各项指标及药物治疗情况逐项登记,用SPSS12.0软件包进行数据分析。对治疗前后具体测定值及其变化进行分析评价,以频数表的形式列出西药的品种。

4. 统计学处理

数据分析用SPSS12.0软件分析,采用非参数检验方法进行统计处理。$P<0.05$为有显著性差异。

(二)结果

1. 中药治疗后降糖西药用药变化情况

根据患者中药治疗前后降糖西药的变化划分:经中药治疗后患者原降糖西药用量或种类减少的为"减少用量",经中药治疗前后患者原降糖西药用量和种类均无变化的为"治疗方案不变",经中药治疗后患者原降糖西药用量或种类增加的为"增加用药",经中药治疗后原降糖西药不再使用而变更为其他种类降糖西药的为"改变用药"。258例患者中有88例为"减少用量",占34.1%;139例为"治疗方案不变",占53.9%;13例为"增加用药",占5.0%;18例为"改变用药",占7.0%。

2. 中药治疗后血糖变化情况

减少用量患者共88例,其中81例在治疗前后监测了空腹血糖,有63例治疗前后监测了餐后2h血糖,对这些患者治疗前后的血糖进行比较。结果见表15-1、表15-2。

表15-1 减少用量患者治疗前后空腹血糖比较(mmol/L,$\bar{x}\pm s$)

疗程(月)	例 数	治疗前	治疗后	Z	P	平均差值
≤3	33	8.20±2.34	7.47±2.24	-1.519	0.129	0.63
4~6	26	8.11±1.65	6.90±1.52**	-2.756	0.006	1.27
>6	22	9.13±4.10	6.80±1.48**	-3.166	0.002	2.33

注:与治疗前比较,** $P<0.01$

表15-2 减少用量患者治疗前后餐后2h血糖比较(mmol/L,$\bar{x}\pm s$)

疗程(月)	例 数	治疗前	治疗后	Z	P	平均差值
≤3	23	10.90±3.48	9.30±3.19	-1.877	0.061	1.60
4~6	19	11.69±4.33	8.66±2.34**	-2.983	0.003	2.98
>6	21	12.03±5.00	8.78±1.53**	-2.763	0.006	3.25

注:与治疗前比较,** $P<0.01$

治疗方案不变的患者共 139 例,其中有 127 例在治疗前后监测空腹血糖,有 71 例治疗前后监测了餐后 2 h 血糖,对这些患者治疗前后的血糖进行比较。结果见表 15－3、表 15－4。

表 15－3　治疗方案不变患者治疗前后空腹血糖比较(mmol/L,$\bar{x}\pm s$)

疗程(月)	例　数	治疗前	治疗后	Z	P	平均差值
≤3	79	9.44±2.87	7.32±1.95 **	−7.045	0.000	2.15
4~6	33	8.79±2.87	6.77±1.75 **	−4.937	0.000	2.20
>6	15	9.96±2.46	6.50±1.55 **	−3.408	0.001	3.46

注: 与治疗前比较, ** $P<0.01$

表 15－4　治疗方案不变患者治疗前后餐后 2 h 血糖比较(mmol/L,$\bar{x}\pm s$)

疗程(月)	例　数	治疗前	治疗后	Z	P	平均差值
≤3	42	12.83±3.88	8.94±2.73 **	−5.578	0.000	3.89
4~6	20	12.33±2.91	8.86±2.03 **	−3.921	0.000	3.46
>6	9	12.34±2.98	7.60±2.08 **	−2.666	0.008	4.74

注: 与治疗前比较, ** $P<0.01$

3. 治疗后用药变化与用药情况

用磺脲类、双胍类、格列奈类、α-糖苷酶抑制剂及胰岛素单药治疗的患者,在不同用药变化组中的分布均有显著性差异($P<0.05$)。胰岛素和双胍类在减少用量患者和治疗方案不变患者中应用比例均较高,减少用量患者中应用磺脲类药物的相对较少,改变用药患者均应用磺脲类药物。降糖西药应用的种类数在不同用药变化组中的分布有显著性差异($P<0.05$)。减少用量、治疗方案不变和增加用药患者例数均随用药种类数的增加而减少。减少用量患者所减少的降糖药物类别分布: 磺脲类 11 例(12.5%),双胍类 17 例(19.3%),格列奈类 5 例(5.7%),噻唑烷二酮类 2 例(2.3%),α-糖苷酶抑制剂 6 例(6.8%),胰岛素 27 例(30.7%),减少≥2 种药物者 20 例(22.7%)。

4. 减少用量患者开始减量时间与糖尿病病程的关系

减少用量患者开始减量时间与病程呈显著性正相关($r=0.281$,$P=0.008<0.01$),病程越短,开始减量时间越早。

(三) 讨论

笔者从事糖尿病研究多年,通过对糖尿病尤其是肥胖 2 型糖尿病的研究发现,古今糖尿病有所不同。古代糖尿病的主要病机是阴虚燥热,这是由于血糖过高而导致"三多"(多饮、多食、多尿),长此以往,无论原来体质如何都会变成"一少"(消瘦)。而如今,降糖西药的出现使糖尿病的自然病程发生了很大的改变,中医辨证也随之发生变化。现代糖尿病以 2 型糖尿病为主,而多数 2 型糖尿病患者都有营养过剩、体型偏胖的临床特点,这些患者往往少动、过食肥甘或饮食不节,体质多为痰湿、痰浊、痰热、痰瘀,当血糖升高出现"三多"症状后,降糖西药的介入很快控制了高血糖,改善了"三多"的症状,因此也阻断了"一少"的出现,从而保持了患者原来的体质类型[4]。这些患者过食则伤胃,胃气受损,失于和降,造成食郁中焦。食郁阻滞气机,枢机不利,郁热内生。《素问·奇病论》云:"肥美之所发也,此人必数食甘美而多肥也,肥者令人内热,甘者令人中满,故其气上溢,转为消渴。"因此,超重或肥胖糖尿病的核心病机为"中满内热",而治疗则要"开郁清热"。正如张洁古所云:"治上焦消渴而不欲多食,小便清利,宜小柴胡汤。"

本研究表明,用开郁清热法治疗具有较强的降糖作用,可以替代一种以上降糖西药的作用,可减少降糖西药的用量,且治疗时间越长降糖疗效越好。开郁清热法可在治疗方案不变的情况下有效降低空腹血糖和餐后 2 h 血糖,可在减少原降糖西药用量之后仍能维持西药减量之前的血糖水平,甚至还能进一步使血糖降低,且随着疗程的延长,血糖下降的幅度增大。同时,有 20 例患者至少减少了 2 种降糖西药。

减少用量患者中单药治疗的所占比例最多,并且药物联合的种类越多则例数越少,提示开郁清热法的减量作用在单药治疗和联合用药种类少的患者中效果更好。减少用量的患者用胰岛素(单用)治疗的例数明显多于其他口服降糖药物,而且减少用量患者所减少的药物的种类中胰岛素所占比例也最多,提示中药与胰岛素合用能更好地发挥减量作用。

减少用量患者开始减量时间与病程呈显著正相关,病程越短,开始减量时间越早,减量的病例数越多,表明中药干预越早,起效越快,效果越好。

与减少用量的患者相比,增加用量患者的病程相对较长。超重或肥胖 2 型糖尿病早期为实证,随着病程的延长则逐渐向虚证演变,而开郁清热法不适用于以虚证为主的患者,因此这些患者疗效较差。本研究中患者的病程相对较短,所有病例中肝胃郁热证所占比例最多,其次为胃肠实热证、气滞痰阻证和其他证型。这一结果与我们以往的研究结果一致[5],表明肥胖 2 型糖尿病的发生多由实证而来,早期实证多见,虚证较少,中满内热中肝胃郁热证和胃肠实热证是最常见的证型。综上所述,开郁清热法减少超重或肥胖 2 型糖尿病患者降糖西药的用量,对胰岛素用量的减少作用更明显。由于本研究属回顾性研究,尚存在很多不足之处,我们将开展前瞻性研究,更充分地证实开郁清热法的降糖作用和对降糖西药用量的减少作用。

二、 开郁清热降浊方治疗肥胖 2 型糖尿病多中心、随机对照降糖作用的临床研究

糖尿病对患者的健康和生命构成一定的威胁,甚至导致残废和死亡。多年来,我们应用开郁清热降浊方治疗肥胖或超重的 2 型糖尿病(T2DM)肝胃郁热证患者,取得了很好疗效。本研究通过北京地区三级中、西医医院的多中心、随机、对照临床研究,采用统一提供试验药物(包括中药饮片、二甲双胍片)及主要指标中心化检测的方法,客观地评价开郁清热降浊方的确切降糖作用。

(一)资料与方法

1. 研究对象

实验研究纳入病例需符合 1999 年 WHO 2 型糖尿病诊断标准[6];BMI≥24 kg/m²;入组

前未经过规范的糖尿病西医治疗;入组前2周内,未使用任何药物治疗;经过2周的规范饮食控制及运动疗法后,空腹血糖(FBG)>7.0 mmol/L,但<13.9 mmol/L,且糖化血红蛋白(HbAlc)≥7.0%;或餐后2 h血糖(P2BG)>11.1 mmol/L,且HbAlc≥7.0%;年龄30~70岁;签署知情同意书。排除以下情况:① 妊娠或哺乳期妇女。② 二甲双胍的禁忌证者。③ 对中药成分过敏者。④ 有严重的心、肝、肾、脑等并发症或合并其他严重原发性疾病者。⑤ 精神病患者。⑥ 近1个月内有糖尿病酮症、酮症酸中毒以及严重感染者。⑦ 以糖尿病并发症为主症者。

2. 随机分组方法

选取合适段长。借助SAS统计软件PROC PLAN过程语句,给定种子数,产生受试者所接受处理(研究药和对照药)的随机安排(即随机编码表)。每中心给定一段连续的药物编号,患者将按1∶1比率随机入组。观察医生按每位患者就诊先后顺序和药物编号发放药品,该药物编号在整个研究过程中保持不变。

3. 治疗方法

患者在入组2周前采用统一规范的饮食控制方法及运动疗法,并在以后的研究中维持不变。患者入组后随机分为两组。开郁清热降浊方组(简称研究组)患者给予开郁清热降浊方,日1剂,水煎200 mL,分2次服用(餐后服用,早、晚各1次)。二甲双胍组(简称对照组)患者给予二甲双胍片(0.25 g/片,广州中一药业有限公司提供,批号070402),0.25 g/次,日3次。导入期2周,给药12周。受试者服药4周后,如果连续2次FBG实测值>13.9 mmol/L,对照组的患者药量可加倍,即给予二甲双胍0.50 g/次,日3次。若仍如此,受试者可退出研究,该病例按无效对待。

4. 合并用药的规定

导入期及给药后,必须保持统一规范的饮食、相对稳定的运动量;研究期间一律不得加用除研究规定外的任何降糖药物;合并其他疾病必须合用其他药物者,须详细记录。

5. 观察指标

① FBG、P2BG。② HbAlc。③ BMI。

6. 疗效评价标准

疗效标准依据"2002年亚洲及太平洋地区T2DM政策组制定的糖尿病控制目标",分为理想、良好、差[7]。

7. 数据管理及统计学处理

(1) 数据管理采用EPIDATE3.1 软件建立数据库,数据录入采用二次录入并核对。数据录入结束后抽查部分记录表,了解录入质量,分析并处理存在的问题。

(2) 数据集采用全分析集(full analysis set,FAS) FAS人群中疗效相关部分的缺失数据将采用之前最后一次观测数据结转的方法进行补充。

(3) 统计学处理采用SPSS12.0软件包 所有统计检验均采用双侧检验,$P \leqslant 0.05$将被认为所检验的差别有统计意义。计量资料将采用$\bar{x} \pm s$进行统计描述,组内比较采用配对t检验,组间比较采用成组t检验。等级资料采用频数(构成比)进行统计描述,采用秩和检验进行比较分析。

8. 研究的质量控制和保证

① 专业 CRO 的临床监察员定期到研究医院进行现场监查访问。② 参加临床研究的人员统一培训。③ 研究者按病例报告表要求，如实、详细、认真记录表中各项内容。④ 临床研究中所有观察结果和发现均应加以核实。⑤ 血糖(空腹、餐后 2 h)的测定在各家临床医院进行，疗效分析时，经过统一仪器标化，糖化血红蛋白由中心实验室统一完成。⑥ 研究组的中药饮片、对照药物由课题组统一免费提供。⑦ 提供血标本的试管由课题组统一配送。

9. 伦理学要求和患者知情同意书

本临床研究将遵循赫尔辛基宣言(2000 年版)和中国有关临床研究规范、法规进行。在实验开始前，由中国中医科学院广安门医院伦理委员会批准后，方可实施。每位患者入选本试验前，研究医生有责任以书面文字形式，向其或其指定代表完整地、全面地介绍本实验的目的、程序和可能的风险，应让患者知道他们有权随时退出本实验。入选前必须给每位患者一份知情同意书。研究医生有责任确保每位患者进入实验之前签署知情同意书。

(二) 结果

1. 两组一般资料比较

2007 年 8 月—12 月共入组 122 例,其中 113 例完成研究,9 例脱落。脱落病例中 3 例未服用研究药物,6 例服用了部分研究药物。故纳入 FAS 集分析的数据 119 例(治疗组 59 例,对照组 60 例)。研究组 59 例,男 27 例,女 32 例,平均年龄为(53.17±8.97)岁,病程平均为(20.07±27.55)个月;对照组 60 例,男 31 例,女 29 例,平均年龄为(53.80±11.11)岁,病程平均为(17.14±29.03)个月。两组组间比较,无显著性差异($P>0.05$)。

2. 对 HbAlc 的影响

两组内 HbAlc 12w 的测定值较治疗前下降,与治疗前比较,有显著性差异($P<0.05$)。两组 HbAlc 的测定值及与治疗前的差值比较,均无显著性差异($P>0.05$)。结果表明,开郁清热降浊方能较好地调节 2 型糖尿病患者的 HbAlc,其效果与二甲双胍相当,对照组 60 例中13 例因血糖控制不理想而二甲双胍剂量加至 0.5 g。结果见表 15 - 5。

表 15 - 5　两组患者治疗前后 HbAlc 较($\bar{x}±s$,%)

组　别	例　数	治疗前	治疗后	与治疗前差值	配对 t 值/P
研究组	59	9.59±1.78	7.59±1.72	2.00±1.34	−11.459/0.000
对照组	60	9.51±1.79	7.39±1.26	2.12±1.79	−9.185/0.000
t 值/P		0.241/0.810	0.741/0.460	−0.435/0.665	

3. 对 FBG 的影响

符合纳入标准"FBG>7.0 mmol/L,但<13.9 mmol/L"者 104 例(研究组 52 例,对照组 52 例)。两组的 FBG 4 w、8w、12w 测定值与治疗前相比均有下降,治疗前后比较,均有显著性差异($P<0.05$)。两组的 FBG 各时间点测定值及与治疗前差值比较,无显著性差异($P>0.05$)。结果表明,开郁清热降浊方能较好地调节 2 型糖尿病患者的 FBG,效果与二甲双胍相当。结果见表 15 - 6。

表 15 - 6　两组患者不同时间点 FBG 的比较(mmol/L,$\bar{x}\pm s$)

组　别	例数	治疗前	4W	4W 与治疗前差值	8W	8W 与治疗前差值	12W	12W 与治疗前差值	配对 t 值/P
研究组	52	9.96±2.57	9.04±1.99	0.92±1.98	8.79±2.50	1.17±1.73	8.39±2.61	1.58±2.66	-4.277/0.000
对照组	62	9.52±2.46	9.10±2.44	0.41±1.50	8.40±2.05	1.11±1.71	8.21±2.39	1.30±2.41	-3.901/0.000
t 值/P		0.902/0.369	-0.134/0.894	1.458/0.148	0.861/0.391	0.171/0.864	0.352/0.725	0.545/0.587	

4. 对 P2BG 的影响

符合纳入标准"P2BG>11.1 mmol/L"者 112 例(研究组 55 例,对照组 57 例)。两组 P2BG 的 4w、8w、12w 测定值与治疗前相比均有下降,治疗前后比较,均有显著性差异($P<0.05$);P2BG 各时间点的测定值比较,两组间无显著差异($P>0.05$)。4w、8w 时与治疗前差值比较,两组间有显著性差异($P<0.05$),研究组 P2BG 下降幅度大于对照组;12w 时与治疗前的差值比较,无显著性差异($P>0.05$)。结果表明,开郁清热降浊方能较好地调节 2 型糖尿病患者的 P2BG,其效果与二甲双胍相当。结果见表 15 - 7。

表 15 - 7　两组患者不同时间点 P2BG 的比较(mmol/L,$\bar{x}\pm s$)

组　别	例数	治疗前	4W	4W 与治疗前差值	8W	8W 与治疗前差值	12W	12W 与治疗前差值	配对 t 值/P
研究组	55	17.06±4.58	13.02±3.27	4.04±3.86	11.57±3.21	5.48±3.58	12.06±3.79	5.00±4.51	-8.216/0.000
对照组	57	15.70±3.21	12.85±3.47	2.85±2.17	11.52±3.17	4.18±3.07	11.83±3.55	3.87±3.43	-8.508/0.000
t 值/P		1.817/0.072	0.252/0.802	0.072/0.045	0.081/0.936	2.074/0.040	0.328/0.743	1.492/0.139	

5. 控制血糖的疗效

两组的 FBG、P2BG、HbAlc 12 周的测定值较治疗前下降比率、控制血糖的疗效比较,均无显著性差异($P>0.05$)。结果表明,开郁清热降浊方控制血糖的效果与二甲双胍相当。结果见表 15 - 8、表 15 - 9。

表 15 - 8　两组控制 FBG、P2BG、HbAlc 疗效的比较[例(%)]

组别	FBG				P2BG				HbAlc			
	例数	理想	良好	差	例数	理想	良好	差	例数	理想	良好	差
研究组	52	9(17.3)	7(13.5)	36(69.2)	55	9(16.4)	9(16.4)	37(67.3)	59	24(40.7)	9(15.3)	26(44.1)
对照组	52	9(17.3)	7(13.5)	36(69.2)	57	10(17.5)	5(8.8)	42(73.7)	60	17(28.3)	25(41.7)	18(30.0)
Z 值/P		0.000/1.000				-0.566/0.571				-0.144/0.885		

表 15 - 9　两组治疗后 FBG、P2BG、HbAlc 较治疗前下降患者比例的比较[例(%)]

组　别	FBG		P2BG		HbAlc	
	例数	下降比例	例数	下降比例	例数	下降比例
研究组	52	41(78.8)	55	48(87.3)	59	56(94.9)
对照组	52	41(78.8)	57	50(87.7)	60	55(91.7)
χ^2 统计量/P 值	0.001/1.000		0.005/0.943		0.496/0.481	

（三）讨论

传统中医学认为 T2DM 的基本病机为阴虚燥热，"阴虚为本，燥热为标"[8]，"中药新药临床研究指导原则"将糖尿病分为五型，也是基于上述理论和并发症的特点进行分类的，对肥胖 T2DM 重视或认识不够，临床上也缺乏对肥胖 T2DM 的系统研究。笔者历经 10 余年，通过对糖尿病尤其是肥胖 T2DM 进行比较深入的研究，发现多数 T2DM 患者都有营养过剩、体型偏胖的临床特点，且发病早、中期多伴有口干口苦、胸胁或脘腹胀满、大便干燥、舌红苔黄、脉弦数或滑实有力等表现，中医辨证为肝胃郁热。通过流行病学调查发现，肝胃郁热是肥胖 T2DM 的主要证候，认为核心病机为"中满内热"，而治疗必须要"开郁清热"。开郁清热降浊方是在开郁清热法指导下针对 T2DM 患者的高血糖、血脂异常、肥胖组方而成，已经应用于近千例的糖尿病患者。临床实践发现，单独使用开郁清热降浊方控制血糖的效果明显，对 T2DM 伴有腹性型肥胖者最为适宜。尽管国内报道中药降糖研究的文献很多，由于研究的方法学等问题，均未得到认可，中药降糖一直无法提供有说服力的证据。本项研究参照西医降糖药物的设计方案[9,10]，结合中药的特点，以初治的肥胖或超重 T2DM 为切入点，评价降糖疗效为核心，通过多中心、随机对照、前瞻性研究，以评价开郁清热降浊方的降糖疗效，结果显示，开郁清热降浊方治疗肥胖 T2DM 12 周后患者的血糖有明显下降，与二甲双胍比较无显著性差异，其疗效与 0.75 g/d 剂量的二甲双胍相当，充分体现了开郁清热降浊方的降糖疗效，可推荐作为临床降糖药物的选择之一。

三、清热降浊方治疗超重 2 型糖尿病疗效分析

大多数 2 型糖尿病患者表现为高血糖的同时，还伴有高脂血症、体重增加。因此，临床在调节高血糖的同时，调节其高脂血症、减轻体重，才能更好改善患者的内分泌状态，减少并发症。针对临床中的这一关键问题，笔者课题组在多年临床实践的基础上，不断探索，拟定了具有初步疗效的清热降浊方。为客观评价清热降浊方的作用，本研究通过随机、对照的临床研究方法，采用统一提供的试验药物（包括中药饮片、二甲双胍片）及其主要指标由中心实验室检测的方法，对超重 2 型糖尿病患者的血糖、血脂、体重、体质指数（BMI）进行了观察。现报道如下。

（一）资料与方法

1. 一般资料

2007 年 8 月—2008 年 2 月共入组糖尿病患者 204 例，最终有 184 例完成研究。3 例病例入组后即失访，无任何服药记录；3 例既往规律应用西药，6 例入组时缺失中心实验室糖化血红蛋白值，10 例入组时血糖不符合入选标准。故入全分析集（FAS）182 例，研究组 90 例，对照组 92 例。两组的性别、年龄、病程等情况相似，经检验，差异无统计学意义，具有可比性。

2. 病例选择标准

纳入病例符合 1999 年 WHO 2 型糖尿病诊断标准[6]；BMI ≥ 24 kg/m^2；入组前未经过规范的糖尿病西医治疗；入组前 2 周内，未使用任何药物治疗；经过 2 周的规范饮食控制及运

动疗法后,空腹血糖(FBG)>7.0 mmol/L,但<13.9 mmol/L,且糖化血红蛋白(HhAlc)≥7.0%;或餐后 2 h 血糖(P2BG)>l1.1 mmol/L,且 HbAlc≥7.0%;年龄 30~70 岁;签署知情同意书。排除以下情况:① 妊娠或哺乳期妇女。② 二甲双胍的禁忌证者。③ 对中药成分过敏者。④ 有严重心、肝、肾、脑等并发症或合并其他严重原发性疾病者。⑤ 精神病患者。⑥ 近1个月内有糖尿病酮症、酮症酸中毒以及严重感染者。⑦ 以糖尿病并发症为主症者。

3. 分组与给药方法

患者在入组 2 周前采用统一规范的饮食控制方法及运动疗法,并在以后的研究中维持不变。204 例患者入组后随机分为两组。研究组患者给予清热降浊方(黄连、苦瓜片、知母、酸枣仁、干姜等,140 g/剂,广州中一药业有限公司提供),每日 1 剂,水煎 200 mL,分 2 次服用(两餐之间服用,上午、下午各 1 次)。对照组患者给予二甲双胍片(0.25 g/片,广州中一药业有限公司提供,批号 070402),1 片/次,3 次/日。导入期 2 周,给药 12 周。受试者服药 4周后,如果连续 2 次空腹血糖实测值>13.9 mmol/L,对照组的患者药量可加倍,即给予二甲双胍 2 片/次,3 次/日。如仍如此,受试者退出研究,该病例按无效对待。

4. 合并用药的规定

导入期及给药后,必须保持统一规范的饮食、相对稳定的运动量;研究期间一律不得加用除研究规定外的任何降糖药物;合并其他疾病必须合用其他药物者,须详细记录。

5. 观察指标及评价标准

在研究前后检测 HbAlc、FBG、P2BG、胆固醇(TC)、三酰甘油(TG)、体重、BMI,观察并详细记录不良事件的发生情况。对研究前后两组上述指标的变化进行比较,评价疗效及安全性。

6. 统计学方法

采用 FAS:统计软件采用 SPSS12.0。计量资料采用 $\bar{x} \pm s$ 进行统计描述,组内比较采用配对 t 检验,组间比较采用成组 t 检验。

(二)结果

1. 糖化血红蛋白、空腹血糖、餐后 2 h 血糖测定值的变化

研究组 HbAlc、FBG、P2BG 12 周的测定值较治疗前分别下降了 1.67%、1.21 mmol/L、4.32 mmol/L($P<0.01$)。两组治疗前后差值比较,差异均无统计学意义($P>0.05$)。结果表明,清热降浊方能较好地调节 2 型糖尿病患者的血糖指标,其效果与二甲双胍相当。见表 15-10。

表 15-10 两组患者治疗前后血糖指标比较($\bar{x} \pm s$)

组 别	时 间	n	HbAlc(%)	FBG(mmol/L)	P2BG(mmol/L)
研究组	0 周	90	9.13±1.67	9.43±2.39	16.05±3.87
	12 周	90	7.46±1.55**	8.22±2.51**	11.71±3.76**
对照组	0 周	92	9.00±1.49	9.00±2.26	15.27±3.31
	12 周	92	7.15±1.24**	7.93±2.16**	11.62±3.45**

注:与本组 0 周比较,** $P<0.01$

2. 胆固醇、三酰甘油测定值的变化

对两组患者的 TC($\geq$5.22 mmol/L)、TG($\geq$1.70 mmol/L)分别进行分析,研究组 TC、TG 12 周的测定值较疗前分别下降了 0.39 mmol/L、0.73 mmol/L($P<0.01$)。两组治疗前后差值比较,差异均无统计学意义($P>0.05$)。结果表明,清热降浊方能较好地调节 2 型糖尿病患者的高血脂状态,效果与二甲双胍相当。见表 15 - 11。

表 15 - 11　组患者治疗前后血脂指标比较($\bar{x}\pm s$)

组　别	CHO			TG		
	n	0 周	12 周	n	0 周	12 周
研究组	47	5.91±0.64	5.52±0.85**	58	3.22±2.40	2.49±1.82**
对照组	50	6.16±1.25	5.65±0.89*	55	2.95±1.61	2.34±1.17**

注:与本组 0 周比较,* $P<0.05$,** $P<0.01$

3. 体重、体质指数的变化

研究组的体重、BMI 12 周的测定值与疗前相比分别下降了 1.54 kg、0.56 kg/m²($P<0.01$);两组的体重、BMI 治疗前后差值比较,差异均无统计学意义($P>0.05$)。结果表明,清热降浊方能较好地降低 2 型糖尿病患者的体重、BMI,有一定的减肥作用,其效果与二甲双胍相当。见表 15 - 12。

表 15 - 12　两组患者治疗前后体重、BMI 比较($\bar{x}\pm s$)

组　别	体重(kg)			BMI(kg/m²)		
	n	0 周	12 周	0 周	12 周	
研究组	90	75.67±10.62	74.13±10.37**	27.82±2.88	27.26±3.03**	
对照组	92	78.41±11.45	77.67±11.52*	28.61±3.02	28.32±2.95*	

注:与本组 0 周比较,* $P<0.05$,** $P<0.01$

4. 安全性分析

整个研究期间,研究组共有 4 例患者出现不良事件,1 例腹胀,1 例便秘,1 例左足疼痛,1 例胃部不适;对照组共有 11 例患者出现不良事件,3 例胃部不适,1 例胃痛,1 例皮肤粗糙,1 例泌尿系感染,3 例腹胀、腹泻,1 例大便次数增多,1 例腹痛、恶心。所有不良事件的程度均为轻度,对所出现的情况未做任何处理,患者也未退出研究。研究前后肝、肾功能检查未发现异常。

(三) 讨论

2 型糖尿病的治疗目的是防止糖尿病并发症的发生。研究发现,多数 2 型糖尿病患者均合并有代谢综合征的其他表现如血脂异常、体重增加等。伴随着血糖、血脂等水平增高及体重的增加,2 型糖尿病发生并发症的风险以及危害亦显著增加[11]。因而,科学、合理地治疗 2 型糖尿病应该是综合性的,包括降糖、调脂、减肥、改变不良生活习惯等措施。

笔者通过对糖尿病 10 余年的研究,发现多数 2 型糖尿病患者在发病早、中期有体重超

标、口干口苦、胸胁或脘腹胀满、大便干燥、舌红、苔黄、脉弦数或滑实有力等肝胃郁热表现，应用清热降浊方加减治疗取得了很好的疗效。

本项研究疗程为 12 周，选择未经过规范的西医治疗的超重糖尿病患者，经过饮食控制及运动疗法的筛选，以 HbAlc 为主要入选、评价指标，采用随机、平行对照、多中心的实验设计方法，选用二甲双胍为对照。其研究结果充分、客观反映了清热降浊方治疗 2 型糖尿病的降糖、调脂、减肥疗效。

清热降浊方依据清热降浊法组方而成，以黄连 30 g、苦瓜片 30 g、知母 30 g 等苦寒药物，辅以酸枣仁等酸性之品、少量干姜等辛热药物为其佐使，以防苦寒伤胃，引药入中焦。整方重用苦寒药物，临床效果明显，与普通二甲双胍片没有明显差异，但胃肠道不良反应发生率较普通二甲双胍片低，患者易耐受。

四、《黄帝内经》肥胖三型判别标准的探索与研究

目前国内外比较公认的简单易行的判定肥胖的指标是体重指数（BMI）。现代肥胖学又多从预后的角度出发，以脂肪分布为线索，将肥胖分为腹型肥胖和非腹型肥胖两类，但临床发现以上分类结果尚有一定的局限性和弊端。比如 BMI 达到超重以上标准的并不一定都是高危人群，未达到超重标准的也不一定不具备高危因素；腹型肥胖者的疾病危险度并不等高；非腹型肥胖者当中也有不同的类型。因此，对肥胖类型的研究需要进一步深入。我们根据现代人的肥胖特点，依据《黄帝内经》中对肥胖的分类描述进行了初步探索。

对《黄帝内经》肥胖三型的最早记载见于《灵枢·卫气失常》，该篇曰："黄帝曰：何以度知其肥瘦？伯高曰：人有脂、有膏、有肉。黄帝曰：别此奈何？伯高曰：䐃肉坚，皮满者，肥；䐃肉不坚，皮缓者，膏；皮肉不相离者，肉。黄帝曰：身之寒热何如？伯高曰：膏者其肉淖，而粗理者身寒，细理者身热。脂者其肉坚，细理者热，粗理者寒。黄帝曰：其肥瘦大小奈何？伯高曰：膏者，多气而皮纵缓，故能纵腹垂腴。肉者，身体容大。脂者，其身收小。"以古验今，《黄帝内经》肥胖三型的提出奠定了国人肥胖三型的划分，即膏人、脂人和肉人，而对《黄帝内经》肥胖三型的把握应首先在于对其判别标准的探索。我们设想，在中医临床形象化摸索出来的定性划分标准的基础上，通过应用一些人体测量指标衍生出来的数值比值来区分这三种肥胖类型，应该属于个体化、较量化的标准，且测量方法简便，易于推广适用。

笔者将 2008 年 5 月—10 月在北京出入境检验检疫局北京国际旅行卫生保健中心体检以及在中国中医科学院广安门医院就诊的 1267 份北京地区汉族肥胖成人病例资料进行分析，从人体各相关测量指标入手探寻膏人、脂人、肉人的定量判别标准，初步结果如下。

（一）对象与方法

1. 调查对象

2008 年 5 月—10 月在北京出入境检验检疫局北京国际旅行卫生保健中心体检以及在中国中医科学院广安门医院就诊的 1267 份北京地区汉族肥胖成人。其中年龄 18~70 岁，平均（45.43±13.99）岁。男性 947 例，占 74.7%；女性 320 例，占 25.3%。超重者为 884 例，占 69.8%；肥胖为 384 例，占 30.2%。

2. 调查方法

全部体检者清晨空腹,着单薄衣衫,统一问卷。测量身高、体重、腰围、腹围、臀围、大腿围、小腿围、上臂围、手腕围、手长、手宽、肩宽、臀宽以及上臂、背部、腹部皮脂厚度,测量方法采用 GB/T 5703—1999《中华人民共和国国家标准·用于技术设计的人体测量基础项目》推荐的方法。

3. 西医诊断标准

体重指数[BMI=体重(kg)/身高^2(m^2)]标准:根据 2003 年 4 月卫生部疾病控制司公布的《中国成人超重和肥胖症预防控制指南(试用)》的 BMI 划分标准[12]。BMI≥24 为超重,BMI≥28 为肥胖。

4. 中医诊断标准

依据《黄帝内经》对"膏人""脂人""肉人"的描述,通过咨询相关专家进行多次论证,建立中医对膏人、脂人、肉人的目测体征为定性诊断标准:① 膏人:脂肪主要集中在腹部。腹部突出较大,四肢、臀部均相对较细小。② 脂人:全身脂肪均一分布。肩小,四肢匀称,骨骼较小,手小,足小,手背掌骨头处小窝明显。皮肤细腻致密。男性第二性征不明显,胡须、腋毛、汗毛等体毛较稀疏。③ 肉人:肌肉较发达,脂肪较少。肩宽,背厚,臀大,腿粗,骨骼偏大,手大,足大,皮肤较粗糙。男性:第二性征明显,胡须、腋毛、汗毛等体毛较为浓密。女性:臀大,腿粗,较男性化特征。

5. 统计学分析

统计分析采用 SPSS16.0 软件包,PC 机完成,分别对膏人、脂人、肉人的年龄、发胖年龄特征,测量指标与相关疾病患病率关系做描述性探索分析。计数资料以均数±标准差表示,两组间均数比较用 t 检验,多组间均数比较用方差分析,率的比较用列联表卡方检验。切点的选取先用 logistic 回归优选指标,再根据受试者工作特性曲线(ROC)分析确定,阳性似然比最大者为最佳切点。

(二)结果

1. 膏人、脂人、肉人的分布

膏人占被调查总数的 45.5%,数量最多,其次为脂人(27.7%)和肉人(26.8%)(见表 15 - 13)。其中男性膏人 380 例(40.1%),脂人 247 例(26.1%),肉人 320 例(33.8%);女性膏人 196 例(61.2%),脂人 104 例(32.5%),肉人 20 例(6.2%)(见表 15 - 14)。相比起来,男性的这三类人群分布较均匀,而女性则以膏人为主,肉人较少。

表 15 - 13 膏人、脂人、肉人的分布

肥胖类型	例 数	百分比(%)
膏 人	576	45.5
脂 人	351	27.7
肉 人	340	26.8
合 计	1267	100

表 15 - 14　不同性别的膏人、脂人、肉人分布

性　别	膏　人(%)	脂　人(%)	肉　人(%)	合　计(%)
男	380(40.1%)	247(26.1%)	320(33.8%)	947(100%)
女	196(61.2%)	104(32.5%)	20(6.2%)	320(100%)
合　计(%)	576(45.5%)	351(27.7%)	340(26.8%)	1267(100%)

2. 膏人、脂人和肉人年龄和肥胖发生年龄的特点

膏人的年龄高峰 45 岁,脂人、肉人的年龄高峰分别是 27 岁和 37 岁;膏人的年龄均值明显大于脂人和肉人,年长 10~20 岁。膏人和脂人的发胖高峰主要集中在 30 岁,肉人的发胖高峰是 25 岁。另外,脂人、肉人中出生即胖的比例也相对较高(见表 15 - 15)。

表 15 - 15　膏人、脂人、肉人的平均年龄和平均肥胖发生年龄

肥胖类型	例　数	平均年龄	平均发胖年龄
膏　人	576	53.83±12.06	36.97±13.03
脂　人	351	39.23±11.99	24.55±13.36
肉　人	340	37.58±10.69	25.51±11.55
合　计	1267	41.43±12.56	29.71±13.39

3. 《黄帝内经》肥胖三型的判别标准和最佳切点

(1) 判别《黄帝内经》肥胖三型的人体测量指标及切点　将腰围、腰臀比、腰围身高比、上臂围腰围比、腰围大腿围比、腰围小腿围比、手长身高比、手宽手长比、肩宽臀宽比等指标计算出来,用 logistic 逐步回归筛选变量找出影响显著的指标,再用 ROC 曲线选取切点。显著性水平取 5%。

1) 膏人的判别指标及切点:logistic 逐步回归筛选变量找出影响显著的指标有腰围、腰臀比、腰围身高比、上臂围腰围比、腰围大腿围比和腰围小腿围比($P<0.01$)。对上述 6 个指标做 ROC 曲线,选择阳性似然比(真阳性率 TPF/假阳性率 FPF)最大者为最佳切点。各切点分别为:腰围 110.0、腰臀比 1.0、腰围身高比 0.6、上臂围腰围比 44.0、腰围大腿围比 2.0、腰围小腿围比 3.0(见表 15 - 16)。

表 15 - 16　膏人判别指标 logistic 回归和 ROC 曲线分析结果

指　标	曲线下面积	P 值	阳性似然比	临界值
腰围	0.57	0.000	8.72	110.0
腰臀比	0.57	0.000	3.49	1.0
腰围身高比	0.69	0.000	19.18	0.6
腰围大腿围比	0.65	0.000	13.08	2.0
腰围小腿围比	0.65	0.000	7.85	3.0
上臂围腰围比	0.33	0.000	0.00	44.0

　　根据 ROC 曲线,其中指标的曲线位于 $y = x$ 这条线上方的,即根据阳性似然比最大的原则,可得到指标的临界值,即大于该值的,可判断为膏人。而对于位于 $y = x$ 下方的曲线对应的指标,则根据阳性似然比最小的原则,可得到指标的临界值,即小于该值的,可判断为膏人。因此,腰围、腰臀比、腰围大腿围比、腰围小腿围比、腰围身高比 5 个指标,膏人取各切点以上值为判别标准;上臂围腰围比这一指标,膏人取切点以下值为判别标准(见图 15-1)。

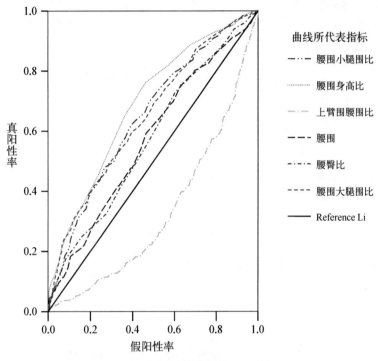

图 15-1　膏人各判别指标的 ROC 曲线图

　　2) 脂人和肉人的判别指标及切点:logistic 逐步回归筛选变量找出影响显著的指标有手长身高比、手宽手长比、肩宽臀宽比($P<0.01$)(见表 15-16)。对上述 3 个指标做 ROC 曲线,选择阳性似然比(真阳性率 TPF/假阳性率 FPF)最大者为最佳切点。各切点分别为:手长身高比 12.7、手宽手长比 52.5、肩宽臀宽比 1.4。手宽手长比这一指标,脂人取切点以下值为判别标准,肉人取切点以上值为判别标准;余则脂人取切点以上值为判别标准,肉人取切点以下值为判别标准(图 15-2)。

表 15-16　脂人和肉人判别指标 logistic 回归和 ROC 曲线分析结果

指　标	曲线下面积	P 值	阳性似然比	临界值
手长身高比	0.44	0.009	0.00	12.7
手宽手长比	0.57	0.002	3.74	52.5
肩宽臀宽比	0.35	0.000	0.00	1.4

　　(2)《黄帝内经》肥胖三型指标不同切点与糖尿病及前期、心脑血管病的患病情况　描述统计发现,糖尿病及前期、冠心病的患病率随着上臂围腰围比切点取值的减小而增加;糖

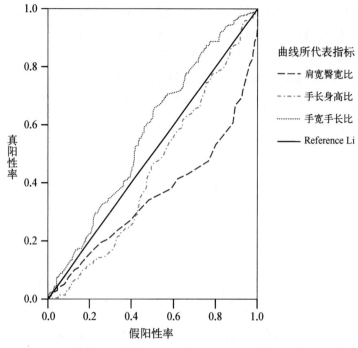

图 15 - 2 脂人和肉人各判别指标的 ROC 曲线图

尿病及前期、冠心病、脑血管病的患病率随着腰围大腿围比切点取值的增大、肩宽臀宽比切点取值的减小而增加(表 15 - 17)。

表 15 - 17 各判别指标不同切点取值与糖尿病及前期、冠心病、脑血管病患病率的关系

判 别 指 标	切点取值	糖尿病及前期患病率(%)	冠心病患病率(%)	脑血管病患病率(%)
上臂围腰围比	<37	31.6	8.7	4.9
	<33	36.4	10.8	5.3
	<31	41.1	12.8	4.4
腰围大腿围比	>1.73	40.7	13.5	6.4
	>1.88	49.4	18.3	10.9
	>2.00	53.3	31.3	
肩宽臀宽比	<1.08	45.0	15.5	8.6
	<1.15	36.8	11.3	6.6
	<1.22	31.6	8.8	5.3
	<1.40	31.1	8.4	5.0

(三) 讨论

本研究显示膏人、脂人、肉人比例较均衡,考虑是人体脂肪分布比例和程度的不同,肥胖呈多种类型,也说明身体各部位结缔组织的嗜脂特性不同。其中膏人的比重最大,符合亚洲

人群的体内脂肪分布特点,也提示目前国人腹部脂肪堆积程度较大的人数显著增多;而且膏人的年龄虽年长脂人和肉人 10 岁左右,但整体年龄日趋年轻化,出现在中青年阶段。从发胖年龄来看,本调查人群多集中在出生即胖和青年两个时期。现代研究一般认为肥胖出现的年龄段是具有一定规律的。出生即胖者多半有家族遗传史或先天体质因素造成,另外,25~30 岁这一青年阶段主要处于结婚生育和工作繁忙时期。男性结婚后由于生活安逸、饮食结构不合理,容易发胖,还包括工作繁忙、社会压力大、锻炼的依从性降低等诸多不利因素的影响。此阶段若不采取及时的身体锻炼、饮食控制、体形恢复等措施,则长期肥胖可发展至中老年阶段。

　　《黄帝内经》肥胖三型的划分以脂膏分布作为诊断的主要原则,以人体形体大小及上下称身作为分型标准的,这与现代肥胖学从预后角度出发、以"脂肪分布"作为线索的研究热点相吻合。目前一般认为膏人类似西医学中的"腹型肥胖",运动量减少是脂肪在腹部积蓄的主要原因。脂人与西医学中的"均一性肥胖"相似,属于全身脂肪之肥。肉人肥大而体格魁伟壮大,虽然不尽然为病态,但是与"均一性肥胖"确有相似之处。其体重超标主要是体内肌肉发达所致,常见于重体力劳动者和运动员等。《黄帝内经》肥胖三型的划分特别涵盖了现代肥胖发生的饮食、运动等主要病因,集中突出了目前国人肥胖出现的主要体征,与西医学中强调脂肪分布差异对肥胖有重大影响的观点相一致,带有肥胖辨证分型和治疗的特殊含义,对肥胖的预后预测判断具有前瞻性的价值,能够为中医预防治疗肥胖起到很好的桥梁作用,同时对于现代医学肥胖的分型也是一种有益的科学的补充、细化和发展。这也是从多角度诠释它的现实临床意义之所在。

　　经过临床大量国人肥胖病历的观察和长期的经验积累,我们主要依靠主观化的目测加证候表现初步拟定出了膏人、脂人、肉人的体形特征,具有直观、形象、简洁的特点,但是欠缺精准的计量指标。西医则主要是通过人体测量法和密度测量法测量全身或局部体脂,精确化、客观化程度较高,但是各种测量方法也有一定的缺陷。二者各有其利弊,所以当前《黄帝内经》肥胖三型研究的突破口就是要试图从多角度出发寻求中西医结合的最佳位点,测量方法应该具备精确、重复性好、经济快捷、简便易行、无创伤等优点,而人体测量法在这些方面即具有突出的优势。因此,结合年龄、性别、体脂、体质等因素,综合考虑身高、体重、腰围、臀围、股围、臂围、手腕围、手长、手宽、肩宽、臀宽以及皮脂厚度等人体指标的相关性,借鉴营养学、体育运动学、美容学等学科的有关知识,将形态学指标和机能指标二者配对分析,探索客观的人体定量指标,进而有望建立一种简单、容易掌握、易于实施的肥胖类型判别公式。

　　由于种族和生活环境的差别,不同人群的肥胖判别标准会有所不同。因此,本次研究对象主要集中在北京地区汉族成人范围,将我们设想的相关测量指标采用 logistic 逐步回归,筛选变量得出的判别膏人影响显著的指标有腰围、腰臀比、腰围身高比、上臂围腰围比、腰围大腿围比和腰围小腿围比,脂人和肉人影响显著的判别指标是手长身高比、手宽手长比和肩宽臀宽比。然后我们再用 ROC 曲线选取判别膏人、脂人和肉人的切点,选择阳性似然比最大者为最佳切点。ROC 曲线分析方法是评价几个指标预测某种结局的能力的一种有效分析工具,其最明显的优点在于它的直观性。真阳性率与假阳性率之比即为阳性似然比,一般选择其为最佳工作点。同时,统计发现糖尿病及前期、冠心病的患病率随着上臂围腰围比切点取值的减小而增加；糖尿病及前期、冠心病、脑血管病的患病率随着腰围大腿围比切点取值的增大、肩宽臀宽比切点取值的减小而增加，进而从一定程度和角度印证了上臂围腰围比、腰围大腿围比对判别膏人，肩宽臀宽比对判别脂人、肉人的贡献度。

　　本研究初步探索得到的研究结果具有一定的合理性、可操作性和科学性。但是，不同地域、人种、性别的差异会形成不同的肥胖体型特征。例如，亚洲人与欧洲人比较，在较低的BMI水平即有显著的腹型肥胖，而我国人群特别是南方人，虽然高BMI者的数量不多，但实际上仍存在腹部脂肪堆积和脂肪分布异常。另外，对于女性而言，身体中多余的脂肪通常更多地储存在腹部、臀部和大腿。同时，体重正常的"隐匿性腹型肥胖"或者可以称为"小膏人"的这一类危险人群应该被更加重视起来，应该有更为客观、准确的人体测量指标和适宜切点得到研究和更新。因此，临床尚待多中心、大样本、系统化的前瞻性研究数据来指导膏人、脂人、肉人三种不同肥胖类型判别标准和最佳切点的整合优化以及最终确定，进而建立更为科学、客观的肥胖评价指标体系，以指导临床实际工作。

参 考 文 献

［1］ Turner RC，Cull CA，Frighi V，et al.Glycemic control with diet，sulfonylurea，mtformin，or insulin in patients with type 2 diabetes mellitus：progressive requirement for multiple therapies（UKPDS）.UK Prospective Diabetes Study（UKPDS）Group［J］.JAMA，1999，281（21）：2005－2012.

［2］ 国际生命科学学会中国办事处中国肥胖问题工作组联合数据汇总分析协作组.中国成人体质指数分类的推荐意见简介［J］.中华预防医学杂志，2001，35（5）：349－350.

［3］ 中国肥胖问题工作组数据汇总分析协作组.我国成人体重指数和腰围对相关疾病危险因素异常的预测价值：适宜体重指数和腰围切点的研究［J］.中华流行病学杂志，2002，23（1）：5－10.

［4］ 仝小林，胡洁，李洪皎，等.糖尿病中医新论［J］.中华中医药杂志，2006，21（6）：349－352.

［5］ 仝小林，毕桂芝，甄仲，等.2518 例肥胖 2 型糖尿病中医证型分类研究［J］.世界中西医结合杂志，2008，3（1）：26－28.

［6］ Definition，diagnosis，and classification of diabetes mellitus and its complications.Report of a WHO consultation.Part 1：Diagnosis and classification of diabetes mellitus［M］.World Health Organization，1999：58－59.

［7］ 卫生部疾病控制司，中华医学会糖尿病学分会.中国糖尿病防治指南［M］.北京：北京大学医学出版社，2004：25.

［8］ 国家药品与食品监督管理局.中药新药临床研究指导原则［M］.北京：中国医药科技出版社，2002：233－234.

［9］ 张玄娥，余叶蓉.吡格列酮与双胍类药物治疗 2 型糖尿病疗效评价［J］.实用糖尿病杂志，2005，1（5）：57－58.

［10］ 李光伟，潘长玉，高妍，等.格列齐特缓释剂治疗 2 型糖尿病患者的疗效和安全性评价［J］.中华内科杂志，2004，43（7）：510－514.

［11］ 李光伟.2 型糖尿病治疗目标新认识［J］.中华医学信息导报，2005，20（6）：18.

［12］ 中华人民共和国卫生部疾病控制司.中国成人超重和肥胖症预防控制指南［M］.北京：人民卫生出版社，2006：3－4.